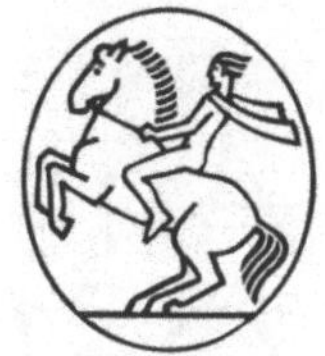

W0259177

Angewandte Onkologie

Einführung in aktuelle therapeutische Konzepte

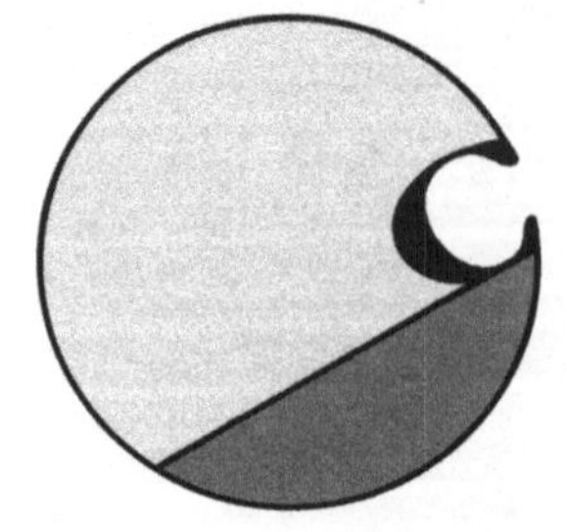

Ch. Dittrich (Hrsg.)

Springer-Verlag Wien New York

Maligne Lymphome
Hodentumoren
Bronchuskarzinom
Ovarialkarzinom

Mit Beiträgen von

P. Aiginger · Ch. Dittrich · R. Heinz
K. Karrer · O. Kokron · R. Kuzmits

Springer-Verlag Wien New York

Univ.-Doz. Dr. Christian Dittrich
Universitätsklinik für Chemotherapie, Wien

Mit 8 Abbildungen

ISSN 0935-3267
ISBN 978-3-211-82106-0 ISBN 978-3-7091-3321-7 (eBook)
DOI 10.1007/978-3-7091-3321-7

Geleitwort

„Angewandte Onkologie" will als Fachbuchreihe eine Einführung in aktuelle therapeutische Konzepte geben. Ihre Intention ist die Information von niedergelassenen Ärzten, Spitalsärzten und Fachärzten, insbesondere aber von Kolleginnen und Kollegen, die auf dem Gebiet der Onkologie nicht spezialisiert sind. Während es eine Fülle von einschlägigen Werken auf dem einem äußerst raschen Wandel unterworfenen Gebiet der jungen Disziplin Onkologie gibt, wird die aktualisierte praktische Information häufig vernachlässigt. Ziel der neuen Buchreihe, deren erster Band hiermit vorliegt, soll es nun sein, diesem ständigen Wandel des aktuellen theoretischen Wissens und des davon abgeleiteten praktischen klinischen Handelns zu entsprechen und in zyklischer Abfolge bestimmte onkologische Themen zu behandeln. Die für die einzelnen Bände gewählten Beiträge setzen sich primär aus den anläßlich der jährlichen Fortbildungsseminare für Klinische Onkologie vorgestellten Themen zusammen. Einzelne Tumorentitäten werden in diesem Rahmen überblicksartig behandelt, wobei der Bogen von der Epidemiologie und Pathologie über Diagnostik und Therapie bis zur Verlaufsuntersuchung und Prognoseerstellung reichen soll. Darüber hinaus sollen jedoch auch interdisziplinäre onkologische Themen aufgegriffen sowie Neuerungen mit unmittelbarem Einfluß auf das praktisch klinische Handeln präsentiert werden.

Den Autoren der einzelnen Beiträge des ersten Bandes möchte ich an dieser Stelle für ihre Mühe und für die fruchtbare Zusammenarbeit sehr danken.

Mein Dank richtet sich auch an meinen Freund Dipl.-Ing. G. Welley, der sich mit der Kreation des Logo dieser Buchreihe sehr verdient gemacht hat. Besonderen Dank möchte ich dem Springer-Verlag, insbesondere Herrn Dir. R. Siegle und Herrn F. Chr. May, aussprechen, denen ich für ihre Aufgeschlossenheit diesem Projekt gegenüber und für ihren Einsatz bei der Umsetzung der Idee zu einer onkologischen Fortbildungsreihe in die Realität sehr zu Dank verpflichtet bin. Last but not least möchte ich meiner Frau, die mir bei diesem Projekt sowohl konzeptionell als auch redaktionell zur Seite gestanden ist, aufrichtig danken.

Wien, im Februar 1989 **Christian Dittrich**

Vorwort

Der vorliegende erste Band der „Angewandten Onkologie" ist dem hämato-onkologischen Thema der malignen Lymphome sowie den soliden Tumorentitäten Hodentumoren, Bronchialkarzinom und Ovarialkarzinom gewidmet.

Obwohl den einzelnen Beiträgen die Idee zugrunde liegt, das jeweilige Thema umfassend von der Epidemiologie und Histopathologie über klinische Symptomatik, Diagnostik und Therapie bis zur Verlaufskontrolle zu präsentieren, wird von den einzelnen Autoren bewußt den spezifischen Eigenheiten im Management der jeweiligen Tumorentitäten Rechnung getragen und so auch teilweise das vorgegebene Konzept durchbrochen. Insbesondere wurden auch Inhalte, die kontroversiell beurteilt werden, von den einzelnen Verfassern aufgegriffen, und es wurde versucht, die aktuellen Standpunkte gegenüberzustellen, um dem Leser zu ermöglichen, selbst zu einer Meinung zu gelangen bzw. die jeweilig vertretene Auffassung nachvollziehen zu können.

Aufrichtiger Dank gilt unseren Mitarbeiterinnen und Mitarbeitern, die, sei es praktisch oder gedanklich, an der Verwirklichung dieses Bandes Anteil haben. Insbesondere sei auch dem Springer-Verlag für die angenehme Zusammenarbeit herzlich gedankt.

Möge der erste Band der „Angewandten Onkologie" die Richtigkeit des Konzeptes der Reihe bestätigen und mit zu einer optimierten Betreuung von an Malignomen erkrankten Patienten beitragen.

Wien, im Februar 1989 **Die Autoren**

Inhaltsverzeichnis

Autorenverzeichnis

Prim. Univ.-Doz. Dr. *Paul Aiginger,* Interne Abteilung, St.-Josef-Krankenhaus, Auhofstraße 189, A-1130 Wien.

Univ.-Doz. Dr. *Christian Dittrich,* Oberarzt an der Universitätsklinik für Chemotherapie, Lazarettgasse 14, A-1090 Wien.

OA Dr. *Renate Heinz,* Oberarzt an der III. Medizinischen Abteilung, Hanusch-Krankenhaus, und Ludwig Boltzmann-Institut für Leukämieforschung und Hämatologie, Heinrich-Collin-Straße 30, A-1140 Wien.

Univ.-Prof. Dr. *Karl Karrer,* Vorstand der Gemeinsamen Institutseinrichtung für Epidemiologie der Neoplasmen der Universität Wien, Borschkegasse 8 a, A-1090 Wien.

OA Dr. *Otto Kokron,* Oberarzt an der V. Medizinischen Abteilung, Krankenhaus der Stadt Wien-Lainz, und Ludwig Boltzmann-Institut für Klinische Onkologie, Wolkersbergenstraße 1, A-1130 Wien.

Univ.-Doz. Dr. *Rudolf Kuzmits,* Oberarzt an der II. Medizinischen Universitätsklinik, Alser Straße 4, A-1090 Wien.

Dr. *Ernst Ulsberger,* Gemeinsame Institutseinrichtung für Epidemiologie der Neoplasmen der Universität Wien, Borschkegasse 8 a, A-1090 Wien.

Maligne Lymphome

R. Heinz

Verglichen mit dem Bronchuskarzinom oder dem Mammakarzinom sind die lymphatischen Neoplasien sehr seltene Erkrankungen. Trotzdem scheint es gerechtfertigt, die malignen Lymphome im Rahmen einer onkologischen Fortbildung ausführlich darzustellen, handelt es sich doch bei einzelnen Formen um potentiell heilbare Erkrankungen. Es kann aber nicht verhehlt werden, daß die heute als wirksam anerkannten Therapieformen – zytostatische Chemotherapie und Strahlentherapie – mit zum Teil schweren Nebenwirkungen einhergehen. Die Kenntnis und das Abwägen der Risken für den einzelnen Patienten setzt aber entsprechende Erfahrung voraus. In Fortbildungsseminaren erwartet sich der Teilnehmer mit Recht eine Zusammenfassung der derzeit gültigen Erkenntnisse. Dies erscheint aber schwierig und problematisch, weil derzeit viele diagnostische und therapeutische Maßnahmen kontrovers diskutiert werden. Ein schematisches Vorgehen kann schon deshalb nicht empfohlen werden, weil neben den allgemein anerkannten Richtlinien und der Erfahrung des behandelnden Arztes auch die Ausstattung der entsprechenden Abteilung und selbstverständlich der Patient selbst das Vorgehen beeinflussen. Ich möchte dies am Beispiel der potentiell heilbaren hochmalignen Non-Hodgkin Lymphome erläutern. Jüngere Patienten, insbesondere wenn im Rahmen des Vorgehens auch die autologe Knochenmarkstransplantation erwogen wird, sollten primär nur in hämatologisch onkologischen Zentren behandelt werden. Bei älteren Patienten sollten Vor- und Nachteile einer Verlegung in ein Schwerpunktkrankenhaus genauestens erwogen werden. Es sind auch beim älteren Patienten durchaus Heilungen zu erzielen, wobei aber bei der verminderten Toleranz gegenüber aggressiven Therapieformen der Lebensqualität des Einzelnen besonderes Augenmerk geschenkt werden muß. Diese Faktoren werden häufig in den handlichen Kompendien, die freundlicherweise zur Verfügung gestellt werden, nicht berücksichtigt. Es wird vielmehr immer darauf hingewiesen, daß die Mehrzahl der Patienten in Studien behandelt werden muß, die zur Klärung der vielen offenen Fragen dienen sollen. Der klinische Alltag ist aber voll von „unvermeidbaren Einzelfällen", die wir optimal behandeln sollen [1, 2].

Das Problem der malignen Lymphome liegt häufig bereits darin, daß der erste Arzt, den der Patient kontaktiert, nicht an die Möglichkeit eines malignen

Lymphoms denkt. Dies ist zwar aufgrund der Seltenheit der Erkrankung verständlich, bedeutet aber für den Patienten eine besondere Gefahr. So kommt es mitunter zu bedauerlichen Diagnoseverzögerungen, die mit einer Prognoseverschlechterung einhergehen. Dieses Problem ist von steigender klinischer Bedeutung, weil wir in den nächsten Jahren vermutlich häufiger mit dem Auftreten maligner Lymphome rechnen müssen. Neben der Tatsache, daß die Bevölkerung älter wird, spielt auch die Beobachtung eine Rolle, daß maligne Lymphome bei angeborenen und erworbenen Immuninsuffizienzen häufiger gesehen werden. Durch die steigende Zahl von Transplantationen, den vermehrten Einsatz von immunsuppressiven Medikamenten sowie durch das durch die Massenmedien jedem Laien geläufige HIV-assoziierte erworbene Immunmangelsyndrom (AIDS) ist damit zu rechnen, daß zunehmend Kollegen aus den verschiedensten Fachrichtungen mit der Problematik maligner Lymphome konfrontiert werden. Dies ist umso wahrscheinlicher, als ein Drittel der Non-Hodgkin-Lymphome (NHL) primär in nicht-lymphatischen Organen auftritt [3, 4].

Es soll daher zunächst auf die allgemeine Symptomatik und Diagnostik bei malignen Lymphomen eingegangen werden.

Erstsymptome

Ein charakteristisches auf eine lymphatische Neoplasie hinweisendes Frühsymptom gibt es nicht! So wird die chronisch lymphatische Leukämie (CLL) häufig als *Zufallsbefund* bei einem Routineblutbild entdeckt. *Uncharakteristische Symptome, wie Müdigkeit, Leistungsknick oder gehäufte Infektneigung,* können den Patienten erstmals zum Arzt führen. Auch sehr häufig in der Praxis geäußerte Klagen, wie *Kreuzschmerzen, Nierenkoliken, abdominelle Beschwerden oder kardiale Symptome,* bedingt durch die Anämie, können ein erster Hinweis auf das Vorliegen eines Lymphoms sein. Von den für die Prognose wichtigen sogenannten B-Symptomen *(Nachtschweiß, Gewichtsverlust, Fieber)* wird am häufigsten Nachtschweiß angegeben. Bei der Abklärung dieser uncharakteristischen Beschwerden müssen natürlich häufigere Malignome oder entzündliche Erkrankungen etc. ausgeschlossen werden. Die Abklärung eines Status febrilis bereitet auch heute trotz aller diagnostischen Möglichkeiten noch immer große Schwierigkeiten. Es ist aber so, daß vielfach im Rahmen der langdauernden internen Durchuntersuchung zu irgendeinem Zeitpunkt Lymphknoten auftreten, die den Verdacht auf das Vorliegen einer Systemerkrankung erhärten. Mitunter sind es aber erst die Komplikationen wie gastrointestinale Blutung, Perforation oder ähnliches, die zur Diagnose des malignen Lymphoms führen. Es sei deshalb daran erinnert, daß bei abdominellen Beschwerden frühzeitig ein Ultraschall durchgeführt werden soll. *Atemnot* bei jüngeren Patienten könnte der erste Hinweis für das Vorliegen eines Mediastinaltumors sein. Auch die gar nicht so seltenen uncharakteristischen *Hautveränderungen* sollen Anlaß geben, an eine Hämoblastose zu denken. Als Beispiel sei der Herpes zoster bei älteren Leuten genannt oder der *Juckreiz* bei der Lymphogranulomatose. Auch der *Ikterus,* sei er hämolytisch oder hepatisch bedingt, kann ein Erstsymptom bei malignen Lymphomen darstellen. Relativ einfach ist die Diagnose bei *palpablen Lymphknoten* zu stellen. Einzelne rasch wachsende Lymphome (insbesondere supraklavikulär) sollten möglichst bald einer bioptischen Abklärung zugeführt werden. Ubiquitär vorkommende Lymphome bei älteren Menschen sind häufig ein Hinweis auf das Vorliegen eines NHL. Abschließend sei noch einmal darauf hingewiesen, daß *Lymphome im Thorax-, Abdominal und Retroperitonealraum* sich erst bei beträchtlicher Ausdehnung bemerkbar machen. Ein weiteres Problem stellt die Primärlokalisation im *Extranodalorgan* dar, wobei am häufigsten der Gastrointestinaltrakt und die Haut betroffen sind, prinzipiell aber alle Organe als Erstmanifestationsort in Frage kommen.

Klinische Untersuchung

Bei Verdacht auf das Vorliegen eines malignen Lymphoms ist neben der genauen klinischen Untersuchung aller palpablen Lymphknotenstationen, der Leber und der Milz sowie der Inspektion des Waldeyerschen Rachenringes und der Haut ein komplettes Blutbild mit Differentialzählung, ein Thoraxröntgen und ein Sonogramm des Abdomens und Retroperitoneums zu fordern.

Mit Ausnahme der chronisch lymphatischen Leukämie, bei der die Diagnose zytologisch aus dem Knochenmark gestellt werden kann (wenngleich eine genaue Differentialdiagnose zu anderen niedrig malignen Non-Hodgkin-Lymphomen dann nicht möglich ist), ist die *Grundlage der Lymphomdiagnostik die histologische Untersuchung* eines exstirpierten repräsentativen Lymphknotens. Probeexzisionen inguinaler Lymphome sind, wenn möglich, wegen präexistenter entzündlicher Veränderungen zu meiden. Auch die Diagnose aus extranodalen Organen kann mitunter schwierig sein. Eine optimale Diagnostik ist dem Pathologen nur bei Überbringung eines nativen Lymphknotens (nicht formolfixiert!) möglich. Nur dann können, wenn notwendig, immunologische Zusatzuntersuchungen durchgeführt werden.

Der Lymphknotenzytologie kommt nur untergeordnete Bedeutung zu, etwa im Rahmen der Untersuchungen zur Krankheitsausbreitung oder bei der Rezidivdiagnostik.

Histologische Klassifizierung maligner Lymphome

Beim Verständnis der malignen Lymphome zeigt sich die Wichtigkeit der engen Zusammenarbeit zwischen Grundlagenforschung und Klinik; haben doch die Erkenntnisse der Immunologie zu einer Verbesserung der Diagnostik und letztlich zu neuen Klassifikationen mit klinischer Relevanz geführt. Aber die Grundlage der histologischen Klassifikationen ist noch immer die *Morphologie*. Zusätzlich kommen histochemische und in letzter Zeit immunologische Verfahren, wie der Einsatz der *monoklonalen Antikörper*, zur Anwendung. Diese können einerseits Strukturen erkennen, die bestimmten Differenzierungsstufen entsprechen, andererseits reagieren sie mit Strukturen, die mit der Proliferationsfähigkeit der Zellen vergesellschaftet sind. Inwieweit diese neuen Diagnostika klinisch oder vielleicht sogar therapeutisch relevant werden, ist derzeit noch offen. Es scheint vielmehr so zu sein, daß die bereits auf morphologischen Grundlagen basierende histologische Einteilung, die in Tabelle 1 angegeben ist, noch verwirrender werden wird. So wurde der von Stein und Mitarbeitern nachgewiesene monoklonale Antikörper Ki1 nicht nur an der malignen Zelle des Hodgkingewebes gefunden, sondern auch an verschiedenen Non-Hodgkin-Lymphomen. Insbesondere großzellige bizarre T-Zell-Lymphome, die früher als maligne Histiozytose gegolten haben, sind Ki1-positiv. Während diese Tatsache keine klinische Relevanz hat, ist es sehr wohl von klinischem Interesse, daß Fälle von undifferenzierten Karzinomen mit unbekanntem Primärtumor aufgrund der Ki1-Positivität nunmehr als maligne Lymphome einzustufen sind, was sowohl prognostisch wie therapeutisch bedeutsam ist [5, 6].

Auch die Methodik des *Genrearrangement* wird wohl trotz ihrer Aufwendigkeit Eingang in die klinische Diagnostik finden, denn durch sie erscheint eine verbesserte Unterscheidung zwischen benignen und malignen Veränderungen möglich. Ebenso wird sie eine Bereicherung des therapeutischen Spektrums bei der Feststellung der kompletten Remission niedrig maligner Non-Hodgkin-Lymphome darstellen.

Aus dem Gesagten ergibt sich, daß weitere Modifikationen in bezug auf die histologische Einteilung zu erwarten sind, so daß eine einheitliche Klassifikation der malignen Lymphome noch in weiter Ferne ist. Aber auch bei den Untersuchungen bezüglich der Krankheitsausbreitung gibt es noch zahlreiche Kontroversen. In diesem Zusammenhang möchte ich auf die geänderte Indikation zur diagnostischen Laparotomie besonders eingehen.

Stellung der Chirurgie in der Behandlung maligner Lymphome

Kurative Eingriffe sind bei malignen Lymphomen *im allgemeinen nicht indiziert.* Eine Ausnahme können gastrointestinale Lymphome darstellen. Aber auch in diesen Fällen bleibt dem Patienten eine nachfolgende Strahlen- und/oder Chemotherapie meist nicht erspart, so daß heroische Eingriffe unbedingt vermieden werden müssen. Neben den Frühkomplikationen und der Verzögerung des Beginns der Chemo- oder Strahlentherapie sind es vor allem auch die Spätfolgen, die häufig in chirurgischen Statistiken dann nicht mehr den Niederschlag finden, die die Lebensqualität des Patienten beeinträchtigen. Als Beispiel sei das Malabsorptionssyndrom bei sehr ausgedehnten Darmresektionen, etwa bei Dünndarmlymphomen, erwähnt. Mit Ausnahme des Burkitt-Lymphoms, bei dem abdominell resezierte Patienten (Stadium AR) länger überleben, ist es nicht bewiesen, daß eine chirurgische Verminderung der Tumormasse mit einer Verbesserung der Prognose einhergeht. Allerdings kann die chirurgische Entfernung bei Magen-Darm-Lymphomen den gefürchteten Komplikationen, wie Blutung und Perforation, vorbeugen. Hier ist aber das Risiko im Einzelfall gegenüber dem Operationsrisiko genau abzuwägen, wobei in der Literatur unterschiedliche Standpunkte eingenommen werden.

Tabelle 1. Histologische Einteilung maligner Lymphome (Häufigkeit in %)

Morbus Hodgkin*	Non-Hodgkin-Lymphome [22]	
Lymphozytenreicher Typ (2–10)	***Niedriger Malignitätsgrad***	**(69,4)**
Noduläres Paragranulom: B-NHL?	*Lymphozytisch*	(24,9)
Diffuses Paragranulom	B-CLL: pseudofollikulär	(19,3)
Lymphozytenreiches Hodgkin-Lymphom	diffus	
	tumorbildend	
Noduläre Sklerose (40–80)	T-CLL	(0,3)
Grad 1–3	Prolymphozytenleukämie	
	Haarzell-Leukämie	(3,5)
	T-Zonen-Lymphom	(1,0)
Mischzelliger Typ (20–40)	*Immunozytom* (IC)	(18,9)
Epitheloidzellreiche Variante?	Lymphoplasmozytisch	(3,3)
	Lymphoplasmozytoid	(11,3)
Lymphozytenarmer Typ (2–5)	Polymorphzellig	(4,2)
	Zentrozytom (CC)	(7,7)
	Kleinzellig	
	Großzellig	
	Zentroblastisch-zentrozytisch (CB/CC)	(13,9)
	Follikulär	
	Follikulär/diffus	
	Diffus	
	Hoher Malignitätsgrad	**(30,2)**
	Zentroblastisch (CB)	(13,9)
	Monomorph	
	Polymorph	
	Immunoblastisch (IB-T,-B)	(7,4)
	Lymphoblastisch (LB)	(5,3)
	Burkitt-Typ	(1,0)
	T-Zell-Typ	(1,7)
	Unklassifiziert	(2,6)
	NHL unklassifiziert	(0,4)
	Pleomorphes T-Zell-Lymphom, Maligne Histiozytose, Ki_1-Lymphome, Lennert-Lymphome, Lymphogranulomatosis X= Angioimmunoblastische Lymphadenopathie	

* Häufigkeitsangaben nach Kieler Lymphomregister.

Unbestritten ist die Notwendigkeit *palliativer Eingriffe,* wie z. B. beim mechanischen Ileus, oder die Laminektomie zur Entlastung bei Kompressionssyndromen bedingt durch epidurale Tumoren.

Die Domäne der Chirurgie ist der *diagnostische Eingriff,* wobei aufgrund des oben Gesagten ein möglichst schonendes Vorgehen angezeigt ist. Problematisch ist die Indikationsstellung zur Thorakotomie, die nur dann nötig ist, wenn es nicht möglich war, mittels Mediastinoskopie zu einer Diagnose zu gelangen. Bei T-lymphoblastischen Lymphomen u. a. ist wegen der raschen Progredienz mitunter mit einer Verschlechterung der Prognose zu rechnen. Auch hier muß das Risiko individuell abgewogen werden.

Kontrovers wurde lange Zeit die *explorative Laparotomie* beim Morbus Hodgkin diskutiert. Diese seit 1969 von der Stanford Universität propagierte Maßnahme zur Bestimmung der Krankheitsausdehnung und Sicherung des Stadiums beim Morbus Hodgkin wurde an vielen Zentren durchgeführt. Es bleibt aber unklar, ob die strikten Stanford-Richtlinien wirklich eingehalten wurden. Hierzu ist nach Eröffnung der Bauchhöhle durch mediane Laparotomie die Biopsie aller vergrößerten Lymphknoten sowie zusätzlich das Aufsuchen von Lymphknoten am Milzhilus, Leberhilus, paraaortal, parakaval und die Entnahme von Probeexzisionen in diesen Gegenden notwendig. Vergrößerte Lymphknoten sollten markiert werden. Weiters sind eine Teilexzision aus dem linken Leberlappen sowie zwei tiefe Nadelbiopsien aus dem rechten Leberlappen vorgesehen. Zusätzlich sollte noch eine ausgedehnte Knochenbiopsie durchgeführt werden. Bei Frauen ist die Oophoropexie zwecks Verlegung der Ovarien aus dem Strahlenfeld erforderlich. Die wichtigste Maßnahme ist aber die *Splenektomie,* weil der Befall der Milz mit keinem nichtinvasiven Verfahren exakt beurteilt werden kann. Das Operationspräparat muß allerdings einer genauen histologischen Aufarbeitung zugeführt werden. Ergänzend soll noch bemerkt werden, daß bei reinem infradiaphragmalem Befall im Rahmen der diagnostischen Laparotomie die Biopsie eines Lymphknotens aus dem Skalenusbereich

Tabelle 2 A. Manifestation nach „Pathologischem Staging" (Stanford) [7]

Ort des Befalls Lymphknoten	Häufigkeit (%) links		rechts
Zervikal, Supraklavikular	63		71
Mediastinal		59	
Paraaortal	29		30
Lungenhilus	23		21
Iliakal	15		16
Milzhilus		15	
Inguinal, Femoral	9		9
Infraklavikular	6		9
Mesenterial, Bronchial, Waldeyerscher Rachenring		2	

Tabelle 2 B. Organbefall nach „Pathologischem Staging" (Stanford) [7]

Milz	36%
Lunge	8%
Knochen	8%
Knochenmark	4%
Leber, Perikard, Pleura, Haut je	2%

vorgesehen ist. Aus dem Gesagten geht hervor, daß viele Zentren sich wohl nur auf die Splenektomie (Schnittführung!) beschränkt haben. Die Zumutbarkeit solcher ausgedehnter Eingriffe bei wirksamen Therapieformen, die ein Langzeitüberleben auch bei etwaigen Rezidiven ermöglichen, wird heute zunehmend negativ beurteilt. Vorteile der Staginglaparotomie sind die exakte Therapieplanung bei Patienten, die primär einer Strahlentherapie zugeführt werden sollen, verminderte Strahlenfolgen durch Vermeidung des Milzfeldes und durch die Oophoropexie. Ob die Toleranz gegenüber Chemotherapie verbessert wird, ist nicht gesichert. Demgegenüber sind als Nachteile die Operationsmortalität zu nennen,die allerdings an Zentren gering ist. Nicht zu leugnen ist aber die Morbidität (Ileus, Pankreatitis, Thromboembolien, Wundheilungsstörungen) sowie die gefürchteten Spätfolgen, insbesondere die letal endenden Pneumokokkeninfekte oder Septikämien [7–9].

Die rigorosen Stagingmaßnahmen bei den malignen Lymphomen haben aber zum besseren Verständnis der Krankheitsausbreitungstendenz erheblich beigetragen. So liegen genaue Daten über den initialen Organbefall bei Morbus Hodgkin vor, der in der Regel unifokal beginnt, und sich bei 75% der Patienten von Lymphknoten zu Lymphknoten verbreitet. Bei weiteren 15% ist ein perkontinuitatem Einwachsen in extranodale Organe zu sehen. Die hämatogene Aussaat ist mit 5–10% extrem selten, die Häufigkeit steigt aber signifikant an, wenn die Milz betroffen ist (Tabelle 2A, 2B).

Ähnliche Untersuchungen wurden auch bei den NHL in verschiedenen großen Studien unternommen (Tabelle 3). Aufgrund der gewonnenen Erkenntnisse ist heute ein abgestuftes Staging möglich [22, 23].

Untersuchungen zur Bestimmung der Krankheitsausbreitung bei malignen Lymphomen (Staging: vor Therapie, Restaging: Wiederholung nach Erreichen einer kompletten Remission)

Das unterschiedliche Vorgehen bei Morbus Hodgkin, verglichen mit NHL, ist in Tabelle 4 dargestellt, wobei vor allem die Unterschiede im Vorgehen herausgestrichen werden sollen. So wird bei der *klinischen Untersuchung* die Inspektion des Waldeyerschen Rachenringes und der Haut, vor allem bei den NHL, von Bedeutung sein. Bei den *Laborparametern* werden bei Morbus Hodgkin routinemäßig Eisen- und Kupferspiegel bestimmt, obwohl sie ebenso, wie die Blutsenkungsreaktion, unspezifische Parameter sind. Der Ferritinspiegel wurde eine Zeit lang propagiert, ist aber für die Routinediagnostik nicht notwendig. Während Blutzuckerbestimmung, Leber- und Nierenfunktion für die Therapie von Bedeutung sind, ist die Bestimmung der LDH bei den meisten NHL wichtig, weil sie ein guter Prognoseparameter ist. Während es beim Morbus Hodgkin keine spezifischen *Blutbildveränderungen* gibt, wenn man von einer nicht immer vorhandenen Lymphopenie absieht, ist ein initial leukämisches Blutbild bei NHL nicht selten (Tabelle 3). In weiterer Folge ist routinemäßig ein *Thoraxröntgen* durchzuführen. Ob eine konventionelle Tomographie bei der Möglichkeit der Computertomographie heute noch zeitgemäß ist, ist offen.

Tabelle 3. Initialer Organbefall und initiale hämatologische und immunologische Veränderungen bei Non-Hodgkin-Lymphomen (Häufigkeit in %)
Ergebnisse der prospektiven Studie der Kieler Lymphomgruppe [22]

	CLL+	IC+	CC+	CB/CC+	CB+	IB+	LB+		
							Burkitt	T	unklass.
Befall von:									
Lymphknoten	96	89	92	95	87	84	91	95	100
Waldeyer-Rachenring	9	8	24	7	19	15	18	20	15
Milz	60	57	57	40	30	33	36	55	48
Leber	83	47	36	24	3	14	0	33	17
GI-Trakt	4	10	30	9	20	19	38	0	17
Pleura	0,5	2	5	4	3	6	18	30	7
Haut	2	6	6	5	6	8	9	10	11
ZNS	0	0	3	1,4	6	3	0	8 (46)*	7 (21)*
Knochenmark	99,5	86	64	43	17	24	27	70	56
Leukämisches Blutbild	96	62	27	14	4	8	9	40	41
Anämie	16	25	16	6	11	7	9	20	11
Positiver Coombstest	5	13	2	3	0	5	0	8	0
Thrombozytopenie	15	15	13	8	8	7	18	35	23
Hypogammaglobulinämie	26	21	13	11	7	20	25	0	6
Monoklonale Gammopathie	1	29	7	4	8	13	0	0	0

+ siehe Tabelle 1
* Ausbreitung ins ZNS im Krankheitsverlauf

Die wesentlichste Bereicherung in der Diagnostik maligner Lymphome für den klinischen Alltag ist aber die *Sonographie,* die schwer zugängliche Areale, wie Abdomen, Retroperitoneum und kleines Becken, erfaßt. Sie ist nicht invasiv, bedeutet für den Patienten keine Strahlenbelastung und ist beliebig wiederholbar. Leider sind erst Lymphknoten ab einer Mindestgröße von 1,5 cm paraaortal und 2–3cm mesenterial erfaßbar. Um eine optimale Aussage zu bekommen, muß die Untersuchung an einem geeigneten Gerät von einem erfahrenen Untersucher durchgeführt werden, der informiert ist, daß bei dem Patienten der Verdacht auf das Vorliegen eines malignen Lymphoms gegeben ist (Suche nach Lymphknoten!). Die *Computertomographie* erlaubt genauere Aussagen, es sind aber im allgemeinen längere Wartezeiten in Kauf zu nehmen, und die Untersuchung ist auch nicht beliebig wiederholbar. Die *Lymphographie* hat nur mehr eingeschränkte Bedeutung beim Morbus Hodgkin. Die Treffsicherheit ist zwar sehr hoch – sie ist die einzige Untersuchung mit der die Lymphknotenstruktur dargestellt werden kann –, sind doch 5–10% der normal großen Lymphknoten befallen. Ihr Nachteil ist aber, daß es sich um ein invasives Verfahren handelt, das eine stationäre Aufnahme notwendig macht und das für den Patienten nicht risikofrei ist. Die diversen Szintigramme haben viel an Aussagekraft verloren, wenngleich sie in vielen Kliniken noch immer routinemäßig durchgeführt werden. Eine gewisse Bedeutung kommt dem Knochenszintigramm zu, während Leber- und Milzszintigramm aus Kostengründen, da sie durch die Ultraschalluntersuchung und Computertomographie ersetzbar sind,

Tabelle 4. Vorgang beim „Staging“ maligner Lymphome

Morbus Hodgkin		**Non-Hodgkin-Lymphome**
	Anamnese	
	Juckreiz, B-Symptome, Dauer der Symptomatik	
	Klinische Untersuchung	
	Waldeyer, Haut	
	Laborparameter	
	Eisen, Kupfer, Ferritin, BSR, BZ, Leber-Nieren-Funktion, LDH	
	Blutbild	
	Thorax-Röntgen (Tomographie??)	
	Sonographie	
	(Abdomen, Retroperitoneum, Kleines Becken)	
	Computertomographie	
Lymphographie?		*Knochenmarksuntersuchung*
Leber-, Milz-, Knochenscan?	Szintigramme (Gallium Scan)	Knochenscan?
Laparoskopie??	Endoskopien	GI-Trakt?
Knochenbiopsie?	Biopsien	
	Leber??	
	Staginglaparotomie??	
	Kernspintomographie???	
	Kosten – Nutzen – Zumutbarkeit	

eingespart werden können. Die *Knochenmarksuntersuchung* durch einfache Jamshidibiopsie, wenn zytologisch ein negativer Befund vorlag, beendet die Stagingprozedur bei den NHL in unserer Klinik. Endoskopien des Gastrointestinaltraktes werden nur bei klinischer Symptomatik durchgeführt. Eine invasive Diagnostik bei NHL ist bei uns keine Routinemaßnahme, daher sind viele in der Literatur empfohlene Maßnahmen mit Fragezeichen versehen. Inwieweit die *Kernspintomographie*, die faszinierende Informationen ergeben kann, in Zukunft in das Staging der Lymphome eingeführt wird, ist noch offen. Bei der Vielzahl der Möglichkeiten ist wohl die Beachtung der *Kosten-Nutzen-Zumutbarkeits-Trias* besonders wichtig.

Die beim Staging gewonnenen Informationen ermöglichen die Stadieneinteilung, wobei bei der Mehrzahl der malignen Lymphome die Ann Arbor Klassifikation in ihren diversen Modifizierungen zur Anwendung kommt (Tabelle 5). Die Therapieentscheidung wird aber letztlich auch durch diverse Prognosefaktoren mitbeeinflußt (Tabelle 6) [10, 12, 23].

Tabelle 5. Ann-Arbor-Stadien (Modifikationen weitgehend berücksichtigt)

Nodal	Extranodal
Stadium I Befall einer einzigen Lymphknotenregion	**Stadium I E** Befall einer Lymphknotenregion mit Übergriff auf extralymphatisches Gewebe oder einzelner lokalisierter Herd in einem extralymphatischen Organ
Stadium II Befall von 2 (II 1) oder mehr (II 2) Lymphknotenregionen auf der gleichen Seite des Zwerchfells	**Stadium II E** Lokalisierter Befall eines extralymphatischen Gewebes und einer oder mehrerer Lymphknoten auf der gleichen Seite des Zwerchfells
Stadium III	**Stadium III E**
Befall von Lymphknotenregionen beiderseits des Zwerchfells	
III 1: abdom. Befall beschränkt auf Milz (III S) oder Milzhilus, coeliakale und/oder paraaortale Lymphknoten III 2: Befall der mesenterialen, paraaortalen, iliakalen und inguinalen LKN ± LKN oberhalb des Truncus coeliacus	± Milzbefall *zusätzlich* lokalisierter Befall extralymphatischen Gewebes
Stadium IV	**Stadium IV**
nicht lokalisierter, diffuser oder disseminierter Befall eines oder mehrerer extralymphatischer Organe ± Befall des lymphatischen Systems	

B-Symptome: ungeklärter Gewichtsverlust > 10% innerhalb von 6 Monaten
Fieber ungeklärter Genese > 38 °C
Nachtschweiß

Tabelle 6. Prognoseparameter beeinflussen Therapieentscheidung (!) und Überlebenswahrscheinlichkeit

Histologie	
Stadium („Tumor burden")	
„Bulky disease" (Durchmesser der größten Läsion: >5 >8 >10 cm, Mediastinum!!)	
Lokalisation:	Knochenmark
(ungünstig)	GI
	ZNS
	Mehrere Lymphknotengruppen (II_1, II_2) oder Extranodallokalisationen
B-Symptome	
Laborwerte:	LDH
	BSR
	Organdysfunktionen
	Hypoproteinämie
Körperlicher (Zweiterkrankungen!) und *psychischer Zustand*	
Alter der Patienten	
Ansprechen auf Ersttherapie!	

Therapie maligner Lymphome

Das *risikofaktoradaptierte Vorgehen* führte in den letzten Jahren zur Einschränkung der Indikation der *Strahlentherapie* mit kurativem Anspruch. So ist z. B. das Stadium IIB bei Morbus Hodgkin mit Mediastinaltumor nach heutigen Richtlinien einer kombinierten Therapie zuzuführen [11]. Lokalisierte hochmaligne NHL sollten unserer Ansicht nach primär chemotherapiert werden [24, 25]. Es darf nicht vergessen werden, daß die Strahlentherapie bei potentiell heilbaren Patienten an optimal ausgerüsteten Kliniken durchgeführt werden muß (Kobalt 60, Linearbeschleuniger, Einzeichnung der Felder unter Computertomographiekontrolle), weiters ist die Applikation tumorizider Dosen notwendig, und auf die Wichtigkeit der exakten Bestrahlungsfelder (Mantelfeld, umgekehrtes Y, total nodale Bestrahlung, etc.) wurde in verschiedensten Publikationen hingewiesen. Die weitaus größere Anzahl von Patienten wird derzeit einer *Chemotherapie* zugeführt, wobei neue, weniger toxische Zytostatika, wie das Epiadriamycin oder das Mitoxantron, in die Klinik Eingang gefunden haben. Zunehmend wird die alternierende Gabe *nicht-kreuzresistenter Schemata* propagiert.

Eine weitere Entwicklung stellt die *Flexitherapie* dar, bei der solange mit einer Kombination behandelt wird, wie genügendes Ansprechen zu verzeichnen ist, und bei ungenügendem Ansprechen auf eine andere Kombination umgestellt wird. Die Anzahl der Zyklen ist daher individuell variabel. Zu den neueren Entwicklungen gehört die sogenannte *Hybridtherapie* (siehe Morbus Hodgkin), und zunehmend haben bei den hochmalignen NHL *Mehrphasenschemata,* wie sie auch seit langem bei den akuten Leukämien gebräuchlich sind, Eingang in die Therapie gefunden.

Neue Therapiemöglichkeiten sind die *Knochenmarkstransplantation,* wobei vor allem die autologe Knochenmarkstransplantation für eine breitere Anwendung bei hochmalignen Non-Hodgkin-Lymphomen diskutiert wird. In letzter Zeit sind die *biologischen Response modifier* (Interferon) mit gutem Erfolg bei schwer therapeutisierbaren Erkrankungen, wie der Haarzell-Leukämie, eingesetzt worden. Die Immuntherapie ist, wenn man die therapeutischen Möglichkeiten vom jetzigen Standpunkt her betrachtet, nur von untergeordneter Bedeutung. Es könnte aber sein, daß die *Antiidiotypentherapie,* wenn die derzeitigen Schwierigkeiten überwunden sind, das Ideal einer gegen den individuellen Tumor gerichteten Therapie erfüllen kann.

Nochmals muß wohl betont werden, daß unsere derzeitigen Therapiemöglichkeiten mit zum Teil extremen Nebenwirkungen behaftet sind, sodaß die Indikation zur Therapie genau überlegt werden muß. Bei niedrig malignen Non-Hodgkin-Lymphomen, wie z. B. bei der CLL, ist daher nach wie vor ein abwartendes Verhalten gerechtfertigt (siehe dort). Bei den *Komplikationen, die während der Therapie auftreten,* muß immer unterschieden werden, ob es sich um *tumor- oder therapiebedingte* Nebenwirkungen handelt, wobei für ersteres die genaue Kenntnis des biologischen Verhaltens Voraussetzung ist und für zweiteres natürlich die Kenntnis der Nebenwirkungen der applizierten Therapie (Tabelle 7).

An der 3. Medizinischen Abteilung des Hanusch-Krankenhauses ist die Langzeitkontrolle aller Lymphompatienten routinemäßig eingeführt. Nur so können Spätkomplikationen (Abwehrschwäche, Pulmonalfibrose, kardiale Stö-

Tabelle 7. Komplikationen bei Lymphomen: Frühkomplikationen (tumor- oder therapiebedingt)

Voraussetzung: Kenntnis des biologischen Verhaltens des Tumors und der Nebenwirkungen (Strahlen- und zytostatische Therapie)
Tumorlysesyndrom
z. B. Burkitt: Abdominalbefall, Ureterenobstruktion
Azotämie, K ↑, PO_4 ↑
Harnsäure ↑
Therapie: Flüssigkeit, Allopurinol, Dialyse
Prophylaxe: Splitting der Chemotherapie, Flüssigkeit, Allopurinol
Knochenmarksinsuffizienz
Verdrängung durch NHL?
Therapiebedingt (Zeitpunkt der Therapie)
Blutung: Thrombopenie, disseminierte intravasale Gerinnung (DIC)
Infektion: Humorale Immunschwäche bei niedrig malignen NHL
Atypische Verläufe (Pilze; Mykobakterien; Viren)
Gastrointestinale Beschwerden
Übelkeit/Erbrechen: Zytostatikabedingt? Splenomegalie?
Ulkus: Kortikoidtherapie? Infiltration?
Ileus: Mechanisch oder paralytisch (Vincristin)
Neurologische Ausfälle
Osteoporose, Vincristin, Infekte (Herpesencephalitis, Pilze)
ZNS-Befall: Epidural, Meningeal
Paraproteinämische Polyneuropathie

rungen, Strahlenmyelopathie, Osteonekrose, Hypothyreose, Hyperparathyreoidismus und Zweitmalignome) und Spätrezidive erfaßt werden [19, 20]. Ein erfreulicher Aspekt dabei ist die Information über die Nachkommenschaft unserer ehemaligen Lymphompatienten, wobei bisher keine der Therapie anzulastende Schäden festgestellt werden konnten.

Morbus Hodgkin

Die deutliche Prognoseverbesserung beim Morbus Hodgkin wird dadurch unterstrichen, daß vor 50 Jahren nur 20% aller Patienten 5 Jahre überlebten, während heute mehr als 60% 10 Jahre überleben [7]. Dies darf aber nicht dazu verleiten, die Erkrankung zu verharmlosen und zu glauben, daß die Patienten nunmehr nach den publizierten Richtlinien von jedermann behandelt werden können. Die gute Prognose verpflichtet uns, von Anfang an vermeidbare Spätfolgen im Auge zu behalten. In den letzten Jahren wurde es leider ein zunehmendes Problem, jüngere Patienten zur zytostatischen Chemotherapie oder zur Bestrahlung zu motivieren. Der Verzicht auf das routinemäßige invasive Staging ist aufgrund unserer eigenen und der Erfahrungen einer großen britischen Studie gerechtfertigt [9]. Bei Verzicht auf das pathologische Staging (PS-Stadien) engt sich die Indikation zur kurativen Strahlenbehandlung aber ein. Nimmt man die Therapieempfehlungen der Stanford Gruppe (Verzicht auf die explorative Laparotomie nur bei folgenden Ausnahmefällen: CS 1A bei rechtsseitig hochzervikalen Lymphknoten bei gleichzeitig günstiger Histologie sowie in Fällen, bei denen keine Strahlentherapie in Frage kommt: Splenomegalie, Stadium IIB bis IV), so ergeben sich folgende Indikationen zur kurativen Strahlentherapie: Stadium PS 1A, II A, CS I A hochzervikal und möglicherweise auch das Stadium PS I AE und III A1. Bestrahlt wird mit Extended field-Technik (Mantelfeld: oberer Abschnitt, Y-Feld: unterer Abschnitt, total nodale Bestrahlung). Bei Befall des Mediastinums wird nach den Stanford-Kriterien auch das paraaortale Feld mitbestrahlt. Allerdings ist bei ausgedehntem Mediastinaltumor (mehr als 2 Drittel der Thoraxapertur) nach derzeitigen Richtlinien ein kombiniertes Vorgehen indiziert [12]. Der Kombination von Chemo- und Strahlentherapie kommt zunehmende Bedeutung zu. Es ist aber nicht gesichert, welche Vorgangsweise (zuerst Radiotherapie, dann Chemotherapie; zuerst Chemotherapie, dann Radiotherapie oder Sandwichtechnik) optimal ist (Tabelle 8).

Tabelle 8. Primärtherapie – Strategie bei Morbus Hodgkin

1. *Kurative Bestrahlung* (Mantelfeld, Y-Feld, TNI)	PS IA, IIA, $IIIA_1$, CS IA, IAE *Keine Risikofaktoren!*
2. *Chemotherapie* (MOPP, ABVD)	III B, IV
3. *Kombinierte Therapie*	RT – CT CT – RT CT – RT – CT
Bei intermediärer Prognose: III A, CS IB, IIB (50% Rezidive bei alleiniger Radiotherapie)	

TNI totale nodale Irradiation; *PS* pathologisches Stadium; *CS* klinisches Stadium; *RT* Radiotherapie; *CT* Chemotherapie; *MOPP, ABVD* siehe Tabelle 10.

Ein weiterer Gesichtspunkt, der unbedingt berücksichtigt werden muß, ist, daß bei kombiniertem Vorgehen, insbesondere wenn große Felder bestrahlt werden, das Risiko der posttherapeutischen Leukämie steigt (Tabelle 9).

Tabelle 9. Morbus Hodgkin: ANLL [20]

	Kumulatives Risiko nach 10 Jahren (%)
Bestrahlung allein	0
Chemotherapie: MOPP	2–3
ABVD	?
Kombinierte Therapie:	
Limitierte Bestrahlung/MOPP	2–3
Extensive Bestrahlung/MOPP	4–8
Salvage-Therapie	5–15
Erhaltungstherapie (lange Alkylantientherapie)	5–30
Alter > 40 Jahre	25–40

ANLL akute nicht lymphoblastische Leukämie; *MOPP, ABVD* siehe Tabelle 10.

In Tabelle 10 sind die derzeit gebräuchlichen Chemotherapieformen bei Morbus Hodgkin zusammengefaßt. Da das klassische, von de Vita 1967 erstmals angewendete MOPP-Schema mit einer hohen Leukämierate vergesellschaftet sein soll, wurden weniger toxische (?) Schemata empfohlen. Wie aber in Tabelle 9 angegeben ist, dürfte das Ausmaß der Bestrahlung zusätzlich zur MOPP-Therapie das ausschlaggebende Moment für die Induktion von Zweitleukämien sein. Nach unserer Erfahrung ist das MOPP-Schema die wirksamste Ersttherapie bei Morbus Hodgkin im fortgeschrittenen Stadium (II B – IV B). Allerdings kommt bei uns eine Modifikation zur Anwendung, wobei Procarbacin und Prednison nur 10 Tage verabreicht wird. Prednison wird bei jedem Zyklus gegeben, was in Übereinstimmung mit der britischen Lymphomstudie (BNLI) zu signifikant besseren Ergebnissen führt. Das von Bonadonna 1975 erstmals beschriebene ABVD-Schema soll, sowohl was die Akuttoxizität wie die chronische Toxizität anbelangt, Vorteile bieten. Diese Ergebnisse bzw. die hervorragenden Ergebnisse bei der alternierenden Gabe von MOPP und ABVD konnten aber von anderen Gruppen nicht nachvollzogen werden. Neue Ansätze in der Chemotherapie prognostisch ungünstiger Fälle sind die MOPP-ABV-Hybridtherapie nach Klimo sowie die neue BMFT-Studie, die neben den bekannten wirksamen Substanzen auch Zytostatika einsetzt, die bisher nicht in der Ersttherapie gebräuchlich waren. Das Problem bei der Gabe aller wirksamen Substanzen in der Ersttherapie ist, daß bei Rezidiven praktisch kaum wirksame Substanzen mehr zur Verfügung stehen [13–15].

Im Gegensatz zu den hochmalignen NHL erscheint aber eine Salvagetherapie bei konventionell vorbehandelten Patienten mit Morbus Hodgkin durchaus erfolgversprechend. Neben dem in der Literatur publizierten Schema ist in unseren Augen das an unserer Abteilung entwickelte LEAMP-Protokoll eine

Tabelle 10. Morbus Hodgkin: Chemotherapie: Induktion [2]

MOPP (De Vita, 1967)

		Tag	*Modifikationen*
Mustargen	6 mg/m² i.v.	1+8	Cyclophosphamid 650 mg/m²
Vincristin (Oncovin®)	1,4 mg/m² i.v.	1+8	maximal 2 mg
Procarbacin	100 mg/m² p.o.	1–14	Hanusch-Krankenhaus: Tag 1–10
Prednison	40 mg/m² p.o. 1. und 4. Zyklus	1–14	Prednisolon jeder Zyklus

Wiederholung Tag 29
Einhaltung des Zeitintervalls und der Dosis!
(80% CR; 63% 10 Jahre RFS)

ABVD (Bonadonna, 1975)

		Tag	*Modifikationen*
Adriamycin	*25 mg/m²*	1+15	
Bleomycin	10 mg/m²		
Vinblastin	6 mg/m²		
Dacarbacin (DTIC)	375 mg/m²		Weglassen von DTIC

MOPP/ABVD (Bonadonna, 1978)
COPP/ABVD (BMFT, 1983)
MOPP/ABV-Hybrid (Klimo, 1985)

COP/ABV/IMEP (BMFT-Studie, 1986)

Cyclophosphamid	800 mg/m² i.v.	Tag 1
Vincristin	1,4 mg/m² i.v.	Tag 1
Prednison	40 mg/m² p.o.	Tag 1–15
Adriamycin	40 mg/m² i.v.	Tag 1–15
Bleomycin	10 mg/m² i.v.	Tag 1–15
Vinblastin	6 mg/m²	Tag 1–15
Ifosfamid	1000 mg/m² i.v.	Tag 29–33
Methotrexat	30 mg/m² i.v.	Tag 31
Etoposid	100 mg/m² i.v.	Tag 29–31
Prednison	40 mg/m² p.o.	Tag 29–35

RFS rezidivfreies Überleben

wirksame Alternative. Bei stark vorbehandelten Patienten konnte eine Remissionsrate von etwa 70% gefunden werden. Allerdings wurden bei längerer Gabe Zweitleukämien beobachtet. Weitere Therapiemöglichkeiten bei stark vorbehandelten Patienten sind die Gabe von Vinblastin oder Prednimustin als Monotherapie oder auch die palliative Strahlentherapie. Die autologe Knochenmarkstransplantation bei Morbus Hodgkin muß als experimentelle Maßnahme betrachtet werden (Tabelle 11) [16–18].

Tabelle 11. Morbus Hodgkin: Salvage-Therapie

CEP (Santoro, 1986) [16])			
CCNU	80 mg/m²	Tag 1	
Etoposid	100 mg/m²	Tag 1–5	
Prednimustin	60 mg/m²	Tag 1–5	
LEAMP-Protokoll (Waldner R/Hanusch-Krankenhaus 1984 [17])			*Wiederholung*
Lomustin	80 mg/m²	Tag 1	42
Etoposid	120 mg/m²	Tag 1+2	21
Adriamycin			
(Epiadriamycin)	15 mg/m²	Tag 1+2	21
Methotrexat	30 mg/m²	Tag 2	21
Prednisolon	50 mg/m²	Tag 1–5	21
Remissionsrate bei stark vorbehandelten Patienten ≈ 70%			
Monotherapie (Vinblastin, Prednimustin, Etoposid)			
Strahlentherapie			
Autologe Knochenmarkstransplantation???			

Non-Hodgkin-Lymphome (NHL)

Aus Tabelle 1 geht hervor, daß es sich um eine äußerst heterogene Gruppe von Erkrankungen handelt, was durch die unterschiedlichen Überlebenskurven noch verdeutlicht wird (Abb. 1).

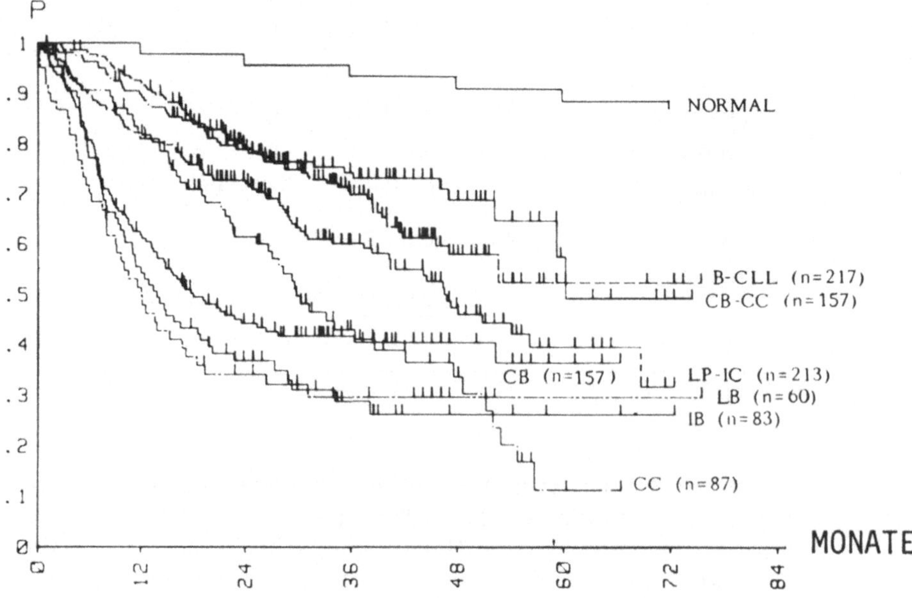

Abb. 1. NHL-Überlebenskurven. Prospektive Studie der Kieler Lymphomgruppe [22] *B-CLL, CB-CC, CB, LP-IC, LB, IB, CC* siehe Tabelle 1

Für den Kliniker ist vor allem die Feststellung relevant, ob es sich um ein potentiell kurables Lymphom handelt. Zu dieser Gruppe zählen die hochmalignen NHL. Die niedrig malignen NHL, wie z. B. CLL und Immunozytom, haben zwar eine gute Prognose, sind aber mit den derzeit zur Verfügung stehenden Mitteln nicht heilbar. Bei einer Vielzahl von Entitäten ist die Prognoseabschätzung derzeit aber nicht möglich. Ich möchte nur darauf hinweisen, daß das zentrozytische Lymphom, das ursprünglich als niedrig malignes NHL eingestuft wurde, eine sehr schlechte Prognose hat (Abb. 1). Bei den Untersuchungen zur Krankheitsausbreitung wurde bereits darauf hingewiesen, daß die Mehrzahl der NHL im generalisierten Stadium, bedingt durch den Knochenmarksbefall, diagnostiziert wird. Es ist daher üblich, CLL und Immunozytom nach RAI zu klassifizieren (Tabelle 12).

Tabelle 12. RAI-Stadien (Häufigkeit in Prozent) bei Diagnose von CLL und Immunozytom (IC). Ergebnisse der prospektiven Studie der Kieler Lymphomgruppe [22]

RAI-Stadien		CLL	IC
0:	Lymphozytose im Blut (15.000 mm^3 und darüber) Lymphozytose im Knochenmark (40% und mehr)	3	3
I:	Lymphozytose mit Milzvergrößerung	33	32
II:	Lymphozytose mit Leber- und/oder Milzvergrößerung mit/ohne Lymphknotenvergrößerung	42	33
III:	Lymphozytose mit Anämie (Hb unter 11 g/dl, Hkt unter 33%) mit/ohne Lymphknoten-, Leber- und Milzvergrößerung	8	16
IV:	Lymphozytose mit Thrombozytopenie (Thrombozyten unter 100.000 mm^3) mit/ohne Anämie, Lymphknotenvergrößerung, Milz- oder Leberschwellung	14	16

Bei den hochmalignen NHL ist die Diagnostik möglichst zu beschränken, da eine rasche Progredienz zu erwarten ist. Ein Vorgehen wie beim Morbus Hodgkin ist daher am ehesten beim zentroblastisch/zentrozytischen Lymphom indiziert. Zusätzlich ist zu sagen, daß bei Kenntnis des Ausbreitungsmodus dem Patienten unnötige Untersuchungen erspart bleiben können. Sowohl bei diagnostischen wie therapeutischen Maßnahmen ist im Auge zu behalten, daß die Mehrzahl der NHL-Patienten ein fortgeschrittenes Lebensalter aufweist.

Therapeutische Richtlinien

Es würde den Rahmen dieser Ausführungen sprengen, die therapeutischen Möglichkeiten jeder einzelnen Entität zu besprechen. Es soll daher zunächst auf die potentiell kurablen NHL eingegangen werden. Dazu zählen die hoch-

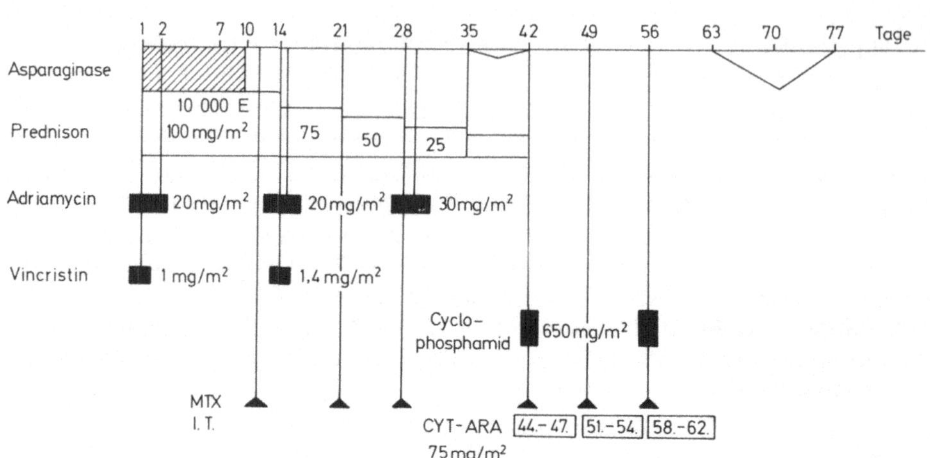

Abb. 2. Therapieschema für lymphoblastische Lymphome <40 Jahre (Ausnahme B-LB). Zyklische Reinduktion alle 3 Wochen mit CHOP alternierend mit Kombinationen bestehend aus Platin, Vindesin, Etoposid. Nachbestrahlung. Therapiedauer: 2 Jahre *B-LB* siehe Tabelle 1; *CHOP* siehe Tabelle 13

Tabelle 13. Therapieergebnisse bei hochmalignen NHL [39, 40]

Therapieschema	Fallzahl	CR (%)	RF %	Rezidivfrei nach Monaten	Autoren
CHOP	12	83	74	(18–24)	Parlier 1982
CHOP	16	64	81	M 15 (1–33)	Essen 1984
CHOP	16	69			multizentrische Studie 1985
CHOP	25	24	38	(auch Rezidive)	Gerhartz 1985
CHOP + BLEO	15	87	100	M 26 (3–45)	Newcomer 1982
CHOP + BLEO	53	49	52	(24–54)	Jones 1983
CHOP + BLEO	56	73	73	M 53 (22–98)	Velasquez 1984
CHOP + MTX	17	64	100	M 16 (1–24)	Child 1983
CHOP	43	58			Jones 1979

CHOP-*Schema* [28]

Tag 1:	Cyclophosphamid	750 mg/m² i.v.
	Adriamycin	50 mg/m² i.v.
	Vincristin	1,4 mg/m² i.v.
Tag 1–5:	Prednison	100 mg/d p.o.

Wiederholung nach 21 Tagen

Dosisreduktion:

Patienten	>60 Jahre
1. Zyklus	50% der Dosierung
2. Zyklus	66% der Dosierung
3. Zyklus	100% der Dosierung

CR Komplette Remission; *RF* Rezidivfreiheit der CR; *M* Median malignen NHL (CB, IB, LB). Beim lymphoblastischen Lymphom im jüngeren Lebensalter ist zweifelsfrei die intensive Chemotherapie mit einem Mehrphasenschema, etwa dem Riehm Schema, angezeigt [26]. In Abb. 2 ist die an unserer Abteilung gebräuchliche Modifikation angegeben. B-zellige lymphoblastische Lymphome werden mit Kombinationen, die hohe Dosen Cyclophosphamid enthalten, behandelt [27]. Wie bereits eingangs erwähnt, sollten solche Patienten im jüngeren Lebensalter durchwegs an Zentren behandelt werden. Die Ergebnisse der nächsten Jahre werden zeigen, ob die autologe Knochenmarkstransplantation in kompletter Remission die Prognose verbessern kann. Für die Patienten wäre die Verkürzung der Therapie ein Vorteil, weil sich bei langer Therapiedauer zunehmend psychologische Probleme ergeben. Bei zentroblastischen und immunoblastischen Lymphomen wurde in den letzten Jahren vor allem das CHOP-Schema eingesetzt. Mit der von uns propagierten Altersadaption ist auch eine gute Verträglichkeit bei älteren Patienten nachgewiesen worden [25, 28].

Die Angabe der kompletten Remissionsraten schwankt stark, das Langzeitüberleben liegt aber unter 50%. Dementsprechend wurden in den letzten Jahren andere Therapieformen, insbesondere die Flexitherapie, propagiert. Am bekanntesten ist das PROMACE-MOPP-Schema, das allerdings mit einer beträchtlichen Toxizität vergesellschaftet ist, und den Nachteil hat, daß das schwächere Regime (MOPP) bei Patienten eingesetzt werden muß, die auf das Anthrazyklin-hältige Regime nicht genügend angesprochen haben [30]. Ähnliche Kritik läßt sich auch bei dem von der Kieler Lymphomgruppe derzeit propagierten COP-BLAM-IMVP 16-Regime anbringen [29, 40]. Inwieweit das von Klimo 1985 publizierte *MACOP-B*-Schema, das eine wöchentliche intensive Chemotherapie für 12 Wochen vorsieht, eine Verbesserung darstellt, ist noch unklar. Aufgrund der kontinuierlichen Überwachung der Patienten ist auch hier die Therapie nur an erfahrenen Zentren möglich (Tabellen 13 und 14). Bei der Bewertung der Therapieergebnisse im Vergleich zu internationalen Studien ist bei den NHL darauf achtzugeben, daß verschiedene nicht miteinander vergleichbare Klassifikationen existieren [21, 29–32].

Bei den zentroblastisch/zentrozytischen Lymphomen ist seit langem bekannt, daß sie besonders strahlensensibel sind, sodaß eine Radiotherapie vom Stadium CS I – III empfohlen wird. Allerdings ist nach unserer Erfahrung bei großer Tumormasse im Abdomen diese Maßnahme als Primärtherapie nicht ausreichend. CB/CC mit abdominellem Befall und ausgeprägter Hepatosplenomegalie werden an unserer Abteilung mit primärer Polychemotherapie (C-MOPP oder CHOP) behandelt. Sie zeigen aber im Gegensatz zu den hochmalignen Lymphomen häufig Rezidive.

Große Anstrengungen wurden unternommen, das unterschiedliche Verhalten von CLL und Immunozytom nachzuweisen [34]. Zweifelsohne unterscheiden sich die Entitäten durch die unterschiedliche Prognose und wohl auch dadurch, daß Immunozytome häufig primär extranodal vorkommen. Die lokalisierten Stadien sind möglicherweise durch Strahlentherapie heilbar. Für die überwiegende Mehrzahl der Patienten mit CLL und Immunozytom gilt aber, daß es heute keine kurativen Therapiemöglichkeiten gibt. Auch der Wert der Frühtherapie ist nach wie vor nicht gesichert, obwohl immer wieder Studien initiiert

Tabelle 14. Therapieergebnisse bei hochmalignen NHL [39, 40]

Therapieschema	Fallzahl	CR (%)	RF %	Rezidivfrei nach Monaten		Autoren
COP-BLAM	33	73	83	M 26		Laurence 1982
COP-BLAM	19	79	82			Gerhartz 1985
COMLA	47	60	65			Sweet 1982
ACOMLA	14	64	85	M 32	(13–54)	Newcomer 1982
M-BACOD	101	72	70		(42–62)	Skarin 1983
PROMACE-MOPP (alternierend)	25	72	78	M 15		Fisher 1984
PROMACE-MOPP (Flexitherapie)	74	74	75	M 30	(21–53)	Fisher 1985
PROMACE-CYTABOM	28	89	88	M 15		Fisher 1984
MACOP-B	61	84	92	M 23		Klimo 1985

Flexi-Therapie [40]

COP-BLAM			IMVP-16		
Cyclophosphamid	400 mg/m²	Tag 1	Ifosfamid	1 g/m²	Tag 1–5
Vincristin (Oncovin®)	1 mg/m²	Tag 1	Etoposid	100 mg/m²	Tag 1–3
Adriamycin	40 mg/m²	Tag 1	Methotrexat	30 mg/m²	Tag 3+10
Prednison	40 mg/m²	Tag 1–10	alle 21 Tage		
Procarbacin	100 mg/m²	Tag 1–10			
Bleomycin	15 mg	Tag 14			
Wiederholung Tag 21					

CR Komplette Remission; *RF* Rezidivfreiheit der CR; *M* Median

werden, die eine Verbesserung der Prognose mit initialer aggressiver Therapie versuchen. Berücksichtigt man aber das hohe Alter der meisten Patienten und die Probleme der Immuninsuffizienz, so scheint es verständlich, daß die Mehrzahl der Patienten von diesen Maßnahmen nicht profitieren dürfte. Bei primär abwartendem Verhalten ist dann eine Indikation zur Therapie gegeben, wenn es zum raschen Anstieg der Lymphozyten, zur Ausbildung von Anämie und Thrombozytopenie bzw. zu Komplikationen im Rahmen der Grundkrankheit, wie etwa dem Hyperviskositätssyndrom, kommt. Auch heute werden zunächst Alkylantien als Monotherapie (Chlorambucil oder Cyclophosphamid) und/oder Kortikoide eingesetzt [35, 36]. Bei Versagen der Monotherapie werden mit palliativem Effect COP, C-MOPP oder auch CHOP gegeben. An unserer Abteilung hat sich eine Kombination aus Mitoxantron, Etoposid, Ifosfamid, Bleomycin sowohl bei ungünstigen Verläufen niedrig maligner Lymphome wie auch als Salvagetherapie bei hochmalignen Lymphomen bewährt [33].

Die Fortschritte in der Diagnostik und Therapie in den letzten 15 Jahren führten zu einem Anstieg der Patientenzahlen, was sowohl auf die frühere Erkennung wie auch auf die Verlängerung der Überlebenszeit zurückzuführen ist. Als gesichert kann gelten, daß bei hochmalignen NHL ein rasches Erreichen einer kompletten Remission mit der Ersttherapie entscheidend ist. Die Salvagetherapie hat für die Langzeitprognose keine Bedeutung. Es wird in Zukunft zu prüfen sein, ob der Knochenmarkstransplantation in der Rezidivtherapie eine Bedeutung zukommt. Die vorliegenden Daten lassen eine gewisse Skepsis gerechtfertigt erscheinen. Bei den niedrig malignen NHL ist ein therapeutischer Durchbruch in Zukunft wohl kaum durch Einsatz neuer Zytostatika zu erwarten. Vielmehr richtet sich hier das Interesse auf die Therapie mit biologischen Response modifiern. So hat die Interferontherapie einen deutlichen Fortschritt bei der Behandlung der Haarzell-Leukämie gebracht, und die Splenektomie gilt als Ersttherapie bei dieser Erkrankung als obsolet. Allerdings zeigte sich, daß die zunächst erwartete hohe Rate an kompletten Remissionen nicht eintrat bzw. daß die kompletten Remissionen nicht dauerhaft sind, sodaß eine Langzeittherapie bei diesen Patienten wohl erforderlich ist [37–40]. Neue Berichte lassen bessere Ergebnisse bei Einsatz des Desoxicoformycin möglich erscheinen. Diese Substanz scheint auch in der Behandlung der bisher als äußerst therapieresistent geltenden T-Zell-Lymphome erfolgversprechend. Es ist zu hoffen, daß für das derzeit als therapieresistent geltende zentrozytische Lymphom ebenfalls in Zukunft eine wirksame Therapie gefunden wird. So interessant der Einsatz der monoklonalen Antikörper gegen spezifische Lymphomzellen von theoretischem Aspekt scheint, ergeben sich bei diesen Therapieformen doch große praktische Schwierigkeiten. Nichtsdestoweniger wäre dieses Konzept die von Onkologen lange erträumte individuelle Therapie des Lymphompatienten.

Literatur

Maligne Lymphome

1. Moser K, Stacher A (1986) Chemotherapie maligner Erkrankungen, 3. Aufl. Deutscher Ärzte-Verlag, Köln
2. Schmoll HJ, Peters HD, Fink U (1987) Kompendium Internistische Onkologie, Teil 2. Springer, Berlin Heidelberg New York
3. Rosenberg SA, Kaplan HS (1982) Malignant lymphomas: etiology, immunology, pathology, treatment. Academic Press, New York London
4. Cavalli F, Bonadonna G, Rosencweig M (1985) Malignant lymphomas and Hodgkin's disease: experimental and therapeutic advances. Nijhoff, Boston Dordrecht Lancaster
5. Lennert K (1978) Malignant lymphomas other than Hodgkin's disease. Springer, Berlin Heidelberg New York
6. Stein H, Mason DY, Gerdes J, et al (1985) The expression of the Hodgkin's disease associated antigen Ki-1 in reactive and neoplastic lymphoid tissue: evidence that Reed-Sternberg cells and histiocytic malignancies are derived from activated lymphoid cells. Blood 66: 848

Morbus Hodgkin

7. Kaplan HS (1980) Hodgkin's disease. Harvard University Press, Cambridge
8. Rosenberg SA (1985) Laparotomy and splenectomy in Hodgkin's disease: a reappraisal after twenty years. Scand J Haematol 34: 289
9. Haybittle JJ (British national lymphoma investigation) (1985) Review of British national lymphoma investigation studies of Hodgkin's disease and development of prognostic index. Lancet i: 967

10. Wendelin C, Bjorkholm M, Biberfeld P (1984) Prognostic factors in Hodgkin's disease with special reference to age. Cancer 53: 1202
11. A collaborative study (1984) Radiotherapy of stage I and II Hodgkin's disease. Cancer 54: 1928
12. Specht L, Nissen NI (1985) Therapeutic implications of mediastinal involvement in advanced Hodgkin's disease. Scand J Haematol 35: 166
13. Longo DL, Young RC, Wesly M, et al (1986) Twenty years of MOPP therapy of Hodgkin's disease. Clin Oncol 4: 1295
14. Bonfante V, Santoro A, Bajetta E, et al (1985) Hodgkin's disease: an overview and ABVD studies in Milan. In: Sikic I, et al (eds) Bleomycin chemotherapy. Academic Press, New York London
15. Klimo P, Connors JM (1985) MOPP/ABV Hybrid program: combination chemotherapy based on early introduction of seven effective drugs for advanced Hodgkin's disease. J Clin Oncol 3: 1174
16. Santoro A, Viviani S, Valagussa P, et al (1982) Thirdline chemotherapy with CCNU, etoposide and prednimustine (CEP) in Hodgkin's disease resistant to MOPP and ABVD. Proc ASCO 1: (abstract # C-165)
17. Linemayr G, Waldner R, Baumgartner G, et al (1984) Neue Zytostatikakombination mit Etoposid bei Morbus Hodgkin. In: Schwarzmeier J, Deutsch E, Karrer K (Hrsg) Etoposid (VP 16-213) in Therapie maligner Erkrankungen. Springer, Wien New York, S 76
18. Appelbaum FR, Sullivan KM, Thomas D, et al (1985) Allogeneic marrow transplantation in the treatment of MOPP-resistant Hodgkin disease. J Clin Oncol 3: 1490
19. Herman TS (1985) Late relapse among patients treated for Hodgkin's disease. Ann Intern Med 102: 292
20. Bookman MA, Longo DL (1986) Concomitant illness in patients treated for Hodgkin's disease. Cancer Treat Rev 13: 77

Non-Hodgkin-Lymphome

21. National Cancer Institute sponsored study of classification of non-Hodgkin lymphoma (1982) Cancer 49: 2112
22. Brittinger G, Bartels H, Common H, et al (1984) Clinical and prognostic relevance of the Kiel classification of non-Hodgkin lymphomas results of a prospective multicenter study of the Kiel Lymphoma Study Group. Hematol Oncol 2: 269
23. Horwich A, Peckham M (1983) „Bad risk" non-Hodgkin-lymphomas. Semin Hematol 20: 35
24. Hoppe RT (1985) The role of radiation therapy in the management of the non-Hodgkins lymphomas. Cancer 55: 2176
25. Heinz R, Hanak H, Stacher A (1985) Progress in the management of high risk non-Hodgkin's lymphomas. Klin Wochenschr 63: 619
26. Hoelzer D, Thiel E, Löffler H (1984) Intensified therapy in acute lymphoblastic and acute undifferential leukemia in adults. Blood 64: 38
27. Ziegler JL, Magroth T, Deisseroth AB, et al (1987) Combined modality treatment of Burkitt's lymphoma. Cancer Treat Rep 62: 2031
28. Heinz R, Pawlicki M, Losonczy H, et al (1986) Initial chemotherapy with an age-adjusted CHOP-schedule in non-Hodgkin lymphomas with unfavorable prognosis. A study of the I.G.C.I. Haematologica 71: 473
29. Laurence J, Coleman M, Allen S, et al (1982) Combination chemotherapy of advanced diffuse histiocytic lymphoma with the six drug COP-BLAM regimen. Ann Intern Med 97: 190

30. Fisher RI, De Vita VT, Hubbard SM, et al (1983) Diffuse aggressive lymphomas: increased survival after alternating flexible sequences of ProMACE and MOPP chemotherapy. Ann Intern Med 98: 304
31. Klimo P, Connors JM (1985) MACOP-B chemotherapy for the treatment of diffuse large-cell lymphoma. Ann Intern Med 102: 596
32. Cabanillas F, Rodriguez V, Bodey GP (1980) IMVP16: an effective regimen for patients with lymphoma who relapsed after initial combination chemotherapy. Blood 60: 693
33. Heinz R, Neumann E, Aiginger P, et al (1987) Resultate mit einer neuen Kombinationstherapie bestehend aus Etoposid – Ifosfamid – Mitoxantron – Bleomycin – Prednison (VIM/ Bleo) bei fortgeschrittenen Non-Hodgkin-Lymphomen. FAC 6–9: 1529
34. Heinz R, Stacher A, Pralle H, et al (1981) Lymphoplasmacytic/lymphoplasmacytoid lymphoma: a clinical entity distinct from chronic lymphocytic leukaemia? Blut 43: 183
35. Portlock CS (1983) „Good risk" non-Hodgkin lymphomas: approaches to management. Semin Hematol 20: 25
36. Gale RP, Foon H (1985) Chronic lymphocytic leukemia. Recent advances in biology and treatment. Ann Intern Med 103: 101
37. Quesada JR, Reuben J, Manning JT (1984) Treatment of hairy cell leukemia with alpha-interferon. Proc ASCO 3: 207 (abstract # C-806)
38. Porszolt F (1986) Primary treatment of hairy cell leukemia: should IFN-therapy replace splenectomy? Blut 52: 265
39. Pfreundschuh M, Schaadt M, Diehl V (1986) Chemotherapie der Non-Hodgkin-Lymphome (NHL). Internist 27: 506
40. Brittinger G, Engelhard M (1988) Trends der Chemotherapie von Non-Hodgkin-Lymphomen. In: Lutz D, Heinz R, Nowotny H, et al (Hrsg) Leukämien und Lymphome. Urban und Schwarzenberg, München Wien Baltimore, S 110

Hodentumoren

P. Aiginger und *R. Kuzmits*

Epidemiologie und Ätiologie von Keimzelltumoren

Hodentumoren stellen die häufigste maligne Erkrankung bei jungen Männern zwischen dem 15. und 35. Lebensjahr dar. Die österreichische Krebsstatistik weist für das Jahr 1984 insgesamt 101 Hodentumoren in dieser Altersgruppe aus [1], das heißt, daß bei jedem 3. jungen Mann mit einer malignen Erkrankung ein Hodentumor diagnostiziert wird (Tabelle 1).

Tabelle 1. Krebsneuerkrankungen: Männer 15.–35. Lebensjahr (Österreichische Krebskrankenstatistik 1984 [1])

Diagnose	N	%
Krebserkrankungen insgesamt	324	100
Hodentumoren	101	31
Morbus Hodgkin	34	10
Hautmalignome	31	9
Lymphome	25	7
Knochen- und Bindegewebsmalignome	25	7
Akute Leukämien	22	6

Die Altersverteilung bei 259 Patienten mit malignen Hodentumoren, die an der II. Medizinischen Universitätsklinik in Evidenz sind, ist in Abb. 1 dargestellt. Der Altersgipfel für die gesamte Patientenpopulation liegt etwa um das 30. Lebensjahr, wobei die nichtseminomatösen Hodentumoren etwas früher (Median: 27 Jahre), die Seminome etwas später (Median: 36 Jahre) gehäuft auftreten.

Epidemiologische Studien haben gezeigt, daß Hodentumoren in sozioökonomisch besser gestellten Bevölkerungsgruppen häufiger aufzutreten scheinen [2]: die höchste Inzidenz findet sich in hochentwickelten Ländern, wie Schweiz, Dänemark, Deutschland und Kanada, wobei aber wiederum große regionale Unterschiede in diesen Ländern bestehen [3].

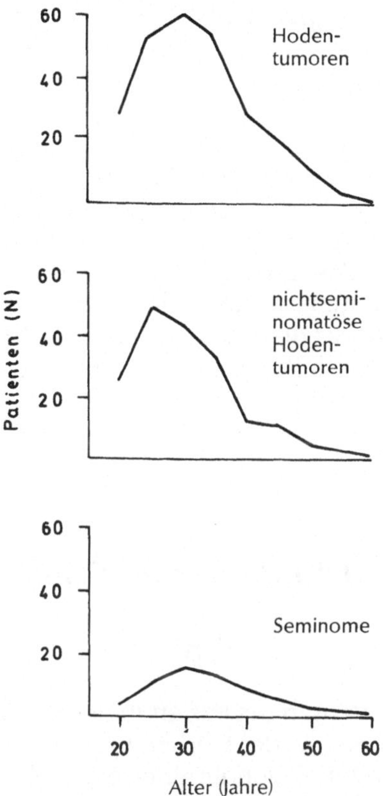

Abb. 1. Altersverteilung bei Patienten mit Hodentumoren (II. Medizinische Universitätsklinik, Wien; N=259)

Signifikante Unterschiede in der Inzidenz der Hodentumoren sind bei verschiedenen ethnischen Gruppen gut dokumentiert. So finden sich etwa bei der weißen Bevölkerung der USA 4mal so häufig Keimzelltumoren wie bei der schwarzen Bevölkerung, aber auch bei Chinesen und Japanern dürfte eine niedrigere Inzidenzrate verglichen mit Kaukasiern vorliegen [3, 4].

Von den ätiologischen Faktoren, die die Entwicklung eines Hodentumors begünstigen, dürfte dem Kryptorchismus die wichtigste Rolle zukommen: 10% der Patienten mit einem Hodentumor geben in der Anamnese einen Kryptorchismus an, Männer mit Kryptorchismus haben ein 4–14fach erhöhtes Risiko, an einem Hodentumor zu erkranken [2, 5]. Ob als Ursache dafür die abnormale Lage des Hodens an sich oder aber die durch den Kryptorchismus bedingten, lokal höheren Temperaturverhältnisse verantwortlich sind, ist ungeklärt.

Wie weit Inguinalhernien, eine Mumps-Orchitis, angeborene Mißbildungen des Urogenitaltraktes oder eine Östrogenzufuhr in der Schwangerschaft die Entwicklung von Hodentumoren begünstigen, ist mehrfach diskutiert, aber nie endgültig geklärt worden [2, 6]. Mehrere Hinweise jedoch liegen dafür vor, daß die Temperatur, der der Hoden ausgesetzt ist, eine wesentliche Rolle in der

Genese von Keimzelltumoren spielen dürfte. Dies würde nicht nur für den Kryptorchismus zutreffen, sondern auch die erhöhte Inzidenz von Hodentumoren bei Arbeitern, die in ihrem Beruf besonderer Hitzeeinwirkung ausgesetzt sind, erklären [7, 8]. Demgegenüber wurde aber auch berichtet, daß bei vielen anderen Berufsgruppen, wie etwa bei Forstarbeitern [9], Metallarbeitern [10], Mineralölarbeitern und Farmern [11], eine erhöhte Inzidenz an Hodentumoren beobachtet wurde; ein sicherer Konnex zwischen einer bestimmten Berufsgruppe und dem Auftreten von Hodentumoren konnte aber bis jetzt nicht nachgewiesen werden. Zweifelhaft als potentieller ätiologischer Faktor ist gleichfalls das Hodentrauma anzusehen, wenn auch Patienten gelegentlich über ein Hodentrauma, das dem Auftreten des Hodentumors vorangegangen war, berichten, und eine erhöhte Inzidenz an Keimzelltumoren bei Radfahrern und Reitern beobachtet wurde [12].

Diagnose, Histologie und Stadieneinteilung

Diagnose

Die Diagnose eines Hodentumors basiert in der Regel auf einer schmerzlosen Schwellung und Vergrößerung des Hodens bei vorwiegend jüngeren Männern. Gelegentlich wird von den Patienten über einen Zusammenhang mit einem Trauma berichtet, manchmal ist die Vergrößerung des Hodens auch schmerzhaft oder mit einem Sensibilitätsverlust des Hodens vergesellschaftet. Entscheidend ist, daß bei jeglichem Verdacht auf das Vorliegen eines Hodentumors rasch eine klare Diagnose gestellt werden muß, da durch eine Verzögerung der Diagnostik auch der Therapiebeginn verspätet einsetzt und dies für den Patienten naturgemäß als prognostisch ungünstig anzusehen ist [13]. Dabei ist eine rasche Diagnose leicht zu stellen, da neoplastische Veränderungen des Hodens mittels Ultraschall nicht invasiv und hochgradig sensitiv dargestellt werden können [14]. Differentialdiagnostisch kommen bei einer schmerzhaften Vergrößerung des Hodens neben dem Hodentumor noch ein Hämatom nach einem Trauma, eine Epididymo-Orchitis sowie gelegentlich eine Torsion des Hodens, die jedoch als akut schmerzhafte Schwellung des Hodens beginnt, in Frage. Besonders eine Epididymo-Orchitis, die nicht so recht auf Antibiotika anspricht, stellt sich in der Folge häufig als Hodentumor heraus. Von den nicht schmerzhaften Hodenschwellungen sind vor allem die Hydrozele und die Varicozele zu erwähnen. Besonders hervorgehoben soll noch einmal werden, daß vor allem bei jungen Männern jede Vergrößerung des Hodens rasch einer klaren Diagnose bedarf.

Keimzelltumoren kommen jedoch nicht ausschließlich im Hoden vor, sondern können, allerdings viel seltener, überall entlang der Mittellinie als extragonadale Keimzelltumoren auftreten: so etwa suprasellär als Pinealome, mediastinal oder im Retroperitoneum [15].

Histologie

Der Großteil der Hodentumoren wird histologisch als maligner Keimzelltumor klassifiziert, bei etwa 3–7% der Hodentumoren finden sich maligne Lymphome, bei etwa 1–3% beruht die Vergrößerung des Hodens auf einem Leydig- oder Sertolizelltumor [16].

Während der letzten 40 Jahre sind 6 verschiedene histologische Klassifikationen maligner Keimzelltumoren propagiert worden, was eine Komplizierung der Nomenklatur zur Folge hatte. Seit Friedman und Moore im Jahre 1946 [17] erstmals eine zusammenfassende Histologie der Hodentumoren präsentierten, erfuhr diese Modifikationen durch Dixon und Moore [18] und wurde später durch Mostofi [19] so erweitert, daß sie schließlich als offizielle Klassifikation der WHO [20] anerkannt wurde und bis heute in Verwendung steht. Parallel dazu hat sich die britische Klassifikation (British Testicular Tumour Panel) entwickelt [21], die von Pugh modifiziert wurde [22] und heute gleichrangig neben der WHO-Klassifikation angewendet wird (Tabelle 2).

Tabelle 2. Histologische Klassifikation der malignen Hodentumoren

British Testicular Tumor Panel (Pugh 1976 [22])	WHO (Mostofi 1977 [20])
Seminom	Seminom
Teratom, differenziert (TD)	Teratom, reif oder unreif
Malignes Teratom-Intermediärtyp (MTI)	Embryonales Karzinom mit Teratom (=Teratomkarzinom)
	Teratom mit maligner Transformation
Malignes Teratom-Undifferenzierter Typ (MTU)	Embryonales Karzinom mit/ohne Polyembryon/Dottersacktumor
Malignes Teratom-Trophoblastischer Typ (MTT)	Choriokarzinom, rein
	Choriokarzinom mit Teratom und anderen Typen
Kombinationstumoren	
Seminome + maligne Teratome (TD, MTI, MTU, MTT)	Seminome + nichtseminomat. Tumoren
	Kombinationen der einzelnen nichtseminomatösen Tumoren (einzeln anzuführen)

Der wesentliche Unterschied beider Klassifikationen ist der, daß in der WHO-Klassifikation alle im Hodentumor vorkommenden histologischen Entitäten einzeln aufgezählt werden, während in der Klassifikation nach Pugh lediglich die Unterteilung in maligne Teratome verschiedenen Ausreifungsgrades erfolgt: reife Teratome, maligne Teratome vom intermediären Typ, undifferenzierte Teratome sowie trophoblastische Teratome (Tabelle 2). In beiden Klassifikationen wird aber klar das reine Seminom von den nichtseminomatösen Hodentumoren abgegrenzt, und diese Unterscheidung ist ja für die weitere Therapieplanung von entscheidender Bedeutung.

Entsprechend dem histologischen Bild des Tumors können auch spezifische Tumormarker im Serum des Patienten nachgewiesen werden. Diese Tumormarker werden von dem Hodentumor produziert, können histochemisch in den einzelnen Tumorentitäten dargestellt werden und werden ins Blut sezerniert. Dabei handelt es sich um Alpha-Fetoprotein (AFP), beta-Humanes Choriongonadotropin (β-HCG) sowie die neuronspezifische Enolase (NSE). Das Seminom ist definitionsgemäß AFP negativ (die histologische Diagnose eines reinen

Tabelle 3. Stadieneinteilung maligner Hodentumoren

UICC (TNM-Klassifikation [88])	Tumorforschung Essen (leicht modifiziert) [89, 90]
T_O kein Nachweis eines Primärtumors	
T_X Minimalerfordernisse für Bestimmung des T-Stadiums nicht gegeben	
T_1 Tumor beschränkt auf Hoden	I A: $T_1 + T_2$
T_2 T. überschreitet Tunica albuginea	
T_3 T. erreicht Rete testis od. Epidydimis	I B: $T_3 + T_4$
T_4 T. erreicht Samenstrang od. Scrotalwand	
N_O regionale Lymphknoten frei	II A: Lkn. total entfernt
N_X Minimalerfordernisse nicht erfüllt	A_1: 1 Lkn., kleiner als 2 cm A_2: multiple Lkn., kleiner 5 cm
N_1 einzelner homolateraler Lkn. pos.	A_3: multiple Lkn., größer 5 cm
N_2 kontralateral od. bilateral od. multiple Lkn. pos.	II B: pos. Lkn. partiell entfernt Resttumor kleiner als 2 cm
N_3 tastbare Masse im Abdomen	II C: pos. Lkn. partiell entfernt C_1: Resttumor 2–5 cm C_2: Resttumor größer 5 cm
N_4 Befall iuxtanodaler Lkn.	III: Lymphknotenbefall bds. des Zwerchfelles
M_O kein Hinweis auf Fernmetastasen	
M_X Minimalerfordernisse nicht erfüllt	
M_1 Fernmetastasen nachweisbar	IV A: Pulmonale Metastasierung im Frühstadium (< 5 Meta/Lunge, kleiner als 2 cm)
M_{1_a}: durch biochemische Teste nachweisbar, Lokalisation unbekannt	
M_{1_b}: Einzelmetastasen in einem Organ	IV B: ausgedehnte viszerale Metastasierung (> 5 Meta/Lunge, größer als 2 cm, Pleuritis carcinomatosa, Leber-, Hirn-, Skelettmetastasen)
M_{1_c}: multiple Metastasen in einem Organ	
M_{1_d}: Metastasen in mehreren Organen	

Seminoms ist mit einem positiven AFP-Befund nicht vereinbar, und der Patient sollte wie ein nichtseminomatöser Hodentumor behandelt werden), bei etwa 20% der Patienten finden sich positive Werte für HCG und etwa 80% der Patienten zeigen erhöhte Serumspiegel der NSE [23]. Bei nichtseminomatösen Hodentumoren sind in etwa 70% der Fälle erhöhte AFP- oder HCG-Werte nachweisbar, wobei Choriokarzinome immer HCG und Dottersacktumoren immer AFP produzieren [24]. Aufgrund der hohen Sensitivität und ausgezeichneten Spezifität stellen diese Tumormarker eine wertvolle Hilfe in der Therapiekontrolle und Verlaufsbeobachtung maligner Hodentumoren dar,zusätzlich kommt ihnen auch eine prognostische Bedeutung zu [25].

Stadieneinteilung

Eine exakte Stadieneinteilung bei einer malignen Erkrankung spielt eine wesentliche Rolle für die prognostische Einschätzung der Erkrankung, ist wesentlich für die Therapieplanung und ist erforderlich, um Therapieergebnisse aus verschiedenen Behandlungszentren zu vergleichen. Für maligne Hodentumoren liegt bis heute eine einheitliche Stadieneinteilung nicht vor, sodaß jeweils immer erklärt werden muß, nach welcher Stadieneinteilung vorgegangen wurde. Damit sind Therapieergebnisse oft nur sehr schwierig zu vergleichen. Neben der Stadieneinteilung der UICC (Union Internationale Contre le Cancer [88]), die das TNM-Schema bevorzugt, haben sich die Stadieneinteilung des Tumorzentrums Essen [89] (Tabelle 3) sowie die Royal Marsden Hospital Staging Classification [26], die auch an unserer Klinik angewendet wird, durchsetzen können (Tabelle 4).

Tabelle 4. Stadieneinteilung der Hodentumoren (Royal Marsden Hospital Staging Classification [26])

Stadium I	Tumor nur auf Hoden beschränkt
Stadium I M	Kein klinischer Hinweis von Metastasen, aber persistierende Erhöhung von AFP und/oder β-HCG nach Orchiektomie
Stadium II	Retroperitoneale Lymphknotenmetastasen
II A	Metastasen kleiner als 2 cm im Durchmesser
II B	Metastasen 2–5 cm im Durchmesser
II C	Metastasen über 5 cm im Durchmesser
Stadium III	Mediastinale Lymphknotenmetastasen Abdomineller Status: 0 = kein Hinweis auf retroperitoneale Lymphknotenmetastasen; A, B, C wie im Stadium II
Stadium IV	Extranodale Metastasen
IV L_1	Pulmonale Metastasen kleiner als 2 cm im Durchmesser und weniger als 6
IV L_2	Pulmonale Metastasen 2–5 cm im Durchmesser und weniger als 6
IV L_3	Pulmonale Metastasen über 5 cm im Durchmesser oder mehr als 5
IV H	Lebermetastasen Abdomineller Status wie im Stadium II

AFP Alpha-Fetoprotein; *p-HCG beta-Humanes Choriongonoldatropin*

Tumormarker bei Hodentumoren

Als „Tumormarker" werden heute bestimmte, schon normalerweise im Körper vorhandene Substanzen bezeichnet, die dadurch gekennzeichnet sind, daß sie beim Wachstum bösartiger Tumoren qualitativ oder quantitativ derart verändert werden, daß diese Veränderung einen Hinweis auf ein krebsiges Wachstum bedeutet [27]. Die praktische Verwendbarkeit von Tumormarkerbestimmungen wird jedoch oft durch eine zu breite „Übergangszone" eingeschränkt, die zwischen dem Normalbereich und dem pathologischen Bereich, der ein Tumorwachstum anzeigt, liegt. Daher werden Tumormarkerbestimmungen heute in der klinischen Chemie auf die Empfindlichkeit, kleine Tumoren anzuzeigen (Sensitivität), und auf die Exaktheit, nur bei karzinomatösen Erkrankungen positiv zu sein (Spezifität), überprüft. Bei der Spezifität kann noch zwischen der Spezifität, ein spezielles Organkarzinom, und der Spezifität, karzinomatöses Wachstum generell anzuzeigen, unterschieden werden. Die beiden bei nichtseminomatösen Hodentumoren (NST) seit über 10 Jahren allgemein anerkannten Tumormarker β-Humanes Choriongonadotropin (β-HCG) und Alpha-Fetoprotein (AFP) gehören sowohl bezüglich Sensitivität als auch Organspezifität zu den besten Tumormarkern, die die klinische Onkologie derzeit kennt. Darüber hinaus haben Kuzmits et al. [23] kürzlich eine gute Sensitivität der ursprünglich bei neurogenen Tumoren beschriebenen neuronspezifischen Enolase (NSE) bei Seminompatienten beschrieben.

Das Beta-Humane Choriongonadotropin (β-HCG) ist ein ektopes Hormon, das in den synzytiotrophoblastischen Riesenzellen der Seminome und in nichtseminomatösen Hodentumoren produziert und sezerniert wird. Chemisch ist HCG ein Glykoprotein mit einem Molekulargewicht von 38.000 und setzt sich aus einer α- und β-Kette zusammen. Da die α-Kette weitgehende Ähnlichkeit mit den α-Ketten von LH, FSH und TSH besitzt, muß eine Bestimmungsmethode verwendet werden, die die β-Kette erkennt (β-HCG). Dadurch konnte die Sensitivität der Bestimmungsmethoden auf 1E/l gesenkt werden. Ähnlich hohe β-HCG-Spiegel wie bei Hodentumoren werden nur in der Schwangerschaft und bei Choriokarzinomen der Frau gefunden. In wesentlich niedrigeren Konzentrationen kann β-HCG bei 10–30% der Patienten mit Bronchialkarzinomen, gastrointestinalen Tumoren, Ovarial- und Mammakarzinomen gefunden werden. Bei gutartigen Erkrankungen werden praktisch niemals β-HCG Werte über 10 E/l gemessen.

Das Alpha-Fetoprotein (AFP) ist ein onkofetales Glykoprotein von elektrophoretischer α_1-Beweglichkeit und einem Molekulargewicht von 70.000. Bei nichtschwangeren Personen liegt der Normalwert des Serum-AFP-Spiegels nach dem Ende des 1. Lebensjahres unter 10 ng/ml. Werte zwischen 10 und 20 ng/ml können noch nicht als sicher pathologisch bezeichnet werden. Deutlich erhöhte AFP-Spiegel werden bei nichtseminomatösen Hodentumoren und bei primären Leberzellkarzinomen beobachtet. Geringere, im Einzelfall gelegentlich aber auch 100 ng/ml übersteigende AFP-Erhöhungen können auch bei Lebererkrankungen mit aktiver Leberzellregeneration (akute Virushepatitis, Leberzirrhose), bei Lebermetastasen anderer Tumoren, bei einigen seltenen

Erkrankungen, wie Ataxia teleangiektatika und Down-Syndrom, und bei Neuralrohrdefekten in der Amnionflüssigkeit und im mütterlichen Blut gefunden werden. Bei dem jugendlichen Alter der Patienten mit nichtseminomatösen Hodentumoren stellt allerdings nur die Hepatitis eine gelegentlich auftretende differentialdiagnostische Problematik dar. Der Dottersacktumor (Yolk sac tumour) ist der klassische AFP produzierende Tumor und erreicht auch die höchsten Serumspiegel. Auch embryonale und Choriokarzinome können in teilweise nicht geringen Mengen AFP produzieren. Der immunhistochemische Nachweis dieser Tumormarker bereichert die pathologisch-anatomische Diagnostik sogar, insoferne als seminomatöse Tumoranteile AFP nicht produzieren können.

Bei der Betrachtung der Häufigkeit positiver Befunde von β-HCG und AFP in den einzelnen histologischen Gruppen der Klassifikation nach Pugh [22] ergibt sich bei 165 von unserer Arbeitsgruppe untersuchten Tumorpatienten erwartungsgemäß eine 100%ige Positivität (Tabelle 5) der β-HCG-Serumspiegel bei

Tabelle 5. β-HCG- und AFP-Serumspiegel bei 236 Patienten mit Hodenkarzinomen – Korrelation mit Histologie

	Metastasierte Tumorpatienten (n = 165)				Patienten ohne Tumorrezidiv (n = 71)		
Histologie	n	HCG pos. (%)	AFP pos. (%)	HCG od. AFP pos. (%)	n	HCG pos. (%)	AFP pos. (%)
Seminome	45	42	0	42	14	0	0
TD	4	25	25	25	2	0	0
MTI	48	75	60	83	19	0	5
MTU	47	68	85	96	29	3	7
MTT	21	100	48	100	7	0	0

TD, MTI, MTU, MTT siehe Tabelle 2; *β-HCG* beta-Humanes Choriongonadotropin; *AFP* Alpha-Fetoprotein

Patienten mit malignen trophoblastischen Teratomen (MTT nach Pugh, Choriokarzinom nach WHO-Klassifikation). In der Klassifikation nach Pugh werden die Dottersacktumoren den malignen undifferenzierten Teratomen (MTU) angeschlossen, dementsprechend ist die AFP-Positivität in dieser Gruppe am höchsten. Einer der beiden Tumormarker ist in 83–100% der Patienten mit MTU, MTI oder MTT-Rezidiven positiv. Die reifen Teratome (TD) hingegen zeigen selten positive Tumormarkerspiegel. Meist zeigen diese Tumoren ein langsames Wachstum und werden erst bei einer Größe von weit mehr als 2 cm bei Röntgen- oder Ultraschalluntersuchungen entdeckt. Trotz dieser Größe sind die Rezidive der reifen Teratome in der Regel chirurgisch sanierbar. Seminomrezidive sind in der Literatur bei 15–30% der Patienten β-HCG positiv [28], jedoch niemals mit erhöhten AFP-Serumspiegeln verbunden.

Die Häufigkeit pathologischer β-HCG- und/oder AFP-Serumspiegel vor der Semikastration ist etwa um die Hälfte geringer als bei Patienten mit lymphogenen oder hämatogenen Metastasen. Auch die Höhe der Serumspiegel ist vor der Semikastration meist relativ niedrig, weil in der Regel zum Zeitpunkt der Semikastration deutlich weniger Tumormasse vorhanden ist als zum Zeitpunkt einer Metastasierung.

Falsch positive Befunde wurden in unserer Patientengruppe nur für AFP bei Patienten mit Serumhepatitis beobachtet. In diesen Fällen lagen auch deutlich erhöhte Transaminasen vor, sodaß die Differentialdiagnose nicht schwierig war.

Wichtig für die klinische Bewertung einer Tumormarkerbestimmung ist die Prüfung auf Sensitivität und Spezifität (Tabelle 6). Im Vergleich mit anderen Laborparametern, die in der klinischen Onkologie bei der Verlaufsbeobachtung maligner Erkrankungen verwendet werden, zeigt sich die Überlegenheit der Kombination von β-HCG und AFP. Ferritin, ein ubiquitär vorkommendes Eisenspeicherprotein, das bei vielen Hodenkarzinomrezidiven vermehrt im Patientenserum gefunden wird, erreicht meist erst nach dem Anstieg eines der beiden anderen Tumormarker pathologische Werte. Die besten „Krankheitsindikatoren" aus der routinechemischen Diagnostik LDH und Erythrozytensedimentationsrate sind heute in der Verlaufskontrolle von Hodenkarzinompatienten ebenso unbedeutend geworden wie die Bestimmung der alkalischen Phosphatase und der γ-GT. Mit der Bestimmung der β-HCG- und AFP-Serumspiegel und der Durchführung eines Thoraxröntgens erreichten wir eine Effizienz in der Rezidivdiagnostik von 0,92. Diese drei Untersuchungen führen wir im 1. postoperativen Jahr monatlich, im 2. Jahr alle 2 Monate und anschließend alle 3–6 Monate durch. In den beiden ersten postoperativen Jahren werden außerdem viermal jährlich eine Sonographie und zweimal jährlich eine Computertomographie des Abdomens veranlaßt.

Tabelle 6. Diagnostische Wertigkeit von Laborbefunden und Untersuchungsmethoden beim Rezidiv eines Hodenkarzinoms (119 Patienten [32])

Methode	Sensitivität	Spezifität	Effizienz	Aussagekraft pos. Werte	Aussagekraft neg. Werte
β-HCG	0,55	1,0	0,78	1,0	0,68
AFP	0,41	0,94	0,67	0,87	0,61
Ferritin (Ferr)	0,37	0,90	0,64	0,78	0,60
Senkung (ESR)	0,33	0,77	0,56	0,56	0,74
LDH	0,27	0,90	0,58	0,73	0,76
HCG + AFP	0,79	0,94	0,86	0,93	0,81
HCG + AFP + Ferr	0,88	0,88	0,88	0,88	0,88
HCG + AFP + Ferr + LDH	0,94	0,81	0,88	0,84	0,93
HCG + AFP + Ferr + ESR	0,94	0,72	0,82	0,76	0,92
HCG + AFP + Thorax Rö	0,97	0,91	0,92	0,91	0,97

β-HCG beta-Humanes Choriongonadotropin; *AFP* Alpha-Fetoprotein

Auch die Höhe der im Rahmen der Tumorerkrankung erreichten höchsten Tumormarkerspiegel ist von prognostischer Bedeutung für den Patienten (Tabelle 7). Sehr hohe Tumormarkerspiegel müssen für den Therapeuten ein Warnsignal darstellen, daß entweder eine große Tumormasse oder ein relativ aggressiver Tumoranteil im Sinne eines großen Choriokarzinomanteiles (hoher

Tabelle 7. Komplette Remission (KR) bei Patienten mit Hodentumoren: Korrelation der Remissionshäufigkeit mit der Höhe der β-HCG- und AFP-Serumspiegel [32]

β-Humanes Choriongonadotropin (β-HCG)				Alpha-Fetoprotein (AFP)			
μ/1	KR/alle Pat.	% KR		μg/1	KR/alle Pat.	% KR	
negativ	9/17	53	48	0–20	12/19	63	50
1–100	7/14	50		21–100	1/4	25	
101–500	2/5	40		101–500	8/14	57	
501–1000	1/3	33		501–1000	1/4	25	6
1001–5000	2/5	40	10	1001–5000	0/7	0	
5001–10.000	0/2	0		5001–10.000	0/4	0	
10.001–50.000	1/4	25		über 10.000	0/2	0	
über 50.000	0/4	0					
< 5000 vs > 5000: p < 0,05 die anderen Gruppen unterscheiden sich nicht signifikant voneinander				normal vs erhöht: p = 0,02 < 100 vs > 100: p < 0,05 < 500 vs > 500: p < 0,001 < 1000 vs > 1000: p < 0,001 < 5000 vs > 5000: p < 0,05			

β-HCG-Spiegel) oder eines großen Dottersackanteiles (hoher AFP-Spiegel) vorliegt. Bei unserer Auswertung waren die AFP positiven Anteile chemotherapeutisch schwieriger zu behandeln, wodurch die statistisch klarere Korrelation zwischen Tumormarkerhöhe und Langzeittherapieerfolg resultierte.

Bei hohen Tumormarkerserumspiegeln ist eine Intensivierung der Chemotherapie angezeigt. Bei einem Patienten mit foudroyant fortgeschrittener Metastasierung eines reinen Choriokarzinoms (mehr als 20 Lungenmetastasen, Metastasen in Gingiva und Capillitium) führten wir eine leukozytennadiradaptierte, sequentiell alternierende Chemotherapie durch und konnten eine nunmehr 5 Jahre andauernde Vollremission erreichen (Tabelle 8). Unter leukozytennadiradaptierter Chemotherapie [29] versteht man die Wiederholung der Chemotherapie nicht erst am Tag 22, sondern zu demjenigen Zeitpunkt, zu dem die Leukozyten von ihrem posttherapeutischen Tiefpunkt (Nadir) wieder sicher ansteigen. Wir bevorzugen auch die frühzeitige Verwendung sequentiell

Tabelle 8. Intervallverkürzte, sequentiell alternierende Chemotherapie bei Patienten mit hochmalignen Hodenkarzinomen

Pat. T.G., 31 a, reines Choriokarzinom, $T_3N_XM_{1_d}$		β-HCG	AFP
26. 8. 1982	Semikastration li.		
1. 9.	1. Zyklus VBP	> 40.000	2,2
22. 9.	2. Zyklus VBP	1.584	2,4
9. 10.	3. Zyklus VBP	84	1,8
26. 10.	Ifosfamid-Etoposid-cis-Platin	20	2,3
15. 11.	Adriamycin-Etoposid-cis-Platin	2	1,9
4. 12.	Adriamycin-Etoposid-cis-Platin	0	2,7
21. 12.	Ifosfamid-Etoposid-cis-Platin	0	1,9
8. 1. 1983	Ifosfamid-Etoposid-cis-Platin	0	2,1

β-*HCG* beta-Humanes Choriongonadotropin; *AFP* Alpha-Fetoprotein; *VBP* Vinblastin, Bleomycin, cis-Platin alternierender, nicht kreuzreagierender Chemotherapieprogramme (z. B. 2 Zyklen Vinblastin-Bleomycin-cis-Platin, 2 Zyklen Etoposid-Ifosfamid-cis-Platin usw.) gegenüber der Hinzufügung einer vierten toxischen Substanz oder der Erhöhung der Platindosis.

Die Spezifität der β-HCG- und AFP-Bestimmungen bei Patienten mit nichtseminomatösen Hodentumoren ist heute bereits so hoch, daß durch 2 Messungen gesicherte Anstiege auch nur eines Tumormarkers als Indikation für den Beginn einer Chemotherapie genügen, auch wenn vorerst kein Rezidiv gefunden werden kann. Wenn eine Hepatopathie als Ursache der (AFP) Tumormarkererhöhung ausgeschlossen werden kann, handelt es sich praktisch immer um ein Tumorrezidiv. Bei der Verlaufsbeobachtung von Patienten haben wir nur bei einem Patienten zunächst als falsch positiv gewertete β-HCG- und AFP-Serumspiegel von über 100E/l bzw. ng/ml (nach einem grippalen Infekt?) beobachtet. Da der Patient eine Chemotherapie ablehnte, mußten wir zuwarten und sahen zunächst eine Normalisierung der Serumspiegel. 16 Monate später erkrankte der Patient an einer therapierefraktären, pleuralen Metastasierung und verstarb 7 Monate später.

Die Tumormarkerbestimmungen werden auch zur Festlegung des Zeitpunktes einer tumorreduktiven Operation (retroperitoneale Lymphadenektomie bei bulky disease oder Metastasenentfernung in der Lunge) herangezogen. Es besteht heute weitgehende Übereinstimmung, daß wegen der geringeren Nebenwirkungen Operationen bei diesen Patienten erst nach mehreren Chemotherapiezyklen zu jenem Zeitpunkt durchgeführt werden sollen, in dem die β-HCG- und AFP-Spiegel negativ bzw. im Normbereich sind. Bei erhöhten Tumormarkerspiegeln droht durch die perioperative Chemotherapiepause die Exazerbation der noch zu vitalen Tumorerkrankung.

Die β-HCG- und AFP-Serumspiegelerhöhungen können im Verlaufe der Hodentumorerkrankung eines Patienten auch diskordant verlaufen. Wir haben sowohl die Negativierung von β-HCG-Serumwerten bei Exazerbation der AFP-

Tabelle 9. Diskordanter Tumormarkerverlauf – Negativierung des β-HCG- und Exazerbation des AFP-Serumspiegels

Pat. F.P., 23 a, MTI		β-HCG	AFP
8/1979	Semikastration re., $T_3N_4M_{1_b}$		
9/1979	1. Zyklus VBP	11.356	1.038
10/1979	2. Zyklus VBP	2.238	321
11/1979	3. Zyklus VBP	415	94
12/1979	4. Zyklus VBP	0	7,4
1/1980	retroperit. Lymphadenektomie, nicht radikal, Histo: MTI		
2/1980	5. Zyklus VBP	0	12,4
3/1980	6. Zyklus VBP	0	8,3
4/1980	7. Zyklus VBP, Lebermetastasen	0	160
	trotz mehrmaligem Wechsel der Chemotherapie konnte keine Vollremission erreicht werden		
3/1981	Exitus	0	14.816

MTI malignes Teratom – Intermediärtyp; β-*HCG* beta-Humanes Choriongonadotropin; *AFP* Alpha-Fetoprotein; *VBP* Vinblastin, Bleomycin, cis-Platin

Tabelle 10. Diskordanter Tumormarkerverlauf – Exazerbation des β-HCG- und Normalisierung des AFP-Serumspiegels

Pat. G.F., 42 a, MTT		β-HCG	AFP
11/1980	Semikastration li., $T_3N_1M_{1_c}$		
12/1980	1. Zyklus VBP	7.650	63,4
12/1980	2. Zyklus VBP	2.469	6,5
1/1981	3. Zyklus VBP	1.123	5,5
2/1981	4. Zyklus VBP	890	2,2
3/1981	1.Zyklus BEP	1.108	6,4
4/1981	2. Zyklus BEP	98	2,7
5/1981	Adriamycin-Etoposid-cis-Platin	37	3,6
6/1981	Adriamycin-Etoposid-cis-Platin	119	4,5
7/1981	3. Zyklus BEP	325	3,9
	trotz mehrmaligem Wechsel der Chemotherapie konnte keine Vollremission der Lungenmetastasen erreicht werden		
7/1982	Exitus	34.256	4,1

MTT malignes Teratom – trophoblastischer Typ; *β-HCG* beta-Humanes Choriongonadotropin; *AFP* Alpha-Fetoprotein; *VBP* Vinblastin, Bleomycin, cis-Platin; *BEP* Bleomycin, Etoposid, cis-Platin

Serumkonzentrationen (Tabelle 9) als auch (etwas seltener) die Normalisierung des AFP-Spiegels bei Exazerbation des β-HCG-Wertes gesehen (Tabelle 10). Andererseits mußten wir, vor allem bei Spätrezidiven nach mehr als 3 Jahren Remissionsdauer, auch tumormarkernegative Rezidive bei Patienten beobachten, deren frühere Metastasierung tumormarkerpositiv war. Ebenso beobachteten wir auch Patienten, deren erste Metastasierung tumormarkernegativ war und deren spätere Metastasierung durch einen oder beide Tumormarkererhöhungen entdeckt wurde. Auf Grund dieser Beobachtungen genügt es daher nicht, nur den beim Primärtumor gefundenen Tumormarker bei Kontrolluntersuchungen zu untersuchen. Es müssen vielmehr mindestens AFP- und β-HCG-Bestimmungen bei allen Kontrollen durchgeführt werden.

Wie bereits erwähnt, besitzen die Bestimmungen der β-HCG- und AFP-Serumkonzentrationen eine hohe Sensitivität und Spezifität in der Erkennung von nichtseminomatösen Hodenkarzinomrezidiven. Schwieriger war die Situation bis vor kurzer Zeit bei der Verlaufsbeobachtung von Seminompatienten. Seminome sind nur in 15–25% der Rezidive β-HCG positiv [28]. Die plazentare alkalische Phosphatase (PLAP) wurde zwar bei bis zu 80% der Patienten mit Seminomen in erhöhten Serumkonzentrationen vorgefunden, erhöhte Serumspiegel wurden aber auch bei Rauchern beobachtet, und die Bestimmung hat bisher keinen Einzug in die Routinediagnostik genommen. Kuzmits et al. konnten 1987 nachweisen, daß die neuronspezifische Enolase (NSE) bei 73% der Patienten mit einem Seminomrezidiv erhöht ist [23]. Die neuronspezifische Enolase wurde zunächst als Marker für Tumoren neuroendokrinen Ursprungs beschrieben [30]. Bedeutung hat NSE als spezifischer Tumormarker für das kleinzellige Bronchuskarzinom erhalten. Vereinzelt wurden auch bei Tumoren, die nicht neuroendokrinen Ursprungs sind, erhöhte Serumspiegel berichtet [31]. Während 73% der Patienten mit Seminomen erhöhte NSE-Serumspiegel aufwiesen, wurden nur bei 15% der Patienten mit nichtseminomatösen Hoden-

Tabelle 11. Serumspiegel von NSE, β-HCG und AFP bei Patienten mit metastasierten Hodenkarzinomen [23]

Histologie	n	NSE pos. (%)	HCG pos. (%)	AFP pos. (%)	HCG od. AFP pos. (%)	NSE od. HCG od. AFP pos. (%)
Seminome	11	73	27	0	27	73
MTU	17	18	59	94	94	94
MTI	17	18	76	53	82	82
MTT	5	0	100	60	100	100
TD	1	0	0	0	0	0

MTU, MTI, MTT, TD siehe Tabelle 2; *NSE* neuronspezifische Enolase; β-*HCG* beta-Humanes Choriongonadotropin; *AFP* Alpha-Fetoprotein

tumoren derselbe Befund erhoben (Tabelle 11). Die Autoren konnten NSE in den Seminomzellen und in den Spermatogonien an der Basalmembran der Samenkanälchen, nicht jedoch in den anderen spermatogenetischen Zellen und nicht in den Sertoli-Zellen nachweisen.

Bei der neuronspezifischen Enolase handelt es sich somit um einen Tumormarker, der zwar nicht nur für Seminome spezifisch ist, dessen Spezifität, ein Karzinomrezidiv anzuzeigen (ein Seminom oder einen neuroendokrinen Tumor), aber sehr groß ist. In der Verlaufsbeobachtung der Seminompatienten hat NSE eine wichtige Lücke deutlich verkleinert.

So sehr die Bestimmung der Serumspiegel von β-HCG, AFP und NSE in der Verlaufsbeobachtung von Hodentumorpatienten von großer, meist therapieentscheidender Bedeutung ist, so klar muß auch festgestellt werden, daß die Bestimmung derselben Tumormarker keine Bedeutung als Screeningmethode für Hodenkarzinome hat. In der Therapieplanung und Therapiekontrolle hat die Bestimmung der Tumormarker jedoch, gemeinsam mit der Entwicklung kurativer Chemotherapiekombinationen, zu den hohen Überlebensraten bei den unbehandelt rasch progredienten Hodenkarzinomen beigetragen.

Therapie bei Seminompatienten

In jenem Jahrzehnt, in dem die Prognose der nichtseminomatösen Hodentumoren (NST) stürmisch zu klettern begann, schien die Therapie der Seminome zunächst wie gelähmt beiseite zu stehen. Durch die gute Strahlensensitivität der Seminome konnten hier bereits vor Einführung der cis-Platintherapie durch alleinige postoperative Strahlentherapie (ohne Lymphadenektomie) 85%ige Langzeitüberlebensraten erreicht werden [33]. Erst die Beschreibung der Risikogruppen nach alleiniger Strahlentherapie und die Verdrängung der Alkylantientherapie durch cis-Platin-enthaltende Schemata führte auch bei den Seminomen zur Anhebung der Überlebensraten auf 95–98% [34]. Unsere Arbeitsgruppe hat bei 29 metastasierten Seminompatienten in den letzten 7 Jahren keinen tumorbedingten Todesfall beobachten müssen.

Die traditionelle Therapiefolge bei Seminomen besteht in der inguinalen Semikastration und anschließenden Strahlentherapie mit 2500 cGy auf die Lymphknoten des Beckens und des Retroperitoneums (Rezidivrate 2/150 (1,3%) nach einer medianen Beobachtungsdauer von 44 Monaten) [35]. Das Royal Marsden Hospital diskutierte zuletzt aber auch eine Therapie mit 2 Zyklen Carboplatin anstelle der Strahlentherapie. Weitere umstrittene Punkte sind:

a) Bedeutung positiver β-HCG-Befunde
b) „Wait and see"-Strategie im Stadium I
c) prophylaktische Mediastinalbestrahlung im Stadium IIA
d) Strahlentherapie vs Chemotherapie im Stadium IIB
e) optimale Therapie im Stadium III und IV

a) Prognostische Bedeutung positiver β-HCG Befunde

Alle in den letzten Jahren publizierten Berichte, die auf einer radioimmunologischen Bestimmung der β-HCG-Serumspiegel und exakter histologischer Aufarbeitung der Tumoren beruhen, sprechen sich gegen eine negative prognostische Bedeutung erhöhter β-HCG-Serumspiegel aus [35, 36, 37].

b) „Wait and see"-Strategie im Stadium I

Im wesentlichen gelten dieselben pro und contra-Argumente, die über die „Wait and see"-Strategie bei den NST angeführt werden. Seminomspezifisch ist eventuell die geringere Rezidivrate nach alleiniger abdomineller Therapie (1,3%, s. oben). Dies ist wahrscheinlich Ausdruck der Seltenheit des hämatogenen Metastasierungsweges bei Seminomen. Andererseits muß bei der „Wait and see"-Strategie beachtet werden, daß nur maximal 40% der Seminomrezidive (zu erwarten sind 10–19% Rezidive) β-HCG-positiv sein werden und definitionsgemäß kein Rezidiv AFP-positiv sein kann. Größere Studien werden erst zeigen, ob die NSE (neuronspezifische Enolase [23]) oder die PLAP (plazentare alkalische Phosphatase) hier Abhilfe verschaffen können. Für die „Wait and see"-Strategie kann das meist langsamere Wachstum von Seminomrezidiven angeführt werden. Eine engmaschige Kontrolle, wie sie bei den nichtseminomatösen Hodentumoren besprochen wurde, ist auch bei den Seminomen Voraussetzung für jede „Wait and see"-Strategie im Stadium I.

c) Prophylaktische Mediastinalbestrahlung im Stadium IIA

Die prophylaktische Mediastinalbestrahlung erscheint heute nicht mehr erforderlich zu sein. Von 250 Patienten im Lymphknotenstadium IIA (größter Durchmesser unter 5 cm), über die in der Literatur mit alleiniger infradiaphragmaler Bestrahlung berichtet wird [35], trat nur bei 8 Patienten eine Mediastinalmetastasierung auf. Bei 7/8 Patienten konnte mit alleiniger Strahlentherapie wieder eine Vollremission erreicht werden [38].

d) Strahlentherapie oder Chemotherapie im Stadium IIB

Ball [39] und Thomas [33] stimmen überein, daß es für die Prognose des fortgeschrittenen abdominellen Lymphknotenrezidivs (hier Stadium IIB genannt, in vielen Stadieneinteilungen als IIC bezeichnet) wahrscheinlich schon unwichtig ist, ob die Grenze bei einer Metastasengrenze von 5 cm oder 10 cm oder, wie früher, bei der klinischen Bezeichnung „tastbar" ansetzt. Ab einer Größe von 5 cm beträgt die Rezidivrate bei alleiniger Strahlentherapie praktisch 40% [33,39]. 4–10% der Seminompatienten befinden sich bei Ersterkennung der Krankheit in diesem Stadium. Mit initialer Strahlentherapie (in diesem Stadium allerdings mit 3500 cGy Mindestdosis) und cis-Platin-enthaltender Chemotherapie im Falle eines Rezidives können etwa 85% der Patienten geheilt werden. Eine prophylaktische Mediastinalbestrahlung ist im Stadium IIB besonders abzulehnen, da etwa 50% der Patienten eine Chemotherapie benötigen werden, und eine beidseits des Zwerchfells durchgeführte Strahlentherapie die Möglichkeit einer wirksamen Chemotherapie deutlich reduziert. Mit cis-Platin-enthaltenden Chemotherapien werden 80% Vollremissionen im Stadium IIB berichtet [40], Langzeitremissionsraten liegen aber noch nicht vor. In unserem Krankengut beobachteten wir nach erfolgreicher Behandlung des Seminoms im Stadium IIB bei 4 Patienten (3 Patienten mit Bestrahlung und Chemotherapie, 1 Patient mit alleiniger Strahlentherapie) ein Zweitmalignom (2 Weichteilsarkome, 1 chronische Myelose, 1 Gallenwegskarzinom).

e) Therapie im Stadium III und IV

Stadium III (supradiaphragmale Metastasen) und Stadium IV (Fernmetastasen) werden bei der Erstmanifestation eines Seminoms nur bei weniger als 5% der Patienten beobachtet. Daher ist in einem solchen Fall zuerst noch einmal die Diagnose „reines Seminom" zu überprüfen, da das Übersehen eines nichtseminomatösen Anteiles im Primärtumor häufiger ist als ein Stadium III/IV eines Seminoms. In einer großen Sammelstatistik [41] konnten nur 36% (136/375) der Patienten durch Strahlentherapie geheilt werden. Williams und Einhorn [42] erreichten bei 81% der Stadium III/IV Patienten mit einer cis-Platin-enthaltenden Chemotherapie eine Vollremission (147/181 Patienten). Wenn man spätere Rezidive noch berücksichtigt, so kann doch angenommen werden, daß etwa 75% der Patienten einer Langzeitremission und vielleicht sogar Heilung zugeführt werden können. Ob es sinnvoll ist, die bei den nichtseminomatösen Hodentumoren so erfolgreich verwendeten Kombinationen Vinblastin-Bleomycin-cis-Platin und Bleomycin-Etoposid-cis-Platin bei den Seminomen in Richtung einer cis-Platin-Monotherapie oder einer Auswechslung einer Substanz gegen das bei Seminomen gut wirksame Ifosfamid zu verändern, müssen künftige Studien zeigen. Allerdings erscheint es unseres Erachtens besser, die bei NST im Stadium III und IV bereits erreichten Remissionsraten auch in großen Studien bei Seminomen mit den bewährten Kombinationen zu erreichen, als vorher schon Reduktionen und Änderungen zu überlegen. Viel zu lange sind diese fortgeschrittenen Seminomstadien schon zu spät zur cis-Platin-enthaltenden Chemotherapie gekommen.

Zusammenfassend können jetzt auch bei Seminompatienten 97%ige Überlebensraten berichtet werden. Die verbesserte abdominelle Röntgendiagnostik, gemeinsam mit einer vielleicht bereits absehbaren Verbesserung auf dem Tumormarkersektor (NSE, PLAP) können im röntgenologischen Stadium I eine gut überwachte „Wait and see"-Strategie möglich werden lassen. Die Prognose der fortgeschrittenen Stadien (IIB bzw. IIC, III und IV) kann durch konsequente Anwendung cis-Platin-enthaltender Therapien verbessert werden.

Therapie bei Patienten mit nichtseminomatösen Hodenkarzinomen (NST) im Stadium I und II

Durch die Erfolge der neuen cis-Platin-enthaltenden Chemotherapiekombinationen (Abb. 2) und durch die verbesserte Diagnostik bei kleinen Rezidiven durch Tumormarkerbestimmungen, Sonographie, Computertomographie (CT) und Magnetresonanz (NMR) sind die therapeutischen Strategien bei Hodenkarzinompatienten im Stadium I und II in Bewegung geraten. Unter einer adju-

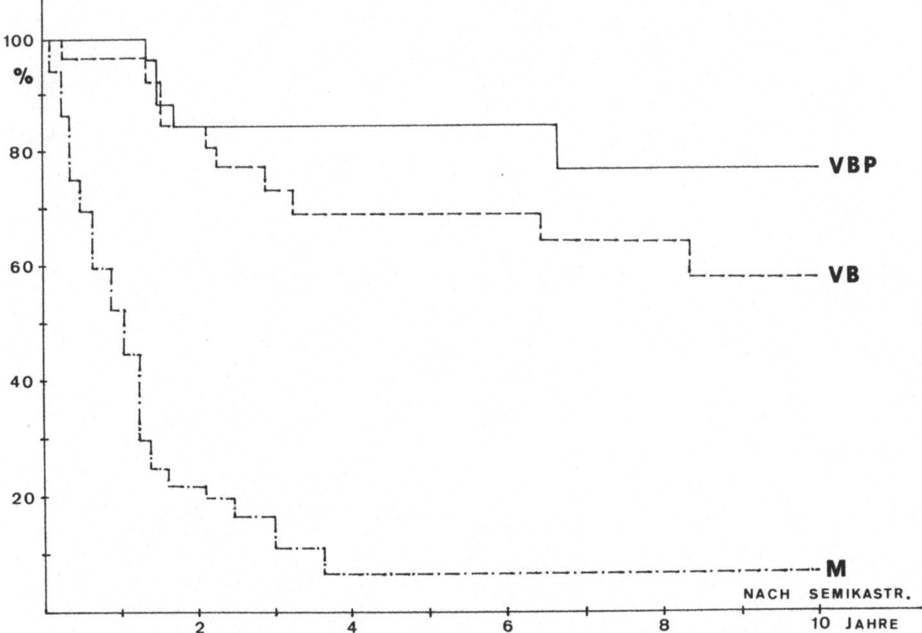

Abb. 2. Überlebensraten bei NST-Patienten mit inoperablen Metastasen. *M* Mithramycin-Therapie, *VB* Vinblastin-Bleomycin-Therapie, *VBP* Vinblastin-Bleomycin-cis-Platin-Therapie

vanten Therapiemaßnahme (Operation, Strahlentherapie, Chemotherapie, ev. Immuntherapie) versteht man eine Therapie bei einem Patienten, der nach Operation des Primärtumors keine diagnostisch nachweisbare Metastasierung besitzt. Eine adjuvante Therapie wird unter der Annahme eines mikroskopischen Tumorrestes vorgeschlagen. Voraussetzung für die Vertretbarkeit einer adjuvanten Therapie sind einerseits eine über 50%ige Metastasierungswahrscheinlichkeit und andererseits die bei metastasierten Patienten nachgewiesene Wirksamkeit der Therapiemaßnahme. Vor der Einführung der Vinblastin-Bleomycin- [43] und der Vinblastin-Bleomycin- cis-Platin-Therapie [44] war die zweite Voraussetzung umstritten, da z. B. die von uns verwendete Mithramycintherapie [45, Abb. 2] nur bei etwa 10% der Patienten Langzeitremissionen erreichte. Heute ist die erste Bedingung insoferne ins Wanken geraten, als auch bei metastasierten nichtseminomatösen Hodentumoren (NST) durch Chemotherapie bei über 80% der Patienten eine Langzeitremission erreicht werden kann [46]. Wie der Verlauf von 51 Patienten, die uns in den Jahren 1967–1983 nach Semikastration zugewiesen wurden, zeigt, hat nur die ausgedehnte retroperitoneale Metastasierung eine schlechtere Prognose (Abb. 3). In der Zwischenzeit konnte durch aggressivere Therapie (chirurgische Entfernung von Resttumoren) auch in dieser Gruppe die Diagnose verbessert werden (siehe Kapitel Kuzmits, Therapie bei metast. NST). Entscheidend für jede eingeschränkte Therapiestrategie ist daher die Früherfassung, vor allem des retroperitonealen Rezidives.

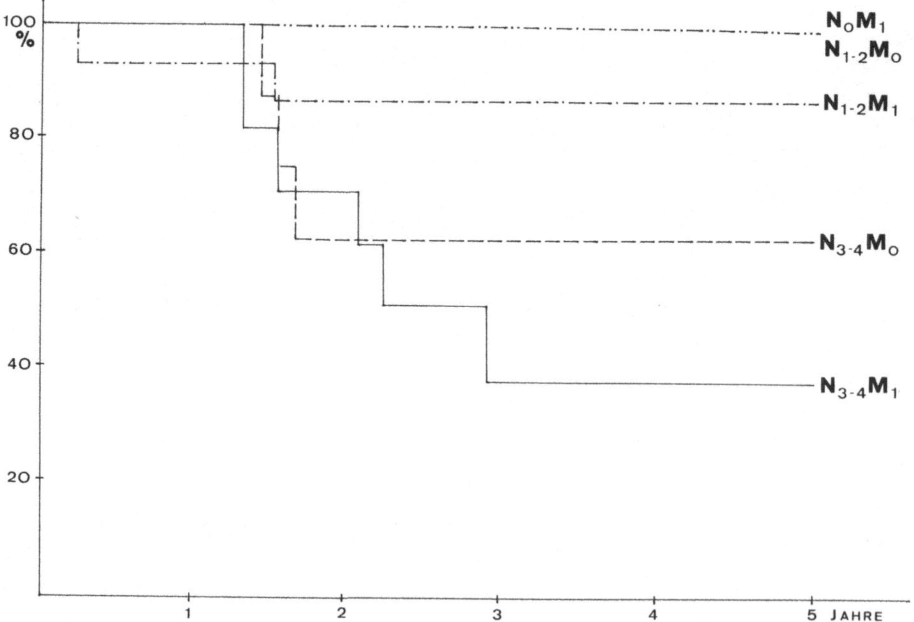

Abb. 3. Überlebensraten bei NST-Patienten mit inoperablen Metastasen. Korrelation mit dem Tumorstadium bei Semikastration

Das maximale Therapieprogramm, das vor über 10 Jahren angesichts der damals noch schlechten Prognose der metastasierten Hodenkarzinompatienten erstellt wurde, umfaßte daher die
a) Semikastration und die
b) retroperitoneale Lymphadenektomie und die
c) adjuvante Chemotherapie mit mindestens 2 Zyklen Kombinationstherapie.

Dieses Therapieprogramm war für die meist jungen Patienten ein enormer Einschnitt in ihr Leben. Die Rezidivraten konnten aber damit erstmals auf weniger als 10% reduziert werden (Tabelle 12), die Patienten waren 2 Monate nach der Lymphadenektomie wieder therapiefrei, und der behandelnde Arzt konnte den Patienten 3 Monate nach Semikastration mit großer Gewißheit sagen, daß sie die Tumorkrankheit wahrscheinlich gut überstanden haben.

Seit nach den Vinblastin, Bleomycin (eventuell Adriamycin) und cis-Platin enthaltenden Kombinationen eine neue Generation von Kombinationstherapien mit Etoposid [47, 48, 49] und Ifosfamid [50] weitere Verbesserungen bei den metastasierten NST erbrachten, werden Zweifel an der Notwendigkeit der in den siebziger Jahren praktizierten maximalen adjuvanten Therapie laut.

Stellung der adjuvanten Chemotherapie

Bei sorgfältiger Durchführung der retroperitonealen Lymphadenektomie und exakter histologischer Aufarbeit des Operationspräparates rezidivieren nur 8–20% der N_0 Patienten [51,52]. 89% der Rezidive werden im 1. postoperativen Jahr beobachtet [52]. Beim heutigen Stand der Chemotherapie der metastasierten NST stellen diese Rezidivwahrscheinlichkeiten keine Indikation mehr für eine adjuvante Chemotherapie dar. Embryonale Karzinome (MTU) rezidivieren früher und öfter (24%) als Mischtumoren mit Choriokarzinomanteil (17%), Teratokarzinome (14%) und Mischtumoren ohne Choriokarzinomanteil (13%, [52]). Gewisse Argumente existieren daher für eine adjuvante Chemotherapie bei embryonalen Karzinomen und choriokarzinomenthaltenden Mischtumoren mit Lymphgefäß- oder Blutgefäßeinbruch [53] auch schon im Stadium I (= N_0). Dabei muß jedoch berücksichtigt werden, daß Vugrin [54] bei 742 Patienten im Stadium I ohne adjuvante Chemotherapie (bei einem Seminomanteil von 53% allerdings) eine 5-Jahres-Überlebensrate von 97% berichtete. Die adjuvante Chemotherapie von „high risk"-Patienten hätte in dieser Studie somit die Prognose von höchstens 22 Patienten verbessern können.

Im Stadium II (N_{pos} bei Lymphadenektomie, alle Metastasen operativ entfernt) hingegen werden ohne adjuvante Chemotherapie Rezidivraten zwischen 19% und 56% berichtet [51, 55, 56, 57]. Die höchste Rezidivrate berichtete Pizzocaro [58] bei Patienten mit über 5 cm großen Lymphknotenmetastasen mit 87%. Bei adjuvanter Chemotherapie liegen die Rezidivraten im Stadium II unter 5% (Tabelle 12 [51,59]). Die 5-Jahres-Überlebensraten betragen 98–100% (Tabelle 12 [51]). Die schlechtesten Ergebnisse werden bei Choriokarzinomen und Dottersacktumoren und die besten bei Embryonalzellkarzinomen berichtet [60]. Damit erweist sich die bereits in der Mithramycinära bekannte Erfahrung auch in der cis-Platinära als richtig, daß embryonale Karzinome beson-

Tabelle 12. Adjuvante Chemotherapie bei Patienten mit nichtseminomatösen Hodentumoren

Therapie	n	Histologie	Lymphknotenstadium bei Lymphadenektomie	Beobachtungszeit	Therapieergebnis
Mithramycin (vor 1978)	18	5 MTI 10 MTU 3 MTT	9N_{neg} 5 N_{pos} 4 keine LA	112–146 Monate (Median 105 Mo.)	17/18 leben dzt. tumorfrei 4 Rezidive in Beobachtungszeit 3 Pat. durch Therapiewechsel wieder in Vollremission 1 Pat. trotz Therapiewechsel 42 Mo. postoperativ verstorben
Vinblastin-Bleomycin	25	10 MTI 12 MTU 3 MTT	13 N_{neg} 12 N_{pos}	60–96 Monate (Median 82 Mo.)	25/25 leben rezidiv- und tumorfrei
Vinblastin-Bleomycin-cis-Platin	27	10 MTI 14 MTU 3 MTT	13 N_{neg} 14 N_{pos}	56–93 Monate (Median 78 Mo.)	27/27 leben dzt. tumorfrei 2 Rezidive* in Beobachtungszeit 2 Pat. durch Therapiewechsel wieder in Vollremission

MTI, MTU, MTT siehe Tabelle 2

* Rezidive nach VBP: 1 MTU, N_{neg}: Lungenmetastasen 13 Monate nach Semikastration
1 MTU (Hoden), N_{pos} (8 Lkn. pos, davon 1 Lkn: MTT): abdominelles Lymphknotenrezidiv 9 Monate nach Semikastration

ders chemotherapiesensitiv sind. Ob die Durchführung von 4 adjuvanten Chemotherapiezyklen (1,2% Rezidive in der Bonner Hodentumorstudie) signifikant bessere Ergebnisse als die Durchführung von 2 Zyklen Vinblastin-Bleomycin-cis-Platin (3,6% Rezidive) erbringt, kann noch nicht gesagt werden [59]. Ebenso fehlen prospektiv randomisierte Studien, die eine Überlegenheit der adjuvanten Therapie gegenüber der Chemotherapie des Rezidives mit den heute zur Verfügung stehenden Kombinationstherapien beweisen. Trotzdem muß bei dem derzeitigen Streben, die adjuvante Therapie der Hodenkarzinome einzuschränken, in Erinnerung bleiben, daß neue Therapiestrategien erst die in vielen Zentren erreichten Langzeitüberlebensraten von 98–100% im Stadium II beweisen müssen. Es darf nicht vergessen werden, daß nichtseminomatöse Hodenkarzinome unbehandelt sehr malign verlaufen, Rezidive sich innerhalb weniger Wochen entwickeln können und daher eine engmaschige Kontrolle der Patienten in den beiden ersten postoperativen Jahren erforderlich ist. Zumindest bei Patienten, deren Primär- oder Sekundärtumoren (siehe Tabelle 12) Embryonalzellkarzinom- (MTU) oder Choriokarzinomanteile (MTT) enthalten, und bei über 5 cm Größe der entfernten Lymphknotenmetastasen halten wir auch heute eine adjuvante Therapie mit 2 Zyklen Vinblastin-Bleomycin-cis-Platin oder Bleomycin-Etoposid-cis-Platin für indiziert. In letzter Zeit wird auch dem Gefäßeinbruch des Tumors wieder eine negative prognostische Bedeutung zugemessen [53,61]. Trotz unserer guten Resultate mit adjuvanter Vinblastin-Bleomycin-Therapie stellt dieses Schema heute nicht mehr erste Wahl dar, da unsere frühere Sorge, im Falle eines Rezidives kein weiteres Medikament in Reserve zu haben, durch die nachgewiesene Wirksamkeit von Etoposid- und Ifosfamid-enthaltenden Kombinationen nicht mehr gültig ist [49].

Bei der Vinblastin-Bleomycin-cis-Platin-Therapie (VBP) sind das cis-Platin-bedingte Erbrechen (84%), der Haarausfall (> 90%), die Subileus/Ileusbeschwerden (20%) und die ausgeprägte Leukopenie die wichtigsten Nebenwirkungen. Bei vorschriftsgemäßer Hydrierung haben wir keine Nephro- und Ototoxizität beobachtet. Trotzdem die Bleomycin-Etoposid-cis-Platin-Therapie in der adjuvanten Therapie noch nicht getestet wurde, kann auf Grund der nachgewiesenen Wirksamkeit bei metastasierten NST [62] und der geringeren Nebenwirkungen (keine Darm- und Neurotoxizität) dieses Schema auch für die adjuvante Therapie empfohlen werden.

Stellung der retroperitonealen Lymphadenektomie (LA)

Nach der adjuvanten Chemotherapie haben die Erfolge der Chemotherapie bei metastasierten Hodenkarzinomen in den letzten Jahren auch den Wert der retroperitonealen Lymphadenektomie in Frage gestellt.

Argumente für die Lymphadenektomie

a) Ein pathologisch-anatomisches Staging ist nur mit retroperitonealer Lymphadenektomie möglich. Auch bei Verwendung der Tumormarker, der Sonographie und der abdominellen Computertomographie werden

10–35% der Patienten einem falschen Stadium zugeordnet [63, 64]. Insbesondere bei „high risk"-Patienten (MTU, MTT, siehe Tabelle 2) kann das richtige Lymphknotenstadium meist nur operativ gesichert werden (zahlreiche kleine Lymphknotenmetastasen).

b) Rezidive nach retroperitonealer Lymphadenektomie treten fast nie retroperitoneal auf und haben daher eine bessere Chance, auf Chemotherapie anzusprechen (Abb. 3).

c) In den letzten 15 Jahren wurden mit Lymphadenektomie Überlebensraten bei Stadium I und II von 97–100% erreicht. Dieser hohe Standard muß von der „Wait and see"-Strategie erst nachgewiesen werden.

d) Mit der modifizierten radikalen Lymphadenektomie kann die Ejakulation heute bei 70% der Patienten erhalten werden (gegenüber 25% bei der radikalen Lymphadenektomie, $p < 0{,}001$, Bonner Hodentumorstudie, Stadium I [52]). Bei erfahrenen Operateuren können diese Werte auf 85% erhöht werden, und 40% der übrigen Patienten können mit Medikamenten (Tofranil®, α-Agonisten) eine Besserung erreichen. Die Rezidivraten sind bei beiden Operationstechniken vergleichbar (15% bei der radikalen LA, 18% bei der modifizierten LA [52]).

e) Viele Patienten sind bereits vor der Lymphadenektomie hypofertil (vor LA nur 21% normale Spermiogramme, weitere 28% haben über 20 Mill. Spermien/ml, aber eine Störung der Motilität oder der Morphologie). 24 Monate nach Lymphadenektomie haben 38–55% der Patienten ein normales Spermiogramm und weitere 15–27% eine normale Spermienzahl mit Störung der Motilität oder der Morphologie [52].

f) Bei Patienten mit okkultem Stadium II (und folglichem Rezidiv bei der „Wait and see"-Strategie) wird die Chemotherapiedosis höher sein, da allgemein bei der adjuvanten Therapie 2 Zyklen und bei der therapeutischen Dosis 4 Zyklen verabreicht werden. Manche dieser Patienten werden im Anschluß an die Chemotherapie eine retroperitoneale Lymphadenektomie benötigen.

Argumente gegen die Lymphadenektomie

a) Die retroperitoneale Lymphadenektomie ist für pathologisch gesicherte N_0 Patienten (etwa 75%) nur von diagnostischer und nicht von therapeutischer Bedeutung. Etwa 8% der gesicherten N_0 Patienten benötigen wegen der Entwicklung von Fernmetastasen trotzdem eine Chemotherapie.

b) 90–100% der Patienten mit früh erkanntem Rezidiv können durch Chemotherapie eine Langzeitremission erreichen [65] (Abb. 3).

c) Mit der radikalen Lymphadenektomie verlieren 2/3 der Patienten mit linksseitigem und 1/3 der Patienten mit rechtsseitigem Hodentumor (Ergebnisse mit modifizierter LA siehe oben) die Ejakulation.

d) Die „Wait and see"-Strategie ist für den Patienten ohne Rezidiv wesentlich angenehmer, da er nach dem relativ kleinen Eingriff einer Semikastration nur mehr zur Nachkontrolle erscheinen muß. Auch die Erstkosten sind bei dieser Strategie geringer, da der 10- bis 14tägige Spitalsaufenthalt für die

Lymphadenektomie entfällt. Allerdings müssen „Wait and see"-Patienten häufiger kontrolliert werden und benötigen mehr Computertomographieuntersuchungen.

Erfordernisse für die „Wait and see"-Strategie

Bei der „Wait and see"-Strategie werden im ersten postoperativen Jahr Kontrollen der Tumormarker, der Routinelaboruntersuchungen und des Thoraxröntgens in Abständen von drei bis maximal vier Wochen verlangt. Bei jeder zweiten Kontrolle soll eine Sonographie des Abdomens und drei- bis viermal jährlich eine Computertomographie des Abdomens durchgeführt werden. Im zweiten postoperativen Jahr werden die Kontrollabstände verdoppelt. Dieses Kontrollprogramm erfordert eine gute Patientencompliance und, wenn möglich, ein computerassistiertes Patientenabrufsystem. Die Gefahr stellt das große, tumormarkernegative Rezidiv dar. Tumormarkernegative Rezidive traten in unserer Studie zwar nur bei 14% (3/21) der Patienten auf, in der Bonner Hodentumorstudie hingegen betrug diese Gruppe 47%.

Ergebnisse und Risikofaktoren bei der „Wait and see"-Therapie

Erste Langzeitergebnisse von NST Patienten, bei denen primär nur eine hohe Semikastration durchgeführt wurde, berichten über eine 28–31%ige Rezidivrate (nach einer mittleren Beobachtungszeit von 36–42 Monaten) und einer 94–97%igen Überlebensrate [53, 61]. 75% der Rezidive traten retroperitoneal auf. Als unabhängige Risikofaktoren werden in der 126 Patienten enthaltenden Studie des Royal Marsden Hospitals, eines Vorreiters der „Wait and see"-Strategie, die Histologie (MTU 44% Rezidive, MTU vs nonMTU: $p < 0{,}005$; MTT 29% und MTI 20% Rezidive) und der Lymphgefäßeinbruch des Primärtumors (57% vs 23% Rezidive, $p < 0{,}005$) beschrieben. In Abhängigkeit von der Histologie (s. Tabelle 2) waren außerdem der Blutgefäßeinbruch (46% vs 23%, $p < 0{,}01$) und die Infiltration des Primärtumors in Epididymis und/oder Rete testis (T_3; 52 vs 26%, $p < 0{,}05$) von negativer prognostischer Bedeutung [53]. Hingegen hatte weder die Größe des Primärtumors noch der Tumormarkerwert vor der Semikastration einen signifikanten Einfluß auf die Rezidivrate. Dewar [61] bestätigte diese Ergebnisse auch bei Verwendung der WHO Klassifikation (Tumoren mit Embryonalzellkarzinomanteilen: 41% Rezidive).

Eine von unserer Arbeitsgruppe durchgeführte prospektive Studie über die Bedeutung der HLA-Antigene für den Verlauf einer nichtseminomatösen Hodenkarzinomerkrankung zeigte bei 92 Patienten einen signifikanten Einfluß der HLA-Antigene B27, DR3, DR5 und B13 (in abnehmender Bedeutung) auf den Ausgang der Erkrankung (Tabelle 13) [66, 67]. 18/20 Todesfälle hatten mindestens eines der vier Antigene, wobei als einzelnes Antigen das Antigen B27 die schlechtesten Ergebnisse erbrachte (47% vs 16% Todesfälle, $p < 0{,}006$;

Tabelle 13. Therapieergebnisse bei Patienten mit nichtseminomatösen Hodentumoren. Korrelation mit HLA-Antigenen

HLA-Antigen	Kontroll-gruppe (n = 450) (%)	nichtsem. Hodentumor (n = 92) (%)	gestorben (n = 20) (%)	
B13 pos	5	15	20	RR = 1,6; n.s.
B27 pos	8	16	40	RR = 4,7; p < 0,006
DR3 pos	20	19	30	RR = 2,4; n.s.
DR5 pos	23	31	35	RR = 1,4; n.s.
B13 od. B27 od. DR3 od. DR5 pos	46	65	90	RR = 6,4; p < 0,02
B13 od. B27 od. DR3 pos	32	48	75	RR = 4,5; p < 0,006
B13 od. B27 pos	13	32	60	RR = 4,9; p < 0,005
B27 od. DR3 pos	28	36	65	RR = 4,8; p < 0,005

RR relatives Risiko

RR = 4,67). Wenn diese ersten Ergebnisse von weiteren Arbeitsgruppen bestätigt werden, könnte die Bestimmung der HLA-Antigene ebenfalls eine Bedeutung in der Therapieplanung der nichtseminomatösen Hodenkarzinome im Stadium I und II erhalten.

Zusammenfassung

Die Therapie der Stadien I und II der nichtseminomatösen Hodentumoren ist durch die Erfolge der Kombinationschemotherapien bei metastasierten Tumoren in Bewegung geraten. Die mit Semikastration + retroperitonealer Lymphadenektomie + adjuvanter Chemotherapie erzielten Langzeitergebnisse erreichen Überlebensraten von 97–100%. Im pathologisch gesicherten Stadium I wird heute in der Regel eine engmaschige Kontrolle des Patienten empfohlen. Bei optimalen Voraussetzungen (gute Patientencompliance, gut organisierte Patientenkontrolle, leichte Verfügbarkeit von Tumormarkerbestimmungen, Sonographie und Computertomographie) kann auch im pathologisch gesicherten Stadium II (N_{pos} bei Lymphadenektomie, radikale Entfernung möglich) auf eine adjuvante Chemotherapie verzichtet werden, wenn der Tumor nicht einer der beschriebenen Hochrisikogruppen angehört. Die adjuvante Chemotherapie wird heute mit einer cis-Platin-enthaltenden Dreierkombination durchgeführt. Bleomycin-Etoposid-cis-Platin scheint dieselbe Wirkung und weniger Nebenwirkungen als Vinblastin-Bleomycin-cis-Platin zu besitzen.

Im klinischen Stadium I muß die „Wait and see"-Strategie (alleinige Semikastration und Kontrollen) ihre endgültige Bewährungsprobe noch ablegen. Auch bei sorgfältigem klinischem Staging an einem erfahrenen Tumorzentrum (Royal Marsden Hospital, London) trat bei 30% der Patienten ein Rezidiv auf und machte eine Chemotherapie mit mindestens 4 Zyklen erforderlich. Retroperitoneale Metastasen sind schwieriger zu diagnostizieren und sprechen auf Chemotherapie schlechter an als Lungenmetastasen. Bei einem Teil der Patienten wird daher eine technisch schwierigere Lymphadenektomie nach Chemotherapie (Fibrosierung) notwendig sein. Durch die Modifikation der retroperitonealen Lymphadenektomie kann andererseits eine deutliche Reduzierung der Ejakulationsstörungen erreicht werden. Trotzdem sollte die Aussicht, daß bei 70% der Hodenkarzinompatienten im klinischen Stadium I zukünftig bei der „Wait and see"-Strategie nur noch eine Semikastration durchgeführt werden muß, alle Tumorzentren veranlassen, die Nachsorge zu perfektionieren. Dadurch könnte diese in Großbritannien schon seit vielen Jahren durchgeführte, den Patienten schonende Therapieform hoffentlich auch in Mitteleuropa gleiche oder sogar bessere Ergebnisse als bisher erzielen. Bei Risikogruppen könnte die Semikastration mit adjuvanter Chemotherapie kombiniert werden. Mehr Berichte über 10-Jahres-Überlebensraten sind erforderlich, um zu zeigen, welche Therapiestrategie (Semikastration alleine, Semikastration + Lymphadenektomie, Semikastration + Chemotherapie, Semikastration + Lymphadenektomie + Chemotherapie) die besten Langzeitergebnisse zeigt.

Therapie metastasierter Hodentumoren

Die Einführung aggressiver Chemotherapieprotokolle während der letzten beiden Jahrzehnte hat die Prognose von Patienten mit metastasierten Hodentumoren dramatisch verändert. Während früher praktisch alle Patienten innerhalb von 18 Monaten an ihrer Erkrankung verstarben, konnte zu Beginn der siebziger Jahre mit Mithramycin die Überlebenszeit der Patienten erstmals erkennbar verlängert werden, es wurden sogar vereinzelt Langzeitremissionen beobachtet [68]. Erst durch die Kombinationschemotherapie mit Vinblastin und Bleomycin nach Samuels et al. [69] und vor allem durch die Einbindung von cis-Platin in diese Kombination durch Einhorn et al. [44] kam es zu einem markanten Anstieg der kompletten Remissionsraten, 70–80% der Patienten verblieben auch in einer Langzeitremission [70]. Damit war der Hodentumor zu einem Modelltumor in der Onkologie geworden, wobei in den letzten Jahren klare therapeutische Strategien entwickelt wurden, die durch eine interdisziplinäre Zusammenarbeit zwischen Urologen, Strahlentherapeuten und Chemotherapeuten zu einer Heilung bei etwa 80% der Patienten mit metastasierten Hodentumoren führten [28].

Die Prognose eines Patienten mit einem Hodentumor hängt in erster Linie vom Stadium der Erkrankung zum Zeitpunkt der Diagnosestellung ab. In den ersten Stadien der Erkrankung, wo der Tumor lediglich auf den Hoden beschränkt ist oder nur eine wenig ausgedehnte Metastasierung in die retroperitonealen Lymphknoten besteht (Stadium I, IIA und IIB nach der Royal Marsden Hospital Staging Classification [26]), können praktisch alle Patienten geheilt werden. Dabei wird bei Patienten mit reinem Seminom nach der Orchiektomie einer Strahlentherapie der Vorzug gegeben, bei nichtseminomatösen Hodentumoren erfolgt nach der retroperitonealen Lymphadenektomie bei nachgewiesenem Befall der Lymphknoten eine adjuvante Chemotherapie.

Bei Patienten mit großvolumigen retroperitonealen Metastasen (Stadium IIC) sowie bei Vorliegen von Fernmetastasen ist nach der Orchiektomie zunächst die Durchführung einer Chemotherapie erforderlich. Dabei ist es in diesen Stadien irrelevant, ob histologisch ein reines Seminom oder ein nichtseminomatöser Hodentumor nachgewiesen wurde. Die Prognose dieser Patienten hängt in hohem Ausmaß vom Tumorvolumen vor Beginn der Therapie ab. In diesem Zusammenhang kommt natürlich auch den Tumormarkern eine gewisse prognostische Bedeutung zu [25], wobei aber Patienten mit großem Tumorvolumen in der Regel auch extrem hohe Tumormarkerkonzentrationen im Serum aufweisen.

Zur Therapie maligner metastasierter Hodentumoren stehen heute mehrere Chemotherapieprotokolle zur Verfügung. Die wohl bekannteste Variante stellt die Kombinationschemotherapie mit Vinblastin, Bleomycin und cis-Platin (VBP) nach Einhorn et al. [44] dar. Ähnlich gute Therapieresultate wie mit der VBP-Chemotherapie wurden aber auch mit dem VAB-6 Protokoll nach Vugrin et al. [71] erzielt. 1983 wurde von Peckham et al. [72] eine Chemotherapie mit Bleomycin, Etoposid und cis-Platin (BEP) in die Therapie maligner Hodentumoren eingeführt. In dieser Kombination, die im Prinzip auf dem VBP-Protokoll [44] basiert, wird das Vinblastin durch Etoposid ersetzt, wobei vor allem die unangenehme Nebenwirkung des Vinblastin-induzierten Subileus, die bei etwa 20% der Patienten mit VBP-Therapie auftritt, nicht mehr beobachtet wird. Zusätzlich scheint die Rate an kompletten Remissionen, die mit dem BEP-Protokoll erzielt werden kann, noch höher zu liegen als mit der VBP-Therapie [62]. Diese in der Therapie maligner Hodentumoren häufigst eingesetzten Therapieprotokolle sind in Tabelle 14 kurz zusammengefaßt, die Rate

Tabelle 14. Chemotherapie maligner Hodentumoren

VBP [44]:		
Vinblastin	0,15 mg/kg KG	Tag 1, 2
Bleomycin	30,0 mg	Tag 2, 9, 16
cis-Platin	20,0 mg/m^2	Tag 1–5
BEP [72]:		
Bleomycin	30,0 mg	Tag 2, 9, 16
Etoposid	120,0 mg/m^2	Tag 1–3
cis-Platin	20,0 mg/m^2	Tag 1–5
VAB-6 [71]:		
Vinblastin	4,0 mg/m^2	Tag 1
Cyclophosphamid	600,0 mg/m^2	Tag 1
Actinomycin-D	1,0 mg/m^2	Tag 1
Bleomycin	30,0 mg (i.v. Inj.)	Tag 1
	20,0 mg/m^2 (kontinuierl. i.v.)	Tag 1–3
cis-Platin	120,0 mg/m^2	Tag 4

Tabelle 15. Nebenwirkungen der Chemotherapie [52, 59, 82] (VBP)

	N=124
KM-Toxizität	124 (100%)
Haarausfall	124 (100%)
Übelkeit, Erbrechen	108 (87%)
Flüssigkeitsretention	41 /33%)
Stomatitis	31 (25%)
Subileus	27 (22%)
Infektion	23 (19%)
Parästhesien	18 (15%)
Sepsis	11 (9%)

am kompletten Remissionen liegt bei allen 3 Therapieformen zwischen 80–90%, wenn bei dem Patienten keine weit fortgeschrittene Metastasierung („low-risk Patientengruppe") besteht.

Die Nebenwirkungen der Chemotherapie mit VBP sind in Tabelle 15 dargestellt, wobei diese aber bei allen 3 zuvor beschriebenen Therapieprotokollen im wesentlichen gleich sind. Bei allen Patienten kommt es zu einer Alopezie, etwa 80% der Patienten klagen über Übelkeit, wobei aber diese durch entsprechende Begleitmedikation mit Metoclopramid (Paspertin®), Dexamethason (Fortecortin®) und Levomepromazin (Nozinan®) recht gut beherrschbar ist. Die Chemotherapie mit VBP führt bei etwa 20% der Patienten zu einem Vinblastin-induzierten Subileus, und bei praktisch allen Patienten kann eine früh einsetzende Vinblastin-induzierte Thrombozytopenie beobachtet werden [73], wobei es jedoch zu einem Wiederanstieg der Thrombozyten noch vor Beendigung der Chemotherapie kommt. Bei allen Patienten tritt nach der Chemotherapie eine hämatologische Toxizität Grad III–IV WHO auf, und etwa 10% der Patienten müssen aufgrund eines fieberhaften Infektes in der leukozytopenischen Phase stationär aufgenommen werden.

Während bei Patienten mit metastasierten Hodentumoren, aber mit geringer Tumorbeladung („low-risk-Patientengruppe") noch immer in etwa 90% der Fälle eine komplette Remission erzielt werden kann [28], stellt heute das Hauptproblem der Therapie maligner Hodentumoren die weit fortgeschrittene Metastasierung, die sogenannte „bulky disease", dar. Das Ziel der Therapie metastasierter Hodentumoren liegt im möglichst raschen Erreichen einer kompletten Remission. Wird bei diesen Patienten ein Standard-Chemotherapieprotokoll allein eingesetzt, so kommt es bei etwa 50% der Patienten im weiteren Behandlungsverlauf zu einer Therapieresistenz und damit zu einer wesentlichen Verschlechterung der Prognose [74, 75]; komplette Remissionen sind dann nur mehr selten zu erreichen [76, 77, 78]. Der Grund dafür ist die Korrelation zwischen dem Auftreten einer resistenten Zellinie und der Tumormasse: bei Patienten mit großen Tumormassen ist bereits mit hoher Wahrscheinlichkeit das Vorliegen einer oder mehrerer resistenter Zellinien zu erwarten [79]. Durch Applikation einer sequentiell alternierenden Therapie mit frühzeitigem Wechsel der Zytostatikakombinationen wäre es daher denkbar, eine Resistenzentwicklung im Tumor zu verhindern. Voraussetzung für eine sequentiell alternierende Therapie ist die Existenz von zwei gleichermaßen effektiven Therapieprotokollen, wobei aufgrund theoretischer Denkmodelle zu erwarten wäre, daß die Applikation alternierender Chemotherapiezyklen einem sequentiellen Einsatz zweier Therapieformen überlegen sein müßte [80]. In der Therapie maligner Hodentumoren zeigen neben dem Vinblastin, Bleomycin und cis-Platin noch das Etoposid [49] sowie das Ifosfamid [81] eine hohe Wirksamkeit. Wir haben deshalb neben einer modifizierten VBP-Therapie noch ein Therapieprotokoll, bestehend aus Etoposid, Ifosfamid und cis-Platin, bei der Behandlung von Patienten mit „bulky disease" zur Anwendung gebracht (Tabelle 16). Dabei werden 2 Zyklen der VBP-Therapie, gefolgt von

Tabelle 16. Therapie metastasierter Hodentumoren („bulky disease") [82]

	2 × VBP / 2 × EIP	
Vinblastin	0,15 mg/kg KG	Tag 1, 2
Bleomycin	30 mg	Tag 1, 3, 5
cis-Platin	20 mg/m^2	Tag 1–5
Etoposid	120 mg/m^2	Tag 1–3
Ifosfamid	1,5 g/m^2	Tag 1–3
cis-Platin	20 mg/m^2	Tag 1–5

2 Zyklen der EIP-Kombination in jeweils 3wöchigem Abstand, verabreicht. Anhand unserer ersten Therapieergebnisse scheint die sequentiell alternierende Therapieform (VBP/EIP), mit der bei Patienten mit Hodentumoren und „bulky disease" eine komplette Remissionsrate von etwa 70% erzielt wird, einer monophasischen Standard-Chemotherapie (VBP) deutlich überlegen zu sein [82].

Die therapeutische Strategie bei Patienten mit metastasierten Hodentumoren wird einerseits von bildgebenden Verfahren (Röntgen, Ultraschall), andererseits von der Tumormarkerkonzentration (AFP, HCG) im Serum geleitet. Die Patienten werden bis zur Erzielung einer kompletten Remission und danach „adjuvant" mit 2 zusätzlichen Therapiezyklen behandelt. Als Kriterien einer kompletten Remission gelten die Normalisierung der Tumormarker AFP und HCG sowie der fehlende Nachweis von Resttumoren mittels bildgebender Verfahren. Vor allem bei Patienten mit „bulky disease" kommt es häufig dazu, daß trotz Normalisierung der Tumormarker noch Resttumormassen nachweisbar sind. Wir streben in diesen Fällen die radikale chirurgische Resektion aller Resttumorformationen an [83, 84], da in etwa 30% der Resttumoren noch aktives Tumorgewebe und bei etwa 20% ein reifes Teratom nachweisbar ist [85], wobei auch das reife Teratom als ein potentiell malignes Gewebe anzusehen ist. Darauf weisen auch Spätrezidive hin, die bei Patienten mit Resttumoren bis zu 6 Jahre nach Beendigung der Chemotherapie auftreten können [86]. Sind im resezierten Resttumor noch aktive Tumorformationen nachweisbar, so werden noch 2 weitere Chemotherapiezyklen verabreicht. Läßt sich jedoch kein aktives Tumorgewebe oder nur ein reifes Teratom nachweisen, so wird der Patient lediglich weiter regelmäßig kontrolliert. Eine Ausnahme bilden Patienten mit reinem Seminom und „bulky disease". Bei diesen Patienten verzichten wir auf eine chirurgische Resektion von Resttumorformationen, da hier in der Regel kein aktives Tumorgewebe nachgewiesen werden kann [87].

Literatur

1. Krebskrankenstatistik 1984 (1986) Statistische Nachrichten 41: 172
2. Henderson BE, Ross RK, Pike MC, et al (1983) Epidemiology of testis cancer. In: Skinner DG (ed) Urological cancer. Grune and Stratton, New York, p 237
3. Waterhouse J, Muir C, Shanmugaratnam K, et al (eds) (1982) Cancer incidence in five continents, vol IV. International Agency for Research on Cancer, Lyon
4. Waterhouse J, Muir C, Correa P, et al (eds) (1976) Cancer incidence in five continents, vol VIII. International Agency for Research on Cancer, Lyon
5. Schottenfeld D, Warshauer ME (1982) Testis. In: Schottenfeld D, Fraumeni JS (eds) Cancer epidemiology and prevention. Saunders, Philadelphia, p 947
6. Depue RH (1984) Maternal and gestational factors affecting the risk of cryptorchidism and inguinal hernia. Int J Epidemiol 13: 311
7. Lin RS, Kessler I (1979) Epidemiologic findings in testicular cancer. Am J Epidemiol 110: 357
8. Loughlin JE, Robboy SJ, Morrison AS (1980) Risk factors for cancer of the testis. N Engl J Med 303: 112
9. Milham S (1976) Neoplasia in the wood and pulp industry. Ann NY Acad Sci 271: 294
10. Rhomberg W, Schmoll HJ (1978) High incidence of metal workers among patients with testicular cancer. In: Niebergs HE (ed) Prevention and detection of cancer, part I: prevention. Etiology prevention methods, vol 2. Marcel Dekker, New York, p 1737
11. Mills PK, Newell GR, Johnson DE (1984) Testicular cancer associated with employment in agriculture and oil and natural gas extraction. Lancet i: 207
12. Coldman AJ, Elwood JM, Gallagher RP (1982) Sports activities and risk of testicular cancer. Br J Cancer 46: 749
13. Jones WG, Appleyard I (1985) Delay in diagnosing testicular tumours. Br Med J 290: 1550
14. Forsberg L, Olsson AM (1983) Examination of the pathological scrotum with dynamic and static ultrasound. Br J Radiol 56: 921
15. Appleyard I (1986) Presentation of testicular tumours. In: Jones WG, Milford Ward A, Anderson CK (eds) Germ cell tumours II. Advances in the biosciences, vol 55. Pergamon Press, Oxford New York Toronto Sydney Frankfurt/M. p 295
16. Mostofi FK (1973) Testicular tumours: epidemiologic, etiologic and pathologic features. Cancer 32: 1186
17. Friedman NB, Moore RA (1946) Tumours of the testis: a report on 922 cases. Military Surgeon 99: 573
18. Dixon FJ, Moore RA (1952) Tumours of the male sex organs, fasc 31 b and 32. In: Atlas of tumour pathology. Armed Forces Institute of Pathology, Washington

19. Mostofi FK, Price EB (1973) Tumours of the male genital system, fasc 8. In: Atlas of tumour pathology (second series). Armed Forces Institute of Pathology, Washington
20. Mostofi FK, Sobin LH (1977) International histological typing of testes tumours, No 16. WHO, Geneva
21. Collins DH, Pugh RCB (1964) The pathology of testicular tumours. Livingstone, Edinburgh
22. Pugh RCB (1976) Combined tumours. In: Pugh RCB (ed) Pathology of the testis. Blackwell, Oxford, p 245
23. Kuzmits R, Schernthaner G, Krisch K (1987) Serum neuronspecific enolase: a marker for response to therapy in seminoma. Cancer 60: 1017
24. Kuzmits R, Aiginger P, Schwarz HP, et al (1983) HCG und Alpha-1-Fetoprotein bei Hodentumoren. Aktuelles aus Diagnostik und Therapie 81: 45
25. Kühböck J, Aiginger P, Kuzmits R, et al (1987) Prognostic value of tumour marker determinations in testicular cancer patients. Cancer Detect Prev 10: 389
26. Peckham MJ (1981) Investigation and staging: general aspects and staging classification. In: Peckham MJ (ed) The management of testicular tumours. Edward Arnold, London, p 89
27. Pschyrembel W (1982) Klinisches Wörterbuch, 254. Aufl. de Gruyter, Berlin New York, S 1232
28. Prognostic factors in advanced non-seminomatous germ-cell testicular tumours: results of a multicentre study. Report from the Medical Research Council Working Party on Testicular Tumours (1985). Lancet i: 8
29. Seeber S, Higi M, Niederle N, et al (1981) Individualisierte Intervallverkürzung bei der chemotherapeutischen Induktionsbehandlung solider Tumoren. Deutsch Med Wochenschr 106: 1741
30. Tapia FJ, Polak JM, Barbosa AJA, et al (1981) Neuron-specific enolase is produced by neuroendocrine tumours. Lancet i: 808
31. Cooper EH, Splinter TAW, Brown DA, et al (1985) Evaluation of a radioimmunoassay for neuron-specific enolase in small cell lung cancer. Br J Cancer 52: 333
32. Aiginger P (1983) Prognostische Faktoren. In: Aiginger P (Hrsg) Neue Aspekte in der Klinik und Fortschritte in der Chemotherapie der malignen Hodentumoren. Facultas, Wien, S 49
33. Thomas GM, Rider WD, Dembo AJ, et al (1982) Seminoma of the testis: results of treatment and patterns of failure after radiation therapy. Int J Rad Oncol Biol Phys 8: 165
34. Thomas GM, Herman JG (1984) The role of radiation in the management of seminoma. In: Kurth KA (ed) Progress and controversies in the oncological urology. Liss, New York, p 91
35. Thomas GM (1985) Controversies in the management of testicular seminoma. Cancer 55: 2296
36. Mirimanoff RO, Shipley U, Dosoretz DE, et al (1985) Pure seminoma of the testis: the results of radiation therapy in patients with elevated human chorionic gonadotropin titers. J Urol 134: 1124
37. Swartz DA, Johnson DE, Hussey DH (1984) Should an elevated human chorionic gonadotropin titer alter therapy for seminoma? J Urol 131: 63
38. Herman JG, Sturgeon J, Thomas GM (1983) Mediastinal prophylactic irradiation in seminoma. Proc ASCO 2: 133 (abstract # C-521)
39. Ball D, Barrett A, Peckham J (1982) The management of metastatic seminoma testis. Cancer 50: 2289
40. van Oosteram AT, Williams SD, Cortes-Funes H, et al (1984) Treatment of semino-

mas with chemotherapy. In: Kurth KA (ed) Progress and controversies in the oncological urology. Liss, New York, p 103
41. Doornbos JF, Hussey DH, Johnson DE (1975) Radiotherapy for pure seminoma of the testis. Radiology 116: 401
42. Williams SD, Einhorn L (1985) Treatment of seminoma. In: Marc Garnick (ed) Contemporary issues in clinical oncology. Churchill, Livingstone, p 37
43. Samuels M (1974) Bleomycin in the therapy of testis tumors. In: Soper WT, Gott AB (eds) New drug seminar on bleomycin. NCI, Bethesda, p 124
44. Einhorn LH, Donohue J (1977) Cis-diamminedichloroplatinum, vinblastine and bleomycin combination chemotherapy in disseminated testicular cancer. Ann Intern Med 87: 293
45. Brown JH, Kennedy BJ (1965) Mithramycin in the treatment of disseminated testicular neoplasms. N Engl J Med 272: 111
46. Einhorn LH, Williams SD, Troner M, et al (1981) The role of maintenance therapy in disseminated testicular cancer. N Engl J Med 305: 727
47. Fitzharris BM, Kaye SB, Saverymuttu S (1980) VP16-213 as a single agent in advanced testicular tumors. Eur J Cancer 16: 1193
48. Williams SD, Einhorn LH, Greco FA, et al (1980) VP16-213 salvage therapy for refractory germinal neoplasm. Cancer 46: 2154
49. Aiginger P, Kühböck J, Kuzmits R, et al (1982) VP-16 therapy in cis-platinum resistant testicular tumours. In: Periti P, Grassi GG (eds) Proc 12th Int Congr Chemotherapy Washington, p 1426
50. Aiginger P, Kühböck J, Kuzmits R, et al (1983) Salvage therapy in testicular tumour patients resistant to vinblastine-bleomycin-cisplatinum. In: Spitzy KH, Karrer K (eds) Proc 13th Int Congr Chemotherapy, Vienna. Egermann, Wien, p 241/20
51. Williams S, Stablein D, Muggia F, et al (1987) Early stage testis cancer: the testicular cancer intergroup studies. Proc 5th Int Conf Adj Ther Cancer, Tucson, 42 (abstract #30)
52. Weissbach L. Abschließende Daten der Bonner Therapiestudie, Stadium I. Im Druck.
53. Hoskin P, Dilly S, Easton D, et al (1986) Prognostic factors in stage I non-seminomatous germ-cell testicular tumors managed by orchiectomy and surveillance: implications for adjuvant chemotherapy. J Clin Oncol 4: 1031
54. Vugrin D, Chen A, Feigl P (1987) Long-term survival rates in the patients with stage I germ cell tumors of the testis (GCTT). Proc 5th Int Conf Adj Ther Cancer, Tucson, 43 (abstract #31B)
55. Carter SK (1979) A perspective on adjuvant chemotherapy of testicular cancer. J Cancer Res Clin Oncol 95: 1
56. Maier JG, Van Buskirk K (1970) Treatment of testicular germ cell malignancies. JAMA 213: 97
57. Williams C (1977) Current dilemmas in the management of non-seminomatous germ cell tumors of the testis. Cancer Treat Rev 4: 275
58. Pizzocaro G, DePalo G, Milani A, et al (1977) Adjuvant chemotherapy related to prognostic subgroups in stage II testicular carcinoma. Proc ASCO 18 (abstract #C-471)
59. Hartlapp JH, Weissbach L, Bussar-Maatz R (1987) Adjuvant chemotherapy in nonseminomatous testicular tumour stage II. Int J Androl 10: 277
60. Vugrin D, Chen A, Feigl P (1987) Long-term survival rates in stage II germ cell tumors of the testis (GCTT). Proc 5th Int Conf Adj Ther Cancer, Tucson, 42 (abstract #31A)
61. Dewar JM, Spagnolo DV, Jamrozik KD, et al (1987) Predicting relapse in stage I nonseminomatous germ cell tumours of the testis. Lancet i: 454
62. Williams SD, Birch R, Einhorn LH, et al (1987) Treatment of disseminated germ-cell tumors with cisplatin, bleomycin and either vinblastine or etoposide. N Engl J Med 316: 1435

63. Javadpour N (1978) Biologic tumor markers in the management of testicular and bladder cancer. Urology 12: 177
64. Tesoro-Tess JD, Pizzocaro G, Zanoni F, et al (1985) Lymphangiography and computerized tomography in testicular carcinoma: how accurate in early stage disease? J Urol 133: 967
65. Einhorn LH, Williams SD, Mandelbaum I, et al (1981) Surgical resection in disseminated testicular cancer following chemotherapeutic reduction. Cancer 48: 904
66. Aiginger P, Schwarz HP, Kuzmits R, et al (1983) HLA-A, B, C and DR antigens and testicular cancer: a prospective study. Proc AACR 24: 190
67. Aiginger P (1983) HLA-Antigene und maligne Hodentumoren. In: Aiginger P (Hrsg) Neue Aspekte in der Klinik und Fortschritte in der Chemotherapie der malignen Hodentumoren. Facultas, Wien, S 31
68. Aiginger P (1983) Chemotherapie bei Patienten mit malignen Hodentumoren; eigene Ergebnisse. In: Aiginger P (Hrsg) Neue Aspekte in der Klinik und Fortschritte in der Chemotherapie der malignen Hodentumoren. Facultas, Wien, S 41
69. Samuels ML, Lanzotti VJ, Holoye PY, et al (1976) Combination chemotherapy in germinal cell tumours. Cancer Treat Rev 3: 185
70. Einhorn LH, Williams SD (1980) Chemotherapy of disseminated testicular cancer – a random prospective study. Cancer 46: 1339
71. Vugrin D, Herr HW, Whitmore WF, et al (1981) VAB-6 combination chemotherapy in disseminated cancer of the testis. Ann Intern Med 95: 59
72. Peckham MJ, Barrett A, Liew KH, et al (1983) The treatment of metastatic germ-cell testicular tumours with bleomycin, etoposide and cis-platin (BEP). Br J Cancer 47: 613
73. Steurer G, Kuzmits R, Pavelka M, et al (1985) Vinblastine induced thrombocytopenia during polychemotherapy of disseminated testicular cancer. Blut 51: 172
74. Williams S, Einhorn L, Greco A, et al (1985) Disseminated germ cell tumors: a comparison of cisplatin plus bleomycin plus either vinblastine (PVB) or VP-16 (BEP). Proc ASCO 4: 100 (abstract #C-390)
75. Samson MK, Fischer RL, Stephens RL, et al (1981) Vinblastine, bleomycin and cis-diamminedichloroplatinum in disseminated testicular cancer: response to treatment and prognostic correlations – a SWOG study. Eur J Cancer 16: 1359
76. Scheulen ME, Niederle N, Höffken K, et al (1985) Ifosfamide/MESNA (IF/M) alone or in combination with etoposide (IF/M+E): salvage therapy for patients with metastasized nonseminomatous testicular cancer (NSTC). Proc ASCO 4: 97 (abstract #C-379)
77. Trump DL, Hortvet L (1985) Etoposide and very high dose cisplatin: salvage therapy for patients with advanced germ cell neoplasms. Cancer Treat Rep 69: 259
78. Wheeler BM, Loehrer PJ, Williams SD, et al (1986) Ifosfamide in refractory male germ cell tumors. J Clin Oncol 4: 28
79. De Vita Jr VT (1983) The relationship between tumor mass and resistance to chemotherapy. Implications for surgical adjuvant treatment of cancer. Cancer 51: 1209
80. Goldie JH, Coldman AJ, Gudauskas GA (1982) Rationale for the use of alternating noncross-resistant chemotherapy. Cancer Treat Rep 66: 439
81. Aiginger P, Schwarz HP, Kuzmits R, et al (1982) Ifosfamide and cisplatinum in testicular tumour patients resistant to vinblastine-bleomycin-cisplatinum. Proc 13th Int Cancer Congr, Seattle, PPS-28: 180 (abstract #1014)
82. Kuzmits R, Ludwig H, Aiginger P (1988) Ergebnisse mit dem Standard BVP-Therapieprotokoll und mit sequentiell alternierender BVP-EIP Therapie bei Patienten mit ausgedehnt metastasierten Hodentumoren („Bulky disease"). Tumor Diagnostik & Therapie 9: 33

83. Donohue JP, Einhorn LH, Williams SD (1980) Cytoreductive surgery for metastatic testis cancer: considerations of timing and extent. J Urol 123: 876
84. Tiffany P, Morse MJ, Bosl G, et al (1986) Sequential excision of residual thoracic and retroperitoneal masses after chemotherapy for stage III germ cell tumors. Cancer 57: 978
85. Kühböck J, Kuzmits R, Ludwig H, et al (1986) Resection of residual tumour after chemotherapy in testicular cancer: observation and late relapse. Blut 53: 132
86. Kuzmits R, Ludwig H (1986) Late relapse in testicular cancer from a residual tumour. Lancet i: 1207
87. Vugrin D, Whitmore WF (1984) The VAB-6 regimen in the treatment of metastatic seminoma. Cancer 53: 2422
88. UICC (1979) TNM-Klassifikation der malignen Tumoren, 3. Aufl. Springer, Berlin Heidelberg New York, S 118
89. Höffken K, Schmidt CG (1977) Klassifikation und Stadieneinteilung der Hodentumoren. Deutsch Med Wochenschr 102: 249
90. Aiginger P (1983) Einteilung der Hodentumoren. In: Aiginger P (Hrsg) Neue Aspekte in der Klinik und Fortschritte in der Chemotherapie der malignen Hodentumoren. Facultas, Wien, S 8

Bronchuskarzinom

O. Kokron

Einführung

Der vorliegende Beitrag befaßt sich mit der derzeitigen Situation beim Bronchuskarzinom aus der Sicht des internistischen Onkologen. Er entspricht dem Vortrag zum gleichen Thema im Rahmen des Fortbildungskurses für klinische Onkologie. Das Hauptaugenmerk wird der therapeutischen Situation dieses Tumors gewidmet. Ätiologische, diagnostische und klinische Aspekte werden nur insoweit erwähnt, als sie für die Fragen der Prophylaxe und Therapie von Bedeutung sind. Eine weitere Einschränkung betrifft die Tumorarten. Da kleinzellige, Pflasterzell-, großzellige und Adeno-Karzinome zusammen etwa 95% aller Lungentumoren repräsentieren, werden sie hier allein berücksichtigt. Ein Eingehen auch auf die anderen seltenen Lungentumorformen würde über den Rahmen dieser Fortbildung hinausgehen.

Ätiologie und Epidemiologie

Im Lungenorgan finden wir eine große Vielfalt an primären Tumoren, die sich in ihrem biologischen Verhalten und klinischen Verlauf zum Teil beträchtlich voneinander unterscheiden. Da in manchen epidemiologischen Studien das Bronchuskarzinom als Einheit aufgefaßt wird, müssen die Ergebnisse differenziert betrachtet werden. Global kann zunächst gesagt werden, daß der Lungenkrebs in mehr als 35 Ländern die häufigste Krebserkrankung darstellt. Die höchsten Inzidenzraten für den Mann finden wir in Europa, Nordamerika und Australien mit 61–76 auf 100.000 Einwohnern. Eine dramatische Steigerung der Mortalitätsrate wurde zwischen 1960 und 1980 registriert: 76% für den Mann und 135% für die Frau.

Diese zunehmende Häufigkeit wird nicht nur in den westlichen Industrieländern, sondern auch in Asien und in den Entwicklungsländern registriert. Diese Tumorart war noch zu Beginn dieses Jahrhunderts selten. Heute ist das Bronchuskarzinom eine Erkrankung höherer Altersstufen. In unserem Kranken-

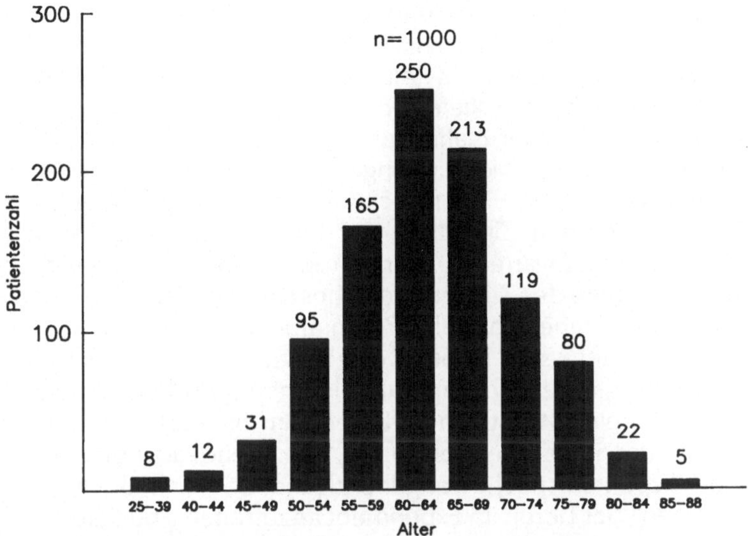

Abb. 1. Altersverteilung bei Patienten mit Bronchuskarzinom (Stichprobenentnahme 29. 1. 1959–16. 11. 1965): 1000 aufeinanderfolgende Patienten mit morphologisch gesichertem Bronchuskarzinom

gut bilden die 60- bis 64jährigen mit 25% aller Fälle die größte 5-Jahresgruppe (Abb. 1). Es wäre nun zu erwarten, daß in Populationen mit höherer Lebenserwartung auch höhere Todesraten zu finden sind, bzw. daß die zunehmende Lebenserwartung unserer Bevölkerung die Häufigkeitszunahme erklärt [4]. Daß diesem Faktor aber keine vorrangige Bedeutung zukommt, zeigen zum Teil beträchtlich abweichende Inzidenzraten zwischen Ländern mit ähnlicher Lebens- erwartung und Altersstruktur der Bevölkerung. Österreich finden wir unter den 10 Ländern mit der höchsten Inzidenz an Bronchuskarzinomen (Tabelle 1). Der ätiologische Hauptfaktor für die Entstehung der sogenannten Reizformen des

Tabelle 1. Bronchuskarzinom: Altersspezifische Inzidenz per 100.000 Einwohner (aus Silverberg und Lüben [66])

Land	Männer	Frauen
Schottland	83,9	17,1
England und Wales	73,7	14,8
Holland	70,6	4,4
Belgien	67,5	5,6
Tschechoslowakei	66,4	5,5
Finnland	64,4	4,2
Luxemburg	54,1	3,8
Nordirland	53,0	11,0
Österreich	51,8	7,0
USA	51,2	12,2

Bronchuskarzinoms (Pflasterzell- und undifferenzierte Karzinome) ist das Tabakrauchen. Das Risiko, an Bronchialkarzinom zu erkranken, ist der Totalzahl gerauchter Zigaretten proportional (Alter bei Beginn, Dauer, Gesamtzahl der Zigaretten) sowie der Inhalationstiefe und dem Teergehalt [56]. In einer Studie der American Cancer Society über 7 Jahre an 200.000 Interviewten unter Auswertung von 12.000 Todesfällen ergab sich ein Lungenkrebs-Risiko von 3,4 auf 100.000 Einwohner für den Nichtraucher, 51,4 für schwache Raucher, 143,9 für Raucher von einem bis zwei Päckchen Zigaretten pro Tag und 217,3 für noch stärkere Raucher. Der Faktor für Zigarrenraucher betrug 11,4 und für Pfeifenraucher 28,1 [46]. Hauptkarzinogene des Zigarettenrauches sind der Teer als Tumorinitiator, Benzpyrene, Nitrosamine, Phenole, Polonium-210, Nickel- und Cadmiumbestandteile u. a. Interessant ist auch der Vergleich mit Lungentumoren bei unseren Haustieren. Bei Hund und Katze können grundsätzlich die gleichen Tumortypen wie beim Menschen auftreten. Am häufigsten finden wir aber, auch bei den in der Stadt lebenden Tieren, das Adenokarzinom. Die Gesamtverteilung der Typen entspricht weitgehend jener des Nichtrauchers, während die „Reiztumoren" bei Tieren im Experiment anzutreffen sind (Rauchmaschine) [22, 70]. Im eigenen Krankengut wurden 1074 Patienten mit Adenokarzinom der Lunge bezüglich Raucheranamnese untersucht und mit einer Stichprobenentnahme anderer Tumortypen verglichen. Der Unterschied zwischen Adeno- und Nichtadenokarzinomen ist sowohl bei Männern wie bei Frauen bei Vergleich der Rauchgewohnheiten signifikant (Abb. 2). Man nimmt an, daß in Ländern mit weitverbreiteter Rauchgewohnheit etwa 80–90% der Bronchuskarzinom-Todesfälle auf das Rauchen zurückzuführen sind [69]. Von geringerer Bedeutung, aber für bestimmte Berufsgruppen wesentlich, sind spezifische

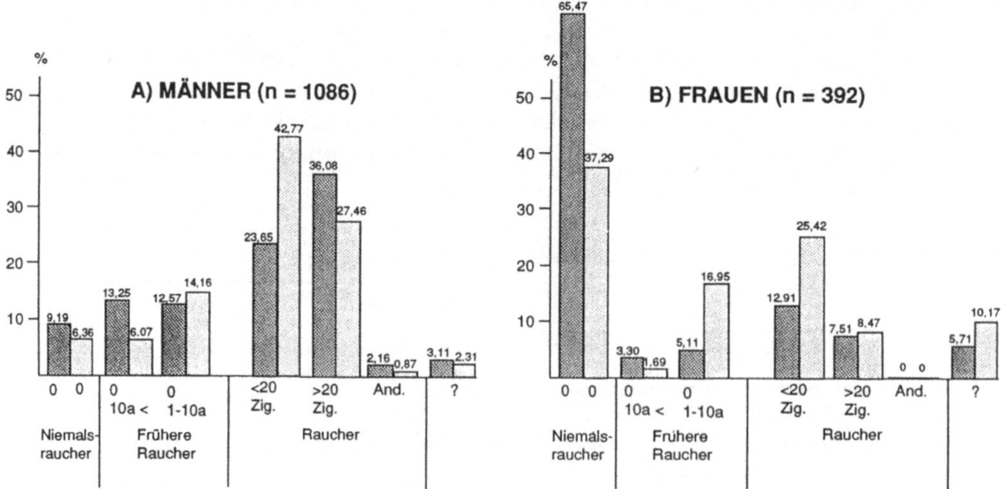

Abb. 2. Raucheranamnese bei Patienten mit Bronchuskarzinom. Vergleich:

Adenokarzinome (n = 1074)
Nicht-Adenokarzinome (n = 405)

Noxen, die als krebsspezifische Arbeitsstoffe aufzufassen sind. Acht von ihnen sind in der BRD im Berufskrankenrecht als potentielle Ursache arbeitsbedingter Bronchialkrebse anerkannt [20, 76]. Es sind dies: einige Asbestarten („Asbest-Lungenkrebs"), Arsenverbindungen („Arsen-Lungenkrebs"), Chrom-VI-Verbindungen („Chromat-Lungenkrebs"), Dichlordiethylsulfide („Lost-Lungenkrebs"), Haloaether („BCNE-Lungenkrebs"), ionisierend strahlende Stoffe („Schneeberger Lungenkrebs"), Nickelmetalle („Nickel-Lungenkrebs"), polyzyklische aromatische Kohlenwasserstoffe („PAH-Lungenkrebs"). Weitere individuelle Faktoren der Lungenkrebsentstehung: genetische Disposition, gezeigt am überproportionalen Risiko bei Verwandten 1. Grades [52], Ernährungsgewohnheiten, Medikamentenverbrauch, bakterielle/virale Infekte, individuelle Enzymausstattung u. a. Auch erniedrigte Vitamin A-Serumspiegel wurden für die Tumorentstehung verantwortllich gemacht [3, 7]. Menkes zeigte Beziehungen zwischen Serum-Betakarotin, Vitamin E und Selen einerseits und Bronchuskarzinom andererseits [48]. Auch das Retinol-bindende Protein ist bei den Patienten erniedrigt [49].

Histologische Klassifikation

Im Jahre 1924 wurde durch Marchesani erstmals eine systematische histologische Klassifikation der Lungentumore vorgenommen [47]. Obwohl sie nur auf einer kleinen Fallzahl aufbaute, war diese Einteilung in 4 Typen relativ gut brauchbar und wurde durch Jahrzehnte angewandt. Basierend auf den Arbeiten von Kreyberg [41] erfolgte dann die histologische Klassifikation durch die WHO 1981 [77]. Im Vergleich dazu zeigt die Klassifikation durch die Österreichische Gesellschaft für Pathologie [78] gewisse Unterschiede (Tabelle 2). Für das kleinzellige Bronchuskarzinom wird in neuerer Zeit die gesonderte Erfassung mit dem Karzinoid als Neuroendokrine Tumoren vorgeschlagen (Tabelle 3) [72]. In der internistischen Tumortherapie wird auch die einfache Trennung in kleinzellige (SCLC) und nicht-kleinzellige Formen (NSCLC) angewendet. Diese Nomenklatur sollte aber nur in gröberen Übersichten vorkommen. Im Einzelfall ist die Zelltypenbestimmung leider nicht von jener Eindeutigkeit, wie sie der Kliniker erwarten würde. In unserem Krankengut der Jahre 1976 bis 1979 lag bei 946 morphologisch gesicherten Bronchuskarzinomen in 164 Fällen (17,3%) mehr als eine Zelltypenangabe pro Patienten vor (in 134 Fällen 2 Typen, in 27 Fällen 3 Typen, in 3 Fällen 4 Typen). Salzers Vorwurf eines „Fiaskos der Klassifizierung" [61] wird heute von den Pathologen zurückgewiesen [79]. Er sollte auch nicht als Kritik an der Arbeit des Pathologen aufgefaßt werden. Es muß z.B. deren Individualentscheidung überlassen bleiben, ob sie die Benennung eines Tumors nach dem überwiegenden Zellbild, der reifsten gefundenen Zelle oder den unreifsten Anteilen durchführen. Die endgültige Diagnose wird aber auch erschwert durch Mischformen, Unterschiede im Aufbau zwischen Primärtumor und Metastase, Typenwandel im Verlaufe einer Chemo- oder Strahlentherapie, nicht repräsentatives Untersuchungsmaterial u. a. Zur lichtmikroskopischen Differenzierung kamen nun in den letzten Jahren die immunhistochemische, elektronenmikroskopische, impulszytophotometrische und jene durch

Tabelle 2. Histologische Klassifikation des Bronchuskarzinoms

WHO (1981) [77]	ICD-O snomed	Österr. Ges. für Pathologie (1984) [78]
1. Squamous cell carcinoma	8070/3	1. Plattenzellkarzinom
A. Spindle cell (Squamous) carcinoma	8074/3	A. Variante: Spindelzelliger Typ
2. Small cell carcinoma	8041/3	2. Kleinzelliges Karzinom
A. Oat cell carcinoma	8042/3	A. Oat cell Karzinom
B. Intermediate cell type	8043/3	B. Intermediärzelliger Typ
C. Combined oat cell carcinoma	*	C. Kombiniert kleinzellig
3. Adenocarcinoma	8140/3	3. Adenokarzinom
A. Acinar adenocarcinoma	8550/3	A. Azinar-tubulär
B. Papillary adenocarcinoma	8260/3	B. Papillär
C. Bronchiolo-alveolar carcinoma	8250/3	C. Bronchiolo-alveolär
D. Solid carcinoma with mucus formation	8230/3	D. Solid mit Schleimbildung
4. Large cell carcinoma	8012/3	4. Großzelliges Karzinom
A. Giant cell carcinoma	8031/3	A. Riesenzelliger Typ
B. Clear cell carcinoma	8310/3	B. Klarzelliger Typ
5. Adenosquamous carcinoma	8560/3	5. Adenosquamöses Karzinom
6. Carcinoid tumour	8240/3	
7. Bronchial gland carcinoma		
A. Adenoid cystic carcinoma	8200/3	6. Adenoid-zystisches Karzinom
B. Mucoepidermoid carcinoma	8430/3	
C. Others		
8. Others		7. Andere Formen

* Mehrfach-Kodierung

Tabelle 3. Neuroendokrine Tumoren (nach Paladugu et al. [54] und Tison et al. [72]

1. Karzinoid (KCC-I)
   (Argyrophilie, Dense-core Granula, gute Prognose)
2. Atypisches Karzinoid (KCC-II)
   (Nekrosen, Mitosen, atypische Nuclei)
3. Kleinzelliges Bronchuskarzinom (KCC-III):
   a) intermediär (70–90%)
   b) klein- und großzellig (20%)
   c) kombiniert mit Pflasterzell- oder Adenokarzinom (15–30%)
   d) oat-cell (ischämische Variante von a?)

KCC Kulchitzky cell carcinoma

Marker. Die Eindeutigkeit der Zelltypenbestimmung hat aber keineswegs zugenommen. Dem Therapeuten muß geraten werden, bei Widerspruch zwischen angegebener Zelltype und biologischem Verhalten des Tumors (Tumorantwort) die Strategie neu zu überdenken (andere Zelltype?).

Diagnostik und Stadieneinteilung

Die Ansprüche an den Untersuchungsgang bei der Ersterfassung eines Bronchuskarzinoms sind hoch. Verlangt wird die Tumorverifizierung, die Zelltypenbestimmung und möglichst genaue Stadienbestimmung. Vordringlich ist die Frage der Operabilität. Ist diese nicht mehr gegeben, muß an Hand der erhobenen Daten entschieden werden, ob eine andere Behandlungsform indiziert ist. Im Falle einer Chemotherapie ist das Vorhandensein eines diagnostischen Führungsparameters (Röntgen, bronchoskopischer Befund, Marker u. a.) zu verlangen. Das Prinzip sollte stets sein, mit möglichst kleinem Aufwand und ohne unnötigen Zeitverlust die individuelle Fragestellung zu beantworten. Zeitverlust wiegt schwer bei kleinzelligem Bronchuskarzinom und bei operablen Fällen. Im allgemeinen umfaßt der primäre Untersuchungsgang: Anamnese, klinische Untersuchung, Thorax-Röntgen a.p. und seitlich, Tomographie, Bronchoskopie, Standardlaborwerte und Tumor-Marker. Ob beispielsweise bei peripherem Tumorsitz die Diagnosesicherung durch das flexible Bronchoskop oder durch transthorakale Punktion erfolgt, hängt auch von der jeweils besseren Beherrschung der einen oder anderen Technik ab. Auch die Wahl des bildgebenden Verfahrens ist nicht ohne weiteres zu schematisieren. Zum Nachweis von Hiluslymphomen ist die Treffsicherheit der konventionellen Tomographie der CT überlegen (82% gegenüber 76%). Mediastinale Lymphome werden aber in der CT besser dargestellt [25]. Weitere Vorteile der Computertomographie (CT) sind die bessere Planung des bioptischen Zuganges, bessere Darstellung von Nebennierenmetastasen u. a. In bestimmten Situationen bieten auch Ultraschall und Kernspintomographie (MRI) Vorteile. Die MRI ist teuer und wird derzeit nur in ausgewählten Fällen eingesetzt. In der Pneumologie hat sie zwei prinzipielle Probleme zu überwinden: die Bewegungsartefakte und die geringe Protonendichte des Gewebes [74]; von Vorteil ist die höhere Kontrastwiedergabe im Mediastinalbereich und bessere Differenzierung zwischen Tumor und peritumoralen Infiltraten. Die Mediastinoskopie wird heute nur mehr selektiv eingesetzt. Ähnliches gilt für die Beckenkammpunktion (nur bei kleinzelligen und Adeno-Karzinomen zu empfehlen) [23], für die Perfusions- und Galliumszintigraphie, die Angiographie und noch mehr für die diagnostische Thorakotomie. Die Tumor-Marker haben zunehmend an Bedeutung gewonnen; vor allem das carcino-embryonale Antigen (CEA), die neuronspezifische Enolase (NSE), das Calcitonin, eventuell auch das tissue polypeptide antigen (TPA) u. a. [51].

Keiner dieser Tumor-Marker ist zwar tumorspezifisch und von großer Bedeutung für Screening und Diagnostik, jedoch hilfreich für das Staging und die Prognosebeurteilung. Die wesentliche Bedeutung liegt bei der Therapiebeurteilung und Verlaufskontrolle. Abschließend sei wiederholt, daß es im Einzelfall durchaus sinnvoll sein kann, auf einzelne Untersuchungen zu verzichten, beispielsweise wenn die erweiterte Diagnostik zu keiner praktischen Konsequenz führt.

Die anatomische Ausbreitung des Tumors ist ein wesentlicher Faktor für die Beurteilung der Operabilität, der Prognose und für die Vergleichbarkeit von Daten verschiedener Patienten untereinander. Ein früher Vorschlag zur Stadieneinteilung liegt bereits 1951 von Salzer vor [62]. Es folgten verschiedene Verbesserungsvorschläge, so durch die deutsche Röntgengesellschaft 1962 [40], das American Joint Committee on Cancer Staging [11] sowie seit 1966 die mehrfach modifizierte TNM-Klassifikation der UICC. Seit 1. 1. 1987 liegt eine neue Fassung vor, die bereits breite Akzeptanz gefunden hat [29]. Im Unterschied zur vorhergehenden Version sind TNM und pTNM bei unterschiedlichem Sicherungsgrad identisch definiert. Außerdem ist nun Vergleichbarkeit mit der einfachen Limited-Extensive-Klassifikation (Tab. 4) gegeben. Das neue System hat 2 T-Stufen der ipsilateralen pulmonalen Ausbreitung und 2 extra-pulmonale Stufen. Bei Mo-Fällen hat die T-Klassifikation signifikant prognostische Bedeutung. Die Lymphknoten-Beschreibung (N) hat direkten Einfluß auf die Operabilitätsbeurteilung. Abgeleitet vom TNM wird auch die in Abb. 3 dargestellte Stadieneinteilung verwendet. Die auf klinischer Symptomatik aufbauende Feinstein-Klassifikation [21] hat nur mehr historische Bedeutung. Die routinemäßige Stadienangabe setzt sich auch im klinischen Bereich zunehmend durch, besonders dort, wo standardisierte und/oder computerunterstützte Dokumentationssysteme eingeführt werden. Hingewiesen wird auf das Basis-Dokumentationsblatt des Arbeitskreises Bronchuskarzinom der Österreichischen Gesellschaft für Lungenerkrankungen.

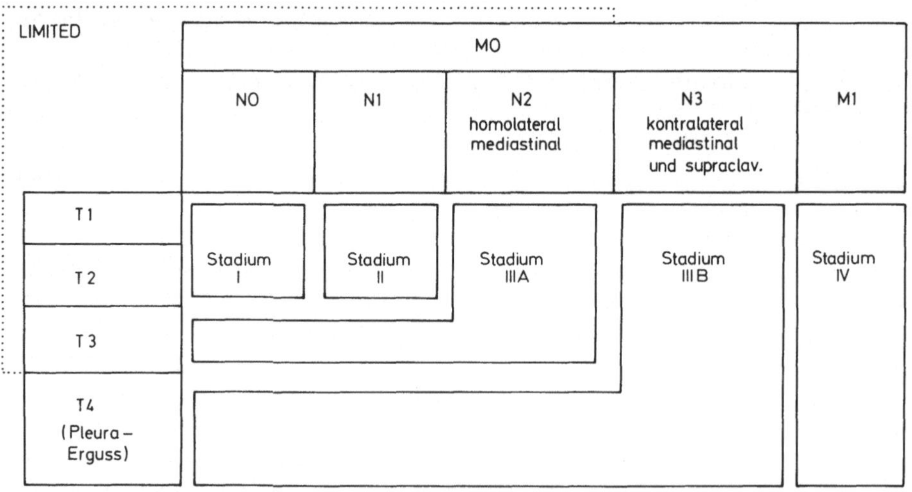

Abb. 3. Stadieneinteilung des Bronchuskarzinoms (UICC, IASLC, Jap. Cancer Soc., AJC, 1986) [29]

Tabelle 4. Stadieneinteilung des Bronchuskarzinoms (vor allem des kleinzelligen Bronchuskarzinoms)

VALCSG* 1965 (Hyde et al.) [32]	Modifikation (Diehl 1979)[15]
Limited Disease: Begrenzt auf Hemithorax einschließlich Mediastinum, Pleura, Brustwand und supraklavikulären Lymphknoten. Keine extrathorakalen Metastasen. Primärtumor und Metastasen müssen bei jedem Bestrahlungsfeld komplett einbezogen werden können.	Limited Disease: Begrenzt auf Hemithorax. Keine entscheidende Obstruktion. Kein Vena-cava-superior-Syndrom. Keine Recurrensparese.
Extensive Disease: Tumorausdehnung über den Hemithorax hinaus.	Extensive Disease: Befall beider Thoraxhälften und/oder Pleuraerguß und/oder Atelektase und/oder Vena-cava-superior-Syndrom. Recurrensparese. Supraklavikuläre Lymphknotenmetastasen.
* Veterans Administration Lung Cancer Study Group	Extrathorakale Ausbreitung: Fernmetastasen (Leber, Gehirn, Knochen, -mark).

Klinik und Lebensqualität

Die initiale Symptomatik des Bronchuskarzinoms ist wenig spezifisch. Deutlichere Hinweise auf ein Tumorleiden bedeuten in der Regel bereits fortgeschrittenes Krankheitsstadium. So kommt es, daß nur etwa 20% der Ersterfassungen operabel sind, und daß von diesen nur etwa 25%, d. h. nur 5% des Gesamtkollektives, 5 Jahre überleben.

Mit fortschreitender Erkrankung und bei vielgestaltiger Tumorentwicklung und Metastasierung wird die Symptomatik in weiterer Folge entsprechend vielgestaltig. Neben pulmonalen und extrapulmonalen Symptomen können auch typische sowie atypische Allgemeinsymptome beobachtet werden. Besonderes Augenmerk verdienen dabei die paraneoplastischen Syndrome, da sie nicht selten das erste Zeichen der Erkrankung sind. Bei Pflasterzellkarzinomen wird nicht selten eine Hyperkalzämie beobachtet, bei kleinzelligen auch ein Hypo- oder Hyperkortizismus. Relativ häufig ist die Osteoarthropathie, und zwar gerade als führendes Symptom der Erkrankung. Zu diesen Erscheinungen gehört auch die Thromboseneigung der Patienten. Nicht zuletzt muß aber die von uns noch wenig verstandene Erscheinung der Gewichtsabnahme bzw. Kachexie der Patienten erwähnt werden. Wir verstehen heute diese Veränderung als tiefgreifende Störung des Stoffwechsels („metabolisches Chaos") [12, 33, 71].

Die Summe der Krankheitssymptome, Stoffwechselstörungen und eventuelle Nebenwirkungen der Therapie beeinträchtigen naturgemäß die Lebensqualität des Patienten. Obwohl dieser Begriff klar zu sein scheint, gelingt es nur schwer und unvollkommen, die Lebensqualität des Patienten zu definieren. Eine gesicherte Methode zu ihrer Definition steht uns noch nicht zur Verfügung. Lediglich Teilaspekte (performance status, Körpergewicht) finden in der Klinik breite Anwendung, vor allem die KARNOFSKY-Skala [34, 50] bzw. die vereinfachte 5stufige ZUBROD-(WHO- und ECOG-) Skala [80]. Interessant ist eine aktuelle Studie von Hurny et al. [30], die beim kleinzelligen Bronchuskarzinom 3 Methoden zur Erfassung der Lebensqualität in einer randomisierten Studie prüft (LASA, GPD, Bfs). Hinzuweisen wäre ferner auf die EORTC-Study Group on Quality of Life mit einer derzeit laufenden Studie zur Erfassung der Lebensqualität bei Bronchuskarzinom-Patienten (Leitung bzw. Koordination für Österreich: A. Neiss und B. Pfausler, Institut für Biostatistik und Dokumentation der Universität Innsbruck).

Prophylaxe und Frühdiagnose

Mit einer Ausnahme ist es bisher nicht gelungen, anhand gewonnener Erkenntnisse beim Bronchuskarzinom vorbeugende Maßnahmen abzuleiten. Wie erwähnt, fand eine Reihe von Autoren eine negative Korrelation zwischen Vitamin A-Aufnahme mit der Nahrung und Bronchuskarzinom-Inzidenz, wobei nach Shekelle [65] Betakarotin und nicht das Vitamin A selbst von Bedeutung ist. Andere Autoren weisen auf die Bedeutung pflanzlicher Nahrung zur Bronchuskarzinomprophylaxe hin [10]. Beim Hamster kann die Krebsentstehung durch hohe Vitamin A-Gaben verhindert werden [28]. Es fehlte auch nicht an Versuchen, Vitamin A in hohen Dosen zur Behandlung des Bronchuskarzinoms einzusetzen [36].

Die Ergebnisse waren aber unbefriedigend, die Arbeiten methodisch überholt. Wir verstehen heute unter Chemoprävention, mit verschiedenen Stoffen durch Interferenz in die Phasen der Karzinogenese einzugreifen. Geprüft wurden neben Vitaminen und Spurenelementen (Betakarotin, Folate, Vitamin C, Selen) auch andere Substanzen. In einem NCI-Chemoprävention-Programm wurden beispielsweise neben einem Retinoid und Betakarotin auch Difluoromethylornithine, Oltipraz® und Natrium-Molybdat geprüft. Die vorläufigen präklinischen Daten lassen Hoffnungen zu, daß mit solchen Substanzen Karzinogene detoxiziert werden könnten. In diesem Zusammenhang muß aber betont werden, daß der Verzicht auf Tabakrauchen etwa 80% der heutigen Bronchuskarzinomfälle erst gar nicht entstehen ließe. Diesen Wirkungsgrad werden wir auf längere Sicht mit keiner der prophylaktischen oder therapeutischen Methoden erreichen. Trotz der enttäuschenden Resultate der meisten Raucherkampagnen sollten die Zusammenhänge zwischen Zigarettenrauchen und Bronchuskarzinom von den Ärzten immer wieder aufgezeigt werden. Die sekundäre Prävention in Form eines allgemeinen Screening der Bevölkerung ist kaum realisierbar, die Ergebnisse bisheriger Programme enttäuschend. In einer

Umfrage der WHO sprachen sich übrigens Chirurgen, Internisten, Strahlentherapeuten und Pathologen überwiegend für ein solches Screening aus, Epidemiologen und Pneumologen aber dagegen [68].

Therapie des kleinzelligen Bronchuskarzinoms

Es wurde bereits darauf hingewiesen, daß die Trennschärfe zwischen dem kleinzelligen Bronchuskarzinom und den anderen Zelltypen bei der morphologischen Diagnostik nicht immer so eindeutig ist, wie der Kliniker es erwarten würde. Da das kleinzellige Bronchuskarzinom eine völlig andere Behandlungsstrategie verlangt, ergeben sich für den Kliniker Probleme bei Vorliegen von Mischformen und bei Diskrepanzen zwischen Zelltypenangabe einerseits und biologischem Verhalten eines Tumors andererseits, also dem Verdacht auf Vorliegen einer anderen Tumortype. Für das kleinzellige Bronchuskarzinom sind charakteristisch ein schnelles, häufig zentrales Wachstum, frühe haematogene Metastasierung, ein bestimmtes Markerprofil [51] und eine relativ hohe Strahlen- und Chemosensibilität. Noch etwa 1970 wurde dieser Tumor bei noch bescheidenen Erfolgen einer Monochemotherapie in Frühstadien operiert, in späteren Stadien vielfach einer konventionellen Thoraxbestrahlung unterzogen. In den siebziger Jahren wurde erkannt, daß Polychemotherapien einer Monotherapie überlegen sind und die Kombination von Strahlen- + Chemotherapie die Effekte steigern kann [5]. Viele Chirurgen lehnten die Operation mit der Begründung ab, daß es sich bei dieser Tumorart um eine systemische Erkrankung handle. Die Wiener Thoraxchirurgie hatte sich dieser Meinung nie angeschlossen [13]. Heute herrscht wieder Übereinstimmung, daß beim kleinzelligen Bronchuskarzinom das interdisziplinäre Vorgehen unter Einschluß der Chirurgie anzustreben ist. Es ist aber immer noch Aufgabe von Untersuchungen und Studien, eine optimale Abfolge von Chemotherapie, Strahlen- und Chirurgie zu erarbeiten. In Tabelle 5 sind die Publikationen über chemotherapeutische Strategien der 5. World Conference on Lung Cancer (28. August bis 1. September 1988 in Interlaken) aufgelistet sowie die Beurteilung des eingesetzten Verfahrens durch die Autoren. Es zeichnet sich kein eindeutiger Trend zur Bevorzugung eines dieser Verfahren ab. Durch einige Berichte werden sogar derzeit akzeptierte Regeln in Frage gestellt. Dazu gehören günstige Behandlungserfolge durch Monotherapie (Etoposid) [9, 67] sowie vorteilhafte Einsätze einer niedrig dosierten Chemotherapie. Scher et al. [63] berichten über eine alternierende Polychemotherapie in reduzierter Dosierung, kombiniert mit einer fraktionierten Strahlentherapie im Stadium limited disease; die Ansprechrate ist ähnlich jener einer früheren höherdosierten Chemotherapie bei deutlich verringerter Toxizität der Behandlung. Die während dieses Kongresses am häufigsten besprochene Kombination betrifft jene von Chemotherapie + Strahlen. Nur in einer Studie wurde die Kombination von Chirurgie + Strahlen + Zytostatika untersucht. Im Hinblick auf die Variabilität der Verfahren überrascht es nicht, daß die angegebenen Ansprechraten auf Chemotherapie innerhalb der

Tabelle 5. Das kleinzellige Bronchuskarzinom: Publikationen über chemotherapeutische Strategien

	Zahl der Arbeiten	Beurteilung durch Autor(en) Positiv	±	Negativ	Unklar
A. Präparatewahl:					
Monochemotherapie	3	2	–	1	–
Diverse Polychemotherapie	9	5	2	2	–
Individuelle CT	1	1	–	–	–
Synergismen – Antagonismen	1	–	–	1	–
New Drugs (7)	24	12	7	5	–
B. Zugang:					
Intra-arterielle CT	2	2	–	–	–
Intra-pleurale CT	1	1	–	–	–
C. Dosis:					
„Milde" CT	4	4	–	–	–
Hochdosierte CT	7	2	–	5	–
Intensive Kurzzeit-CT	1	–	–	1	–
Aggressive Induktions-CT	2	2	–	–	–
Late Intensification	1	–	–	1	–
D. Dauer:					
Kurz- vs. langdauernde CT	1	–	–	1	–
Erhaltungstherapie	5	–	1	3	1
E. Timing:					
Fraktionierte CT	2	2	–	–	–
Sequentiell-alternierend	13	8	2	3	–
First + Second Line – CT	3	–	1	2	–
Chronopharmakokinetik	1	–	–	–	1
F. Kombinationen:					
CT + andere Pharmaka	3	–	–	1	2
CT + Immuntherapie	4	–	–	–	4
CT + Strahlen	22	8	3	5	6
CT + Chirurgie	7	1	3	–	3
CT + Chirurgie + Strahlen	1	1	–	–	–
CT + Niedervoltstrom	1	1	–	–	–
Summe	121	52	21	31	17

CT Chemotherapie

Publikationen ebenfalls stark variieren (Tabelle 6). Ebenso zeigen die medianen Überlebenszeiten (22 Arbeiten mit 2935 Patienten) eine Spannweite von 20–82 Wochen (Tabelle 7). In einem zusammenfassenden Bericht dieses Kongresses wird die derzeit aktuelle bescheidene Heilungsrate mit 5–10% für limited disease auf 2 Jahre angegeben, für extensive disease 1–2%; nach weiteren 2 Jahren stirbt die Hälfte dieser Patienten am Tumor. Wenn wir von der Entwicklung

Tabelle 6. Bronchuskarzinom: Ansprechraten und -dauer auf Chemotherapie (44 Publikationen mit 4595 Patienten, IASLC)

	Anzahl Arbeiten	Anzahl Patienten	Ansprech-Rate (%)	Komplette Remission (%)			Partielle Remission (%)			Mediane Remissions-dauer (Wochen)
				Alle	Limited	Extensiv	Alle	Limited	Extensiv	
Kleinzellig	23	2731	33–100 Med: 74	0–51 Med: 18	7–72 Med: 68	14–43 Med:27	16–80 Med: 44	4–47 Med: 35	10–57 Med: 43	6,2–54
Nicht kleinzellig	21	1864	5–82 Med: 33	0–14 Med: 4,7	–	–	10–70 Med: 28	–	–	7–99

Tabelle 7. Überlebenszeit von Patienten mit Bronchuskarzinom unter Chemotherapie (42 Publikationen mit 5566 Patienten, IASLC)

	Anzahl Arbeiten	Anzahl Patienten	Mediane Überlebenszeit (Wochen) Alle	Limited	Extensiv	Frühtodesfälle
Kleinzellig	22	2935	20–82	8–80	0–54	20/303
Nicht kleinzellig	20	2631	9–146	–	–	4/98

neuerer Verfahren absehen, scheint eine wesentliche Änderung der derzeitigen Situation nur durch Änderung der Gesamtstrategie erreichbar. Das chemotherapeutische Hauptproblem dabei ist nicht die Induktion der primären Remission, sondern die Beherrschung des unvermeidlichen (?) Rezidivs. In neuen experimentellen Ansätzen wird versucht, dem Problem der Resistenz beizukommen [27]. Das Phänomen der Chemoresistenz bzw. der Entwicklung von Mutanten ist primär eine Eigenschaft der Normalzelle. Wir kennen noch zu wenig jene Unzahl von Kombinationseffekten, die unter zytostatischer Therapie auf Normalzellpopulationen einerseits und Tumorzellen andererseits zustandekommen. Dabei scheinen auch Enzymsysteme eine Rolle zu spielen (Topoisomerase II, Glutathionetransferase).

Insgesamt finden wir also beim kleinzelligen Bronchuskarzinom die paradoxe Situation, daß trotz Operabilität früher Stadien sowie hoher Strahlen- und Chemosensitivität die Gesamtergebnisse mehr als unbefriedigend sind. Es ist uns bisher nicht gelungen, überzeugende interdisziplinäre Strategien zu entwerfen. Bezüglich Chemotherapieauswahl wird auf die entsprechende Literatur verwiesen [16, 64].

Therapie der nicht-kleinzelligen Formen

Die Bezeichnung „nicht-kleinzelliges Bronchuskarzinom" wurde von internistischen Onkologen wegen der Gemeinsamkeit einer geringen Strahlen- und Chemosensibilität geprägt. Wir müssen uns aber im klaren darüber sein, daß es sich um eine sehr heterogene Tumorpopulation handelt. Im wesentlichen sind das mehrere Ausprägungsformen des Pflasterzell- und des Adenokarzinoms, daneben aber auch eine größere Zahl seltener Lungentumoren. Da diese Tumoren ein sehr unterschiedliches biologisches Verhalten zeigen, muß für die tägliche Praxis abgeraten werden, therapeutisch einheitlich im Sinne eines „non small-cell lung cancer" vorzugehen. Dort, wo wir bei diesen Tumoren bereits therapeutisch effektiv sind, können wir auch typenspezifische Unterschiede feststellen. So hat Mitoxantron keine wesentliche Effektivität beim Pflasterzellkarzinom [24], jedoch sehr wohl in der Behandlung des Adenokarzinoms [37]. Ähnliche Differenzen werden bei der

Strahlentherapie beobachtet [1, 55]. Es fällt auch auf, daß die Ansprechraten auf Chemotherapie bei gesamthafter Betrachtung dieser Tumorgruppe besonders stark variieren, ebenso die angegebenen Überlebenszeiten (Tabellen 6 und 7).

Bei diesen Tumoren ist die Operabilität in der Primärdiagnostik von zentraler Bedeutung. Etwa 20% aller Resezierten und 40% aller resezierten Frühfälle überleben die 5-Jahresgrenze [13]. Im Gegensatz dazu wird die 5-Jahres-Überlebensrate bei alleiniger Strahlentherapie mit 5% angegeben. In einer prospektiv randomisierten Studie der Radiation Therapy Oncology Group [55] an 551 Patienten wird gezeigt, daß bessere Tumorkontrolle beim Adenokarzinom und großzelligen als beim Pflasterzellkarzinom erreichbar ist; die Inzidenz an Fernmetastasen beträgt aber 75–80% mit höheren Raten für Adeno- und großzellige Karzinome. Voraussetzung für eine längere Überlebenszeit dieser Patienten wäre eine wirksame systemische Tumortherapie. So ist es verständlich, daß die Initiative für eine Strahlen-Chemotherapie auch von den Strahlentherapeuten ausgeht [2]. Im Rahmen der zitierten Lung Cancer-Konferenz ist die kombinierte Strahlenchemotherapie mit 21 von 112 Arbeiten am stärksten vertreten. Die bisherigen Studien zeigen aber keine große Rolle der Chemotherapie als Zugabe zur Strahlenbehandlung.

Allerdings sind noch mehrere methodische Fragen ungelöst: der Stellenwert einer multifraktionierten Radiotherapie, der alternierenden Radiochemotherapie und der kleindosierten Radiotherapie, kombiniert mit Chemotherapie. Verlangt werden muß die quantitative Erfassung der Strahlentoxizität auf Lunge und Oesophagus sowie eine bessere Erfassung der Lebensqualität. „Es ist noch alles offen" [2].

Der Stellenwert der aktuellen zytostatischen Therapie ist noch unklar. Wirklichen Gewinn hat nur der relativ kleine Anteil von Patienten mit objektiver Tumorremission. Eine Übersicht über einige ausgewählte Chemotherapieregime für die nicht-kleinzelligen Tumorformen zeigt Tabelle 8. Unter den neuen Substanzen sind bemerkenswert das Carboplatin und Lonidamine. Carboplatin zeigt bei deutlich niedrigerer gastrointestinaler, jedoch höherer Hämato-Toxizität ähnliche Wirkungen wie Cisplatin, ohne daß wir aber derzeit gültige Vergleiche anstellen können. Durch Lonidamine konnten beim Pflasterzellkarzinom in 16% objektive Remissionen erreicht werden [38]. Der Wirkungsmechanismus geht dabei nicht über die Zellteilung und DNS, sondern über eine Beeinträchtigung des Zell-Energiestoffwechsels (Mitochondrien-Alteration). Hämatotoxizität und Schädigung parenchymatöser Organe fehlen fast vollständig. Damit ist gute Kombinationsfähigkeit mit anderen Zytostatika gegeben. Entsprechende Untersuchungen sind im Gange.

Zusammenfassend kann gesagt werden, daß derzeit keine Standardempfehlung zur Behandlung des Pflasterzellkarzinoms und Adenokarzinoms der Lunge möglich ist. Das Therapieziel ist im Einzelfall palliativ. Das verlangt von uns die Vermeidung toxischer Behandlungsregime, damit als Behandlungsergebnis ein vernünftiger Kompromiß zwischen Tumorremission, erreichter Lebensdauer und Lebensqualität zustandekommt.

Tabelle 8. Nicht-kleinzellige Formen des Bronchuskarzinoms Polychemotherapien

Zitat	Autor	Regime	n	CR %	CR + PR %	ÜZ (M)	Zelltype
[26]	Hansen	CMCX	74	0	21	5,1	alle Typen
[73]	Vincent	CMCX	90	2	16	4,8	großzellig
[19]	Edmondson	CCX	88	4	12	6,4	Adeno-CA
[31]	Hyde	CCX	62	–	–	3,9	Pflasterzell
[17]	Eagan	CAP	42	0	48	5,8	Adeno-CA + großzellig
[35]	Knost	CAP	54	0	35	7,6	alle Typen
[57]	Robert	CAP	91	3	8	3,3	alle Typen
[75]	Vogl	MACC	31	3	38	6,6	alle Typen
[8]	Chahinian	MACC	43	0	12	3,8	Pfl. + Adeno
[44]	Livingston	BACON	50	4	42	5,0	Pflasterzell
[44]	Livingston	BACON	116	0	21	4,0	Pflasterzell
[6]	Bitran	CAMP	54	9	33	8,4	alle Typen
[42]	Lad	CAMP	84	0	27	5,1	alle Typen
[58]	Robert	CAMFa	34	0	29	7,0	alle Typen
[59]	Robert	CAMFa	71	0	15	4,5	alle Typen
[18]	Eagan	CEAP	28	13	46	6,9	alle Typen
[43]	Lindgren	CAPV	44	16	57	7–20	alle Typen
[53]	Osoba	EPB	47	4	45	–	alle Typen
[14]	Dhingra	EP	57	5	30	6,7	alle Typen
[60]	Rosso	EP	91	5	26	8,0	alle Typen
[45]	Madajewicz	EPA	54	16	48	10,0	alle Typen

CMCX Cyclophosphamid + Methotrexat + CCNU
CCX Cyclophosphamid + CCNU
CAP Cyclophosphamid + Adriamycin + Cisplatin
MACC Methotrexat + Adriamycin + Cyclophosphamid + CCNU
BACON Bleomycin + Adriamycin + Cyclophosphamid + Vincristin + Stickstofflost
CAMP Cyclophosphamid + Adriamycin + Methotrexat + Procarbazin
CAMFa Cyclophosphamid + Adriamycin + Methotrexat + Leucovorin
CEAP, CAPV, EPB, EP, EPA: *C* Cyclophosphamid *E* Etoposid
A Adriamycin *P* Cisplatin
B Bleomycin
CR komplette Remission; *PR* partielle Remission; *ÜZ (M)* Überlebenszeit in Monaten

Literatur

1. Alth G (1980) Die Strahlentherapie des Bronchuskarzinoms. In: Denck H, Sighart H (Hrsg) Das Bronchuskarzinom heute. Ärztekammer für Wien, S 297
2. Arriagada R, Le Chevalier T (1988) Report on the IASLC Le Havre workshop on combined modality treatment in non-small call lung cancer. Lung Cancer 4 [Suppl]: 59
3. Atukorala S, Basu TK, Dickerson J, et al (1979) Vitamin A, zinc and lung cancer. Br J Cancer 40: 927
4. Benjamin B (1977) Trends and differential in lung cancer mortality. World Health Stat Q Rep 30: 188

5. Bergsagel D, Jenkin R, Pringle JF, et al (1972) Lung cancer: clinical trial of radiotherapy alone vs. radiotherapy plus cyclophosphamide. Cancer 30: 621
6. Bitran JD, Desser RK, De Meester T, et al (1978) Metastatic non-oat-cell bronchogenic carcinoma. JAMA 240: 2743
7. Bjelke E (1975) Dietary vitamin A and human lung cancer. Int J Cancer 15: 561
8. Chahinian A, Holland A, Teirstein A, et al (1977) Combination chemotherapy (MACC) in bronchogenic carcinoma. M Sinai J Med 44: 844
9. Clark P, Talbot D, Price C, et al (1988) Single-agent etoposide in untreated extensive small cell lung cancer. Lung Cancer 4 [Suppl]: A 108 (abstract # 6.1.35)
10. Colditz G, Stamfer M, Willett W, et al (1987) Diet and lung cancer. Arch Int Med 147: 157
11. Copeland M (1956) American Joint Committee on Cancer Staging and End Results Reporting. Objectives and progress. Cancer 18: 1637
12. Cougoir J (1986) Cachexia and tumor necrosis: age-old phenomena in the molecular age. Cancer J 1 (3): 100
13. Denck H, Kutschera W (1984) Das Bronchuskarzinom aus chirurgischer Sicht. Onkologie 7: 263
14. Dhingra HM, Valdivieso M, Carr DT, et al (1985) Randomized trial of three combinations of cisplatin with vindesine and/or VP-16-213 in the treatment of advanced non-small cell lung cancer. J Clin Oncol 3: 176
15. Diehl V (1979) Bronchialcarcinom. In: Hartwich G (Hrsg) Aktuelle Therapie maligner Tumoren. Eli-Lilly, Bad Homburg
16. Doyle LA, Aisner J (1986) Current concepts in the therapy of small cell lung cancer. In: McVie JG, Bakker W, Wagenaar SJ, et al (eds) Clinical and experimental pathology of lung cancer. Nijhoff, Dordrecht, p 165
17. Eagan R (1979) Phase II study of cyclophosphamide, adriamycin, and cis-dichlorodiammineplatinum by infusion in patients with adenocarcinoma and large cell carcinoma of the lung. Cancer Treat Rep 63: 1589
18. Eagan R (1982) Etoposide alone and in combination with cyclophosphamide, adriamycin and cis-platinum in patients with M_0 and M_1 non-small-cell lung cancer. Cancer Treat Rev 9 [Suppl A]: 119
19. Edmondson JH, Lagakos SW, Selawry OS, et al (1976) Cyclophosphamide and CCNU in the treatment of inoperable small cell carcinoma and adenocarcinoma of the lung. Cancer Treat Rep 60: 925
20. Erlenkämpfer A (1984) Sozialrecht. Heymanns, Köln
21. Feinstein A (1968) A new staging system for cancer and a reappraisal of „early" treatment and „cure" by radical surgery. N Engl J Med 279: 747
22. Geisel O (1973) Der Lungenkrebs beim Tier. Prax Pneumol 27: 671
23. Gött E (1985) Knochenmarkszytologie bei 1520 onkologischen Patienten. Kongreßbericht Österr Ges f Lungenerkr, S 205
24. Grimm V, Drings P, Träger E (1985) Monochemotherapie des nicht kleinzelligen Bronchialkarzinoms mit Mitoxantron. FAC 4-4: 535
25. Hajek P, Imhof H, Kumpan W, et al (1985) Mediastinales CT-Staging von Bronchuskarzinomen. Fortschr Röntgenstr 142: 78
26. Hansen HH, Selawry OS, Simon R, et al (1976) Combination chemotherapy of advanced lung cancer. Cancer 38: 2201
27. Harris AL (1988) Mechanisms and circumvention of resistance to drugs and radiotherapy. Lung Cancer 4 [Suppl]: 44
28. Harris C (1974) Cause and prevention of lung cancer. Semin Oncol 1: 163
29. Hermanek P, Sobin L (eds) (1987) TNM classification of malignant tumors (UICC). Lung Tumors (ICD-O-162). Springer, Berlin Heidelberg New York, p 69

30. Hurny Ch, Bernhard J, Schatzmann E, et al (1988) Psychological distress/well-being in patients with small cell lung cancer: comparison of three different scales in a randomized multicenter phase III study. Lung Cancer 4 [Suppl] (abstract # 10.06)
31. Hyde L, Lowe WC, Phillips R, et al (1977) Chemotherapy for squamous cell cancer of the lung. Proc ASCO 18: 276
32. Hyde L, Yee J, Wilson R, et al (1965) Cell type and the natural history of lung cancer. JAMA 193: 52
33. Jeevanandam M, Horowitz G, Lowry St, et al (1984) Cancer-cachexia and protein metabolism. Lancet ii: 1423
34. Karnofsky DA, Abelmann WH, Kraver L, et al (1948) The use of nitrogen mustards in the palliative treatment of cancer. Cancer 1: 634
35. Knost JA, Greco FA, Hande KR, et al (1981) Cyclophosphamide, doxorubicin, and cisplatin in the treatment of advanced non-small cell lung cancer. Cancer Treat Rep 65: 941
36. Kokron O, Cerny C, Micksche M, et al (1978) Zur hochdosierten Vitamin A-Therapie beim Plattenepithelkarzinom des Bronchus. In: Verhandlungen der Dtsch Krebsges, B 1. Fischer, S 422
37. Kokron O, Maca S (1985) Mitoxantron in der Behandlung des inoperablen Bronchuskarzinoms. FAC 4–2: 529
38. Kokron O, Maca S, De Gregorio M, et al (1987) Review of lonidamine. In: Di Martino L (ed) Latest developments in oncology, vol 2. Ettore Gasparini Editore, Roma, p 171
39. Kokron O, Maca S, Marhold F, et al (1987) Comparative study in adenocarcinoma of the lung: mitoxantrone versus mitoxantrone plus cisplatin. Proc 15th International Congress Chemotherapy, Istanbul (abstract # 770)
40. Vorschlag der Kommission der Deutschen Röntgengesellschaft zur Stadieneinteilung der Lungenkrebse (1962). Strahlentherapie 117: 156
41. Kreyberg L (1962) Histological lung cancer types. Norwegian University Press, Oslo Bergen
42. Lad TE, Nelson RB, Diekamp U, et al (1981) Immediate versus postponed combination chemotherapy (CAMP) for unresectable non-small cell lung cancer. Cancer Treat Rep 65: 973
43. Lindgren D, Cadman E, Erichson R, et al (1984) Use of cisplatin, cyclophosphamide, vincristine, and doxorubicin for the treatment of non-small cell lung cancer. Cancer Treat Rep 68: 1159
44. Livingston RB (1977) Combination chemotherapy of bronchogenic carcinoma. Cancer Treat Rev 4: 153
45. Madajewicz S, Dainer P, Fiore J, et al (1988) Etoposide, cisplatin and adriamycin (EPA) chemotherapy of non-small cell lung cancer. Lung Cancer 4 [Suppl]: A-126
46. Mann SG (1985) Epidemiology of lung cancer. In: Scarantino Ch (ed) Lung cancer. Springer, Berlin Heidelberg New York, p 1
47. Marchesani W (1924) Über den primären Bronchialkrebs. Frankfurt Z Pathol 30: 158
48. Menkes MS, Comstock GW, Vuilleumier J, et al (1986) Serum beta-carotine, vitamins A and E, selenium, and the risk of lung cancer. N Engl J Med 315: 1250
49. Micksche M, Radda M, Bussek G, et al (1979) Retinol-binding protein and praealbumine in patients with lung cancer. IRCS Medical Science 7: 193
50. Mor V, Laliberte L, Morris JN, et al (1984) The Karnofsky performance status scale. Cancer 53: 2002
51. Ogris E, Günczler P, Kokron O, et al (1987) NSE and CEA with respect to their usefulness in cases of bronchial carcinoma. In: Klapdor R (ed) New tumour markers and their monoclonal antibodies. Thieme, Stuttgart New York, p 245
52. Ooi WL, Elston RC, Chen VW, et al (1986) Increased familial risk for lung cancer. J Nat Cancer Inst 76: 217

53. Osoba D, Evans WK, Shepherd FA (1984) Efficacy of bleomycin, cisplatin and etoposide in squamous cell and large cell lung cancer. Proc ASCO 3 (abstract # C-853)
54. Paladugu RR, Benfield JR, Pak HY, et al (1985) Bronchopulmonary Kulchitzky cell carcinomas. A new classification scheme for typical and atypical carcinoids. Cancer 55: 1303
55. Perez CA, Pajak Th, Rubin P, et al (1987) Long-term observations of the patterns of failure in patients with unresectable non-oat cell carcinoma of the lung treated with definitive radiotherapy. Cancer 59: 1874
56. Reif A (1981) Effect of cigarette smoking on succeptibility to lung cancer. Oncology 38: 76
57. Robert F, Birch R, Krauss S, et al (1981) Randomized comparison of cyclophosphamide, adriamycin, methotrexate and folinic acid vs cyclophosphamide, adriamycin and cisplatin vs cyclophosphamide and adriamycin in advanced non small cell lung cancer. Proc ASCO 22 (abstract # C-665)
58. Robert F, Omura G, Bartolucci AA (1980) Combination chemotherapy with cyclophosphamide, adriamycin, intermediate dose methotrexate, and folinic acid rescue (CAMF) in advanced lung cancer. Cancer 45: 1
59. Robert F, Omura GA, Birch R, et al (1984) Randomized phase III comparison of three doxorubicin-based chemotherapy regimens in advanced non-small cell lung cancer: a Southeastern Cancer Study Group trial. J Clin Oncol 2: 391
60. Rosso R, Salvati F, Gallocurcio C, et al (1988) Etoposide ± cisplatin in the treatment of advanced non-small cell lung cancer. Lung Cancer 4 [Suppl]: A-124
61. Salzer G (1967) Klinische Überlegungen zur Histologie des Bronchuskarzinoms. Thoraxchirurgie 15: 121
62. Salzer G (1951) Vorschlag einer Einteilung des Bronchuskarzinoms nach pathologisch-anatomisch-klinischen Gesichtspunkten. Wien Med Wochenschr: 102
63. Scher H, Gralla R, Kris M, et al (1988) Maintaining efficacy of treatment with toxicity, reduction in small cell lung cancer. Lung Cancer 4 [Suppl 4]: A-156 (abstract # 8.1.14)
64. Seeber S (1985) Small cell lung cancer. Springer, Berlin Heidelberg New York
65. Shekelle RB, Liu S, Raynor W, et al (1981) Dietary vitamin A and cancer in the western electric study. Lancet ii: 1185
66. Silverberg, Lüben (1983) UICC – Lung tumors. Springer, Berlin Heidelberg New York, p 5
67. Smit EF, Carney DN, Berendsen HH, et al (1988) Phase II study of oral etoposide in patients with small cell lung cancer. Lung Cancer 4 [Suppl]: A-112 (abstract # 6.1.50)
68. Stanley K (1984) Analysis of a survey on the control of lung cancer. WHO 34,4 Geneva
69. Stjernsward J, Stanley K (1988) Lung cancer – a world-wide health problem. Lung Cancer 4 [Suppl]: 11
70. Stünzi H, v Fellenberg R, Grünig G, et al (1985) Eine Übersicht über umweltbedingte Lungenerkrankungen beim Haustier. Therap Umschau 42/5: 138
71. Theologides A (1982) Asthenia in cancer. Am J Med 73: 1
72. Tison V, Rosti G, Caruso G, et al (1987) The pathology of small cell lung cancer: diagnostic and prognostic significance of new technical approaches. Proc Intern Conf SCLC, Ravenna, p 27
73. Vincent RG, Mehta CR, Tucker RD, et al (1980) Chemotherapy of extensive large cell and adenocarcinoma of the lung. Cancer 46: 256
74. Vock P (1988) Konventionelle Tomographie, Computertomographie und Kernspintomographie bei Lungenaffektionen. Schweiz Med Wochenschr 118: 1348
75. Vogl SE, Mehta CR, Cohen HM (1979) MACC – chemotherapy for adenocarcinoma and epidermoid carcinoma of the lung. Cancer 44: 864

76. Wendland ME, Wolff HF (1977) Die Berufskrankheitsverordnung (BeKV). E Schmidt, Berlin
77. Histological typing of lung tumours, 2nd edn (1981). WHO
78. Wuketich St, Hackl H (1984) Tumoren der Lunge. Österr Gesellschaft für Pathologie (Hrsg) Histologische Tumorklassifikation. Springer, Wien New York, S 4
79. Wuketich St (1980) Pathologie des Lungenkarzinoms. In: Denck H, Sighart H (Hrsg) Das Bronchuskarzinom heute. Ärztekammer für Wien, S 43
80. Zubrod CG, Schneiderman M, Frei E, et al (1960) Appraisal of methods for the study of chemotherapy of cancer in man. J Chronic Dis 11: 7

Interdisziplinäre Strategie in der Behandlung kleinzelliger Bronchuskarzinome

E. Ulsberger und K. Karrer**

Über die medikamentöse Behandlung kleinzelliger Bronchuskarzinome mit zytostatischer Chemotherapie gibt es international breite klinische Erfahrung. Mit geeigneten Zytostatika-Kombinationen können Ansprechraten von 70–90% erreicht werden, wobei in 25–40% komplettes Ansprechen möglich ist. Die mittlere Überlebenszeit beträgt für Patienten mit einer auf eine Lunge, das Mediastinum und/oder die supraklavikulären Lymphknoten begrenzten Erkrankung (limited disease) in den meisten Studien 9–11 Monate. Die 2-Jahres-Überlebensrate liegt hier unter 20% [1, 2].

Studien über mehr als 1000 Patienten aus großen Zentren in Europa und den USA zeigen, daß 5 Jahre nach Beendigung der Therapie eine Überlebensrate von 5–10% unter Einschluß von Patienten mit weit fortgeschrittener Erkrankung erreichbar ist.

Die gebräuchlichsten chemotherapeutischen Kombinationen beinhalten drei der folgenden vier Medikamente: Vincristin, Doxorubicin, Cyclophosphamid oder Etoposid. Das Konzept einer alternierenden Verabreichung hat in den letzten Jahren zunehmend an Bedeutung gewonnen. Damit soll einer drohenden Resistenzbildung begegnet und einer primären heterogenen Zusammensetzung kleinzelliger Bronchuskarzinome Rechnung getragen werden [1].

Die Rolle der Chirurgie bei frühen Stadien kleinzelliger Bronchuskarzinome wird kontroversiell beurteilt. Die optimale Kombination der klassischen therapeutischen Möglichkeiten – Chirurgie, Chemotherapie, Radiotherapie – muß erarbeitet werden.

Die Zweckmäßigkeit der sogenannten „Radikaloperation" zur Eradikation der primären kleinzelligen Bronchuskarzinome und der regionalen Lymphknoten wurde 1966 in England in Frage gestellt, als Ergebnisse einer Studie des Medical Research Councils publiziert wurden.

---

* Für die Lung Cancer Study Group der International Society for Chemotherapy (I.S.C.). (Teilnehmerliste in [14].)

Es hatte sich dabei gezeigt, daß die Überlebenskurve von 73 Patienten, die wegen eines operablen kleinzelligen Bronchuskarzinoms nur eine radikale Radiotherapie erhalten hatten, zwar nach 2 Monaten signifikant günstiger ausfiel als die von 71 vergleichbaren Patienten, die statt dessen einer üblichen „radikalen" Operation unterzogen worden waren. Ein Unterschied in der Überlebensrate war jedoch nach 2 Jahren in der Radiotherapiegruppe mit 10% (7 Patienten) gegenüber der operierten Gruppe mit 4% (3 Patienten) nicht signifikant. Dennoch wurde geschlossen, daß trotz dieses geringen Effektes der lokal begrenzten Behandlung kleinzelliger Bronchuskarzinome (ausgeschlossen waren nur Patienten mit klinisch evidenten Fernmetastasen) die „radikale Radiotherapie" der chirurgischen Entfernung vorzuziehen sei [3]. Leider wurde wohl daraufhin weltweit – vor allem in den angloamerikanischen Ländern – für das kleinzellige Bronchuskarzinom keine Indikation mehr zur „Radikaloperation" gestellt.

Die Wiener Schule Wolfgang Denk's hat sich diesem Wechsel nicht angeschlossen, sondern aus guten Gründen weiterhin die Operation eingesetzt, die Operabilität allerdings eingeschränkt gehandhabt: nur solange mediastinoskopisch ein Tumorbefall der mediastinalen Lymphknoten ausgeschlossen werden konnte und auch keine sonstigen Metastasen klinisch evident waren, wurde operiert.

Schon 1955 wurden experimentelle und klinische Studien zur Verbesserung der chirurgischen Heilungsrate durch Anwendung einer chemotherapeutischen Rezidivprophylaxe – heute meist adjuvante Chemotherapie bzw. multimodality treatment genannt – begonnen und diese, den jeweiligen Ergebnissen entsprechend, schrittweise modifiziert konsequent bis heute fortgeführt [4, 5, 6, 7].

Von 1969 bis 1979 wurde eine intermittierende Polychemotherapie bei radikal operierten Patienten verwendet [8, 9, 10] und deren positive Ergebnisse ab 1979 in einer erweiterten Arbeitsgemeinschaft (9 Abteilungen: 3 Österreich, 3 BRD, 1 Jugoslawien, 2 Argentinien) durch eine neue Form einer sequentiellen Polychemotherapie unter Verwendung von drei verschiedenen Kombinationen zytostatischer Chemotherapeutika noch zu verbessern gesucht [11]. Die Ergebnisse dieser Multicenter-Studie zeigten, daß auch beim kleinzelligen Bronchuskarzinom die kombinierte Anwendung von Operation und Chemotherapie deutlich verbesserte Überlebensraten erbringt.

Am 13. Internationalen Kongreß für Chemotherapie (ICC) 1983 in Wien konnten die Ergebnisse in einem eigens dazu angesetzten Symposium zur adjuvanten Therapie des kleinzelligen Bronchuskarzinoms einer ausführlichen Diskussion mit Fachexperten aus aller Welt unterzogen werden [12]. Die stimulierenden, aber auf Grund kleiner Patientenzahlen nicht signifikanten Erfolge der sequentiellen Chemotherapie gegenüber der Standard-Chemotherapie (36% gegenüber 22% 5-Jahres-Überlebensrate) waren die Grundlage für die Formulierung einer neuen Studie durch eine internationale Arbeitsgruppe [13, 14].

In dieser ISC (International Society for Chemotherapy) – Lung Cancer Study Group wurden für drei mögliche Ausgangssituationen bezüglich der Krankheitsausbreitung unterschiedliche Behandlungskonzepte formuliert:

ISC-Studie I für sicher operable Patienten mit kleinzelligen Bronchuskarzinomen in den pTNM Stadien $T_{1,2}$ N_0M_0. Dieses Programm wird auch für Patienten durchgeführt, bei denen die Indikation zur Operation ohne Hinweis auf ein kleinzelliges Bronchuskarzinom gestellt wurde und erst nach durchgeführter „Radikal"-Operation vom Pathologen am Operationspräparat der kleinzellige Charakter des entnommenen Tumors befundet wurde – ISC-Studie II.

Für Patienten mit fraglicher Operabilität (N+) wird die ISC-Studie III mit einer primären Chemotherapie durchgeführt, die nach Ansprechen von einer Operation gefolgt wird.

Sicher inoperable Patienten werden einer palliativen Chemo-Radiotherapie in ISC-Studie IV zugeführt.

In allen Studien erfolgt die Randomisation der Patienten in zwei Gruppen unterschiedlicher Chemotherapie:

Chemotherapie 1 besteht aus einer Standard-Kombination: Cyclophosphamid, Adriamycin, Vincristin (CAV), die 8x innerhalb von 6 Monaten verabreicht wird. Diese Kombination wurde unter anderem auch deshalb ausgewählt, da in der derzeit laufenden amerikanischen LCSG 832 eine prinzipiell vergleichbare Kombination präoperativ verwendet wird – es ergibt sich dadurch eine zusätzliche Vergleichsmöglichkeit.

Chemotherapie 2 entspricht der oben erwähnten sequentiellen Chemotherapie der Vorläuferstudie. Sie besteht aus:
Kombination A: Cyclophosphamid, CCNU, Methotrexat.
Kombination B: Cyclophosphamid, Adriamycin, Vincristin und
Kombination C: Etoposid, Ifosfamid.

Diese Kombinationen werden sequentiell je zweimal in 2 Kursen verabreicht.

Nach Abschluß der Chemotherapie sollen tumorfreie Patienten eine prophylaktische Schädelbestrahlung erhalten.

Bis August 1988 wurden von 33 Abteilungen insgesamt 418 Patienten eingebracht, davon 135 Patienten mit den pTNM Stadien I, II und IIIA, B. Die relative Seltenheit von Frühstadien kleinzelliger Bronchuskarzinome erfordert die Teilnahme möglichst vieler thoraxchirurgischer Stationen, um, basierend auf großen Patientenzahlen, statistisch signifikante Ergebnisse zu erlangen [15].

Eine vorläufige Auswertung mit August 1988 zeigt an Hand der Life-Table Methode erste Ergebnisse im Vergleich der verschiedenen Ausbreitungsstadien [16, 17]:

Für 88 Patienten der pTNM Stadien I und II ergibt sich eine auf 36 Monate berechnete Überlebensrate von 56% gegenüber 33% der 34 Patienten des pTNM Stadiums T_{1-3} N_2M_0.

Daraus läßt sich ableiten, daß die differenzierende Beschreibung des operativ festgestellten Ausbreitungsstadiums, wie sie durch das pTNM-System vorgenommen wird, von entscheidender prognostischer Bedeutung, und daher der anglikanischen Einteilung in limited und extensive disease überlegen ist.

Weiters läßt sich auch aus der Qualität der Ergebnisse bereits nach so kurzer Studiendauer die Wichtigkeit einer chirurgischen Therapie von Frühstadien im Rahmen eines multimodality treatment ableiten.

Zuletzt soll noch betont werden, daß die Durchführbarkeit des Konzeptes an Hand dieser ersten Ergebnisse positiv beurteilt werden kann. Die Nebenwirkungen der Chemotherapie, insbesondere die Myelosuppression mit ihren Konsequenzen,führten zu keinen lebensbedrohlichen Situationen.

Literatur

1. Smyth JF, Hansen HH (1985) Current status of research into small cell carcinoma of the lung: summary of the second workshop of the International Association for the Study of Lung Cancer (IASLC). Eur J Cancer Clin Oncol 21: 1295
2. Livingston RB (1978) Treatment of small cell cancer: evolution and future directions. Semin Oncol 5: 299
3. Scadding JG (1966) Comparative trial of surgery and radiotherapy for the primary treatment of small-celled or oat-celled carcinoma of the bronchus. Lancet ii: 979
4. Denk W, Karrer K (1955) Modellversuch einer Rezidivprophylaxe des Karzinoms. Wien Klin Wochenschr 67: 986
5. Wurnig P, Scheuba G, Karrer K (1960) Vorläufige Ergebnisse der chemotherapeutischen Rezidivprophylaxe mit Mitomen beim operierten Bronchuskarzinom. Acta UICC 16: 935
6. Denk W, Karrer K (1961) Combined surgery and chemotherapy in the treatment of malignant tumors. Cancer 14: 1197
7. Karrer K, Humphreys SR, Goldin A (1967) Ein neues experimentelles Modell zum Studium der Beeinflußbarkeit der Metastasierung maligner Tumoren. In: Krebsforschung und Krebsbekämpfung, 6, S 166
8. Karrer K, Denck H (1971) Weitere Vorschläge zur chemotherapeutischen Rezidivprophylaxe des Bronchuskarzinoms. Wien Med Wochenschr 121: 112
9. Karrer K, Pridun N, Denck H (1978) Chemotherapy as an adjuvant to surgery in lung cancer. Cancer Chemother Pharmacol 1: 145
10. Karrer K (1979) Adjuvant chemotherapy of post-surgical minimal residual bronchial carcinomas. In: Bonadonna G, Mathe G, Salmon SE (eds) Recent results in cancer research, vol 68. Springer, Berlin Heidelberg New York, S 246
11. Karrer K, Denck H, Pridun N, et al (1982) Zur Rezidivprophylaxe beim kleinzelligen Bronchuskarzinom mittels adjuvanter Chemotherapie. Wien Klin Wochenschr 94: 159
12. Karrer K, Denck H, Pridun N, et al (1983) Combination of early surgery for cure and polychemotherapy in small cell bronchial carcinoma. In: Spitzy KH, Karrer K (eds) Proc 13th International Congress Chemotherapy, Vienna. Egermann, Wien, p 228/52
13. Karrer K, Denck H, Karnicka-Mlodkowska H, et al (1986) Combined modality treatment for bronchial carcinomas. Proc 14th International Cancer Congress, Budapest
14. Karrer K, Denck W, Cooperative ISC-Group (1987) Multimodality treatment with surgery in small cell lung cancer. Int J Clin Pharm Res 7: 313
15. Karrer K, Denck H, Karnicka-Mlodkowska H, Cooperative ISC-Group (1987) Combined modality treatment after surgery for cure for small cell bronchial carcinoma at TNM- stage I. Proc 5th Int Conf Adjuvant Therapy Cancer, Tucson, 37 (abstract # 22)

16. Karrer K, Ulsperger E, Cooperative ISC-Group (1987) The importance of surgery as part of combined modality treatment for small cell bronchial carcinoma at early stages (pTNM I, II). Proc Int Congr Cancer Metastasis, Biological and Biochemical Mechanisms and Clinical Aspects, Bologna
17. Karrer K, Denck H, Karnicka-Mlodkowska H, ISC-Group (1987) Combined modality treatment after surgery for cure for small cell bronchial carcinoma at TNM-stage I. Proc AACR 28: 215 (abstract #853)

Ovarialkarzinom

Ch. Dittrich

Epidemiologie

Das Ovarialkarzinom stellt die vierthäufigste Todesursache durch ein Malignom bei Frauen [1] und die häufigste Todesursache durch gynäkologische Karzinome insgesamt dar [2]. Im Gesundheitsbericht 1987 [3] ist die Häufigkeit an Ovarialkarzinomen mit 4,8% aller Tumorerkrankungen angegeben und mit der von der American Cancer Society für 1987 angeführten von 4,0% gut vergleichbar [4]. In Österreich stellt das Ovarialkarzinom mit 752 neu diagnostizierten bzw. gemeldeten Fällen die zehnthäufigste Tumorentität dar und liegt in der Reihenfolge des Auftretens hinter dem Zervixkarzinom und dem Endometriumkarzinom [3]. Lediglich ca. 25% der Neuerkrankungen werden im Frühstadium diagnostiziert, während mehr als 40% dem fortgeschrittenen Stadium FIGO III zuzuordnen sind. Die Mortalität durch Ovarialkarzinome in Österreich mit 8,3 pro 100.000 Einwohnern bzw. mit 15,8 pro 100.000 Frauen im Jahr 1987 überstieg und übersteigt weiterhin die Mortalität durch Zervix- und Endometriumkarzinome. International gesehen blieb die Mortalität für Ovarialkarzinome in den USA zwischen 1956 und 1980 relativ konstant bei 9 pro 100.000 Einwohnern [2] bzw. zeigte leicht ansteigende Tendenz in diesem Zeitraum, wie z.B. in Großbritannien. Ethnische Unterschiede in der Inzidenz an Ovarialkarzinomen mit einer Differenz von etwa zehn zwischen dem niedrigsten Wert (8,2 pro 100.000 Frauen aus ländlichen Gegenden Japans) und dem höchsten Wert (17,2 pro 100.000 Frauen in Israel) sind vorhanden, jedoch als wesentlich geringer als die bei Zervixkarzinomen oder Korpuskarzinomen und global als eher mäßig ausgeprägt einzustufen [2]. Sowohl Inzidenz als auch Mortalität nehmen mit höherem Alter zu, wobei die Mortalität um das 60. Lebensjahr ein Plateau zu erreichen scheint [5].

Mit 70%–90% stellen die epithelialen Ovarialkarzinome die statistisch bedeutsamste Gruppe unter den Malignomen des Ovars dar [6, 7]. Der folgende Beitrag bezieht sich ausschließlich auf epitheliale Ovarialkarzinome.

Faktoren mit höherem Risiko für das Auftreten von Ovarialkarzinomen

Die Hypothese, daß Umweltfaktoren von Einfluß auf die Entstehung von Ovarialkarzinomen sein können, beruht auf Untersuchungen von emigrierten Volksgruppen. So haben z. B. postmenopausale Japanerinnen, die primär eine geringere Inzidenz an Ovarialkarzinomen aufweisen, nach Emigration in die USA eine zur amerikanischen Bevölkerung vergleichbare Erkrankungswahrscheinlichkeit gezeigt [8]. Eine ähnliche Beobachtung wurde bei jüdischen Frauen in Israel gemacht. Jüdinnen, die in Europa oder den USA geboren worden sind, weisen eine wesentlich höhere Inzidenz als in Afrika geborene jüdische Frauen auf [8]. Als Erklärung dafür wurde u. a. die unterschiedliche Ernährung in Abhängigkeit von der Lebensart angegeben. Cramer et al. [9] berichteten, daß vermehrter Genuß von tierischem Fett mit erhöhtem Risiko für Ovarialkarzinome einherging. Byers et al. [10] fanden keinen derartigen Zusammenhang, jedoch einen günstigen Effekt für Vitamin-A-reiche Ernährung. An exogenen Noxen wurden Asbest und Talk, der seinerseits Asbest-hältig ist, angeführt [11, 12]. Es wurden jedoch sehr gegensätzliche Ergebnisse zur Bedeutung von Talk für die Entstehung von Ovarialkarzinomen publiziert [13, 14]. Widersprüchliche Zusammenhänge sind zwischen viralen Infektionen, insbesondere Mumps begleitet von Oophoritis, und der Entstehung von Ovarialkarzinomen beschrieben [5, 15]. Ebenso sind auch die Berichte über Strahlentherapie im Bereich des Beckens und dem Ovarialkarzinomrisiko uneinheitlich [5, 15].

Obwohl eine positive Familienanamnese für Patientinnen mit Ovarialkarzinom eher die Ausnahme darstellt, gibt es genügend Hinweise für die Bedeutung familiärer und genetischer Belastung. Es wurde über 140 Familien mit familiär gehäuftem Ovarialkarzinom berichtet [15]. Eine Frau, deren Mutter oder Schwester an einem Ovarialkarzinom erkrankt ist, hat ein 20fach gesteigertes Risiko, selbst daran zu erkranken [16]. Unbeweisbar in diesem Zusammenhang bleibt, ob diese familiäre Häufung primär Ausdruck genetischer Prädisposition oder der gleicher Umwelteinflüsse ist. In der Familienanamnese dieser Frauen finden sich vermehrt Erkrankungen an Endometriumkarzinom, nicht aber an Mammakarzinom [17]. Frauen, die selbst bereits an Mammakarzinom erkrankt sind, haben ein erhöhtes Risiko, auch ein Ovarialkarzinom zu entwikkeln, und umgekehrt [18, 19]. Typisch für familiäre Ovarialkarzinome ist ein jüngeres Durchschnittsalter, Vorherrschen seröser Histologie, geringer Differenzierungsgrad sowie Bilateralität [15]. Das Vererbungsmuster wird als autosomal dominant mit unterschiedlicher Penetration angegeben, wobei Frauen und Männer als Überträger in Frage kommen [15].

Am besten belegt ist der protektive Einfluß von regulären Schwangerschaften, die mit Lebendgeburten einhergehen. Während kinderlose Frauen ein erhöhtes Risiko, ein Ovarialkarzinom zu entwickeln, aufweisen, nimmt das Erkrankungsrisiko mit der Anzahl der Schwangerschaften einer Frau zunehmend ab [5]. Die Einnahme oraler Antikonzeptiva geht nach übereinstimmenden Angaben in der Literatur [5, 20, 21] mit einem um ca. 40% bis 50% verminderten Risiko, an einem Ovarialkarzinom zu erkranken, einher, wobei dieser Schutz nach langfristiger Einnahme der Antikonzeptiva für etwa bis 10 Jahre nach Absetzen der Medikation anzuhalten scheint (21). In der Centers for Disease Control Cancer and Steroid Hormone-Studie [22] kam man zu dem Schluß, daß orale Antikonzeptiva das Risiko von kinderlosen Frauen, an Ovarialkarzinomen zu erkranken, unter das von Frauen, die Kinder geboren haben, zu senken vermögen. Die Östrogensubstitution in der Menopause stellt hingegen ein vermehrtes Risiko für Ovarialkarzinome dar [20].

Ätiologie und Pathogenese

Entsprechend der von Fathalla [23] postulierten „Theorie der ständigen Ovulation" bedeutet jede Ovulation ein gewisses Trauma für das Ovarialepithel. Die kumulative Schädigung aller Ovulationen trägt seiner Meinung nach zur Entwicklung eines Ovarialkarzinoms bei. Alles, was zur Verminderung dieser kumulativen Schädigung führt, wie z. B. Schwangerschaft oder orale Antikonzeptiva, trägt damit zur Verminderung des Risikos der Entstehung eines Ovarialkarzinoms bei. Auch das berichtete höhere Risiko bei später Menopause fügt sich in diese Erklärung. Während der Schwangerschaft und unter oraler Antikonzeption werden verminderte Gonadotropinspiegel gemessen. Im Vergleich zu tierexperimentellen Ergebnissen, in denen gezeigt werden konnte, daß erhöhte Gonadotropinspiegel vermehrt zur Entwicklung von Ovarialkarzinomen führten, stellen daher Schwangerschaft und hormonelle Kontrazeption Situationen mit vermindertem Risiko dar [24].

In dem von Cramer und Welch [24] erstellten Gesamtkonzept zur Ätiopathogenese des Ovarialkarzinoms (Diagramm 1) stellt die Bildung von Einschlußzysten durch Einstülpung des Oberflächenepithels in das Ovarialstroma den ersten Schritt zur Malignomentwicklung dar. Der zweite Schritt ist die direkte oder indirekte Stimulierung des eingeschlossenen Epithels durch Gonadotropine und extra- oder intraglanduläre Östrogene, was in Differenzierung, Proliferation und gelegentlich maligne Transformation mündet, wobei das auslösende Agens für den Schritt der malignen Transformation letztlich nach wie vor unbekannt ist. In diese Theorie lassen sich die meisten unabhängig gefundenen Zusammenhänge sinnhaft einordnen. So stellt die uneingeschränkte Ovulation den wesentlichsten Mechanismus der Entstehung von Einschlußzysten dar [25]. Unter Östrogeneinfluß kommt es in der Folge zu Differenzierung und Proliferation dieser internalisierten multipotenten Oberflächenepithelzellen. Diese Östrogene können extraglandulärer Herkunft in Form exogener Östrogene, der Nahrung oder infolge Adipositas sein, oder intraglandulär durch hohe Gonadotropinspiegel bedingt sein. Die erhöhten Gonadotropinspiegel ihrerseits können durch fehlenden feed back bei reduzierten Spiegeln an zirkulierenden Östrogenen (bei Schädigung der Ovarien durch Radiatio, Virusinfektion, Toxine) oder durch vermehrten Abbau zirkulierender Östrogene in der Leber (bei Enzyminduktion durch Barbiturate oder halogenierte Kohlenwasserstoffe) bedingt sein. Darüber hinaus führen diese Autoren die direkte Stimulation des

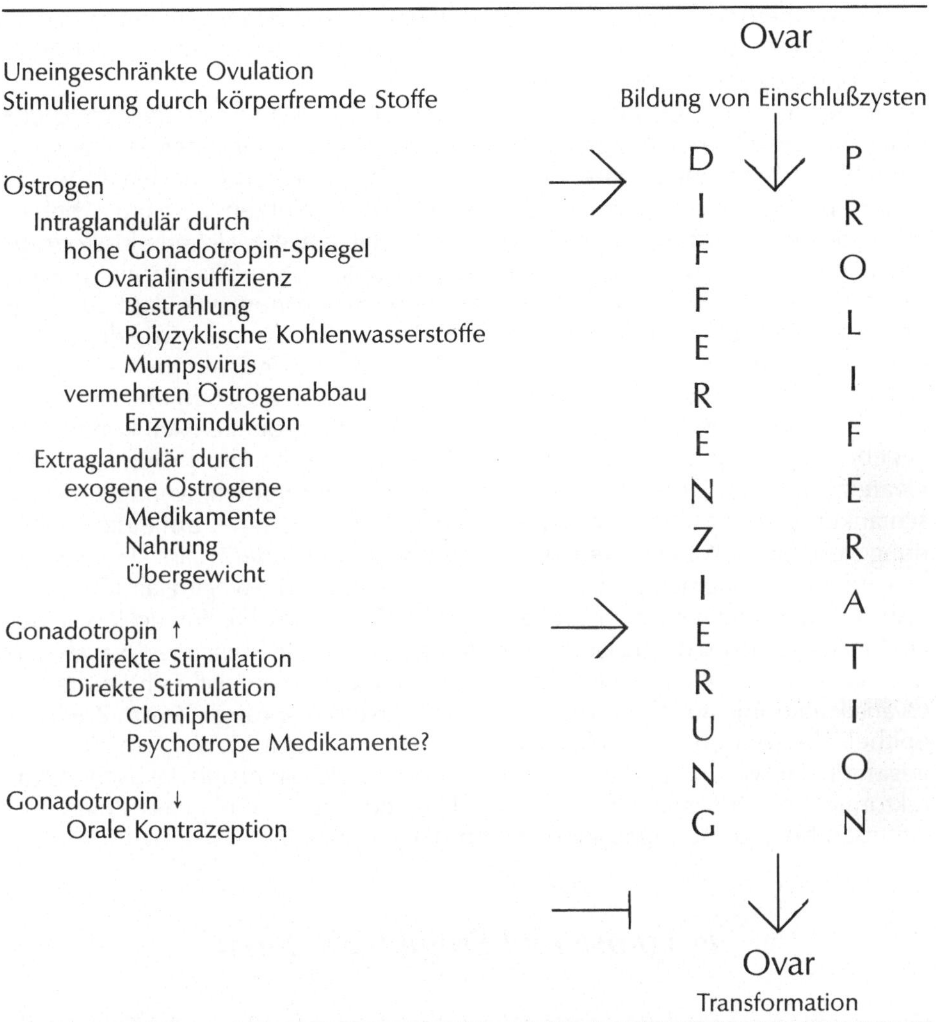

Diagramm 1. Modell zur Ätiopathogenese des Ovarialkarzinoms (nach Cramer und Welch 1983 [24])

Hypothalamus und der Hypophyse zu erhöhten Gonadotropinspiegeln (z. B. durch Clomiphen) an. Demzufolge sind Maßnahmen, die die angeführten Stimuli vermindern oder ausschalten, geeignet, die Entstehung von Ovarialkarzinomen hintanzuhalten.

Prophylaktische Maßnahmen

Generelle prophylaktische Maßnahmen, die imstande sind, die Entstehung einer Erkrankung zu verhindern, sind dann und soweit indiziert, als sie dazu führen, die Erkrankung bei Risikogruppen zu verhindern, und wenn sie keine zu intensive Überbehandlung von Gesunden bedeuten. Gleichzeitig müssen derartige Maßnahmen auf gut abgesicherten Ergebnissen beruhen und auch gesundheitsökonomisch vertretbar sein.

In bezug auf das Ovarialkarzinom bedeutet das, daß es gilt, die Risikogruppen sehr sorgfältig einzuengen, zumal es sich um eine eher seltene Erkrankung handelt, und Screening-Untersuchungen aus statistischen Gründen daher als äußerst problematisch, da mit ungünstigem „Kosten-Nutzen-Verhältnis" behaftet, angesehen werden müssen. Als bisher einzige gut abgesicherte Risikogruppen haben sich die mit positiver Familienanamnese –Ovarialkarzinom bei Mutter und Schwester – und die mit verschiedenen Syndromen, wie das Peutz-Jeghers Syndrom, das Syndrom des multiplen Basalzellkarzinoms sowie der Gonadendysgenesie, die alle mit vermehrter Inzidenz an Ovarialtumoren spezifischer Histologie verbunden sind, erwiesen. Bei diesen Mädchen und Frauen ist die medizinische Indikation zur Applikation von hormonellen Antikonzeptiva gegeben. Von mehreren Autoren wird diesen Frauen die prophylaktische Ovarektomie nach Erfüllung des Kinderwunsches empfohlen, wenngleich einschränkend gesagt werden muß, daß sich auch trotz Ovarektomie die Entstehung von Ovarialkarzinomen nicht vollständig verhindern läßt [15, 26]. So beschrieben Tobacman et al. [26] bei 3 von 28 Frauen, die wegen familiärer Prädisposition prophylaktisch ovarektomiert worden waren, die Entwicklung einer Peritonealkarzinose, deren Gewebe histologisch mit der Diagnose Ovarialkarzinom vereinbar war. Dieses Ergebnis stützt die Hypothese, daß sich epitheliale Ovarialkarzinome aus allen Strukturen, die ihrerseits ursprünglich vom Zoelomepithel abstammen, entwickeln können. Eine weitere Vorsorgemaßnahme gegen die Entwicklung eines Ovarialkarzinoms stellt die prophylaktische Ovarektomie bei abdominalchirurgischen Eingriffen aus nicht gynäkologischen Gründen bei perimenopausalen Frauen dar.

Prognose und Prognosefaktoren

Die Prognose von Patientinnen mit Ovarialkarzinom ist im Laufe der Zeit günstiger geworden. Während Munnell et al. [27] für den Zeitraum von 1922 bis 1943 und auch für den von 1944 bis 1951 unveränderte 5-Jahres-Ergebnisse von 12% für die Gesamtheit der Patientinnen mit epithelialem Ovarialkarzinom angegeben haben, liegt die 5-Jahres-Überlebensrate heute bei 30%–40% (Tabelle 1). Die Verbesserung der Prognose dieser Patientinnen war erst in den letzten Jahren zu verzeichnen. So lag die 5-Jahres-Überlebensrate von Patientinnen mit Tumoren des FIGO-Stadiums III vor 10 Jahren noch bei 13%, während sie heute zwischen 10% und 50% schwankt. Dieser hier nur anhand weniger Zahlen exemplifizierte Gewinn hinsichtlich des Überlebens von Patientinnen mit Ovarialkarzinom darf nur teilweise als effektive Verbesserung der Behandlung angesehen werden. Zu einem gewissen, schwierig zu quantifizierenden Ausmaß geht die Verlängerung des Überlebens auf die verbesserten diagnostischen Methoden zurück, was zu einer Verschiebung der Zuordnung von Patientinnen zu den jeweils fortgeschritteneren Stadien im Verhältnis zu früherer Zuordnung

Tabelle 1. Vergleich der Häufigkeitsverteilung und Überlebensprognose des epithelialen Ovarialkarzinoms der 70er und 80er Jahre

Stadium	Häufigkeit % (70er Jahre) [63]	5-Jahres-Überleben % [63]	Häufigkeit % (80er Jahre) [33]	5-Jahres-Überleben % [33, 52, 159, 183, 192, 254]
I	25	66	15–20	80–90
II	18	45	20–30	50–80
III	40	13	35–55	10–50
IV	17	4	10–15	0– 5
III + IV	57	10	57	20–35
Gesamt	100	31	100	30–40

geführt hat. Dementsprechend sind auch günstigere Behandlungsergebnisse für die einzelnen Stadien zu erwarten [28]. Während Zahlen von den Behandlungsergebnissen aller Patientinnen von verschiedenen Zeiträumen noch relativ geeignet erscheinen, Veränderungen im Behandlungsergebnis widerzuspiegeln, können Unterschiede in den Ergebnissen für Subgruppen auf verändertes Vorgehen bei der Erfassung und Einteilung zurückzuführen sein. Trotz verbesserter Prognosen versterben nach manchen Berichten immer noch 20% bis maximal 40% der Patientinnen mit Tumoren des FIGO-Stadiums I innerhalb von 5 Jahren nach Diagnosestellung an ihrem Ovarialkarzinom [29]. Weniger als 40% –70% derjenigen Patientinnen, die nach second look- Operation als komplette Responder eingestuft werden, weisen Langzeitüberleben auf [30]. Weniger als 50% der Patientinnen, bei denen der postoperative Resttumor einen maximalen Durchmesser jeder einzelnen Läsion von < 2 cm aufweist, sind nach 5 Jahren noch am Leben [31, 32]. Insgesamt sterben drei Viertel dieser optimal Tumor-reduzierten Patientinnen mit ursprünglich bulky disease (große Tumormasse) an ihrer Erkrankung [33].

Die bisher angewandten Methoden und Einteilungskriterien ermöglichten nur ungenügend, jene Patientinnen, die nach herkömmlichen Kriterien als prognostisch günstig eingestuft wurden, deren Krankheitsverlauf dieser Prognose jedoch widersprach, zu identifizieren. Dies hat zur Suche nach zusätzlichen Charakteristika geführt, die die Prognose von Patientinnen mit Ovarialkarzinom widerzuspiegeln imstande sind.

Bevor auf die einzelnen Prognoseparameter für das Ovarialkarzinom (Tabelle 2) näher eingegangen wird, ist darauf hinzuweisen, daß es sich beim jeweils angetroffenen klinischen Stadium – wie immer dieses im Detail definiert sein mag – um den Ausdruck des jeweiligen biologischen Prozesses und nicht um nur eine biologische Einzeldeterminante handelt [34]. Es ist auch nicht auszuschließen, daß das Stadium, in dem ein Tumor diagnostiziert wird, keine rein stochastische Größe ist, sondern, daß durch die Wachstumscharakteristik der Zeitpunkt der Manifestation determiniert wird [35].Insofern stellt das klinische Stadium gleichzeitig einen zeitlichen Faktor – wie lange der Tumor gewachsen

Tabelle 2. Prognosefaktoren für das Ovarialkarzinom

Charakteristikum	Risiko ↑	↓	+/−	gesichert	ungesichert/ experimentell	Zitat
Residualtumor 0 cm		×××		×		[43, 49, 51, 71, 74, 75, 76]
(∅ in cm) < 2 cm	××			×		
> 2 cm	×××			×		
Stadium ↑	×××			×		[33, 45, 47, 63]
Differenzierungsgrad ↑	×××			×		[41, 43, 49, 62]
Histologie			×	×		[38, 41, 43, 48]
Alter ↑			×	×		[47, 83, 84, 85]
Performance Status ↑		×××		×		[45, 51, 68, 86]
Tumoradhärenz	××			×		[43, 50, 80]
Kapselruptur			×		×	[43, 50, 80, 82]
Aszites			×		×	[40, 44, 79, 80]
Tumor auf Kapsel			×		×	[43, 50, 80]
Rezidiv-/Progressions-freies Intervall ↑	×		×			[51, 52, 75, 87, 88, 89]
Myelosuppression			×		×	[86]
Leukozytose	×				×	[70]
Aneuploidie ↑	×				×	[29, 90, 91, 92]
Mitosereichtum ↑	×				×	[29, 61, 93]
Morphometrischer Anomaliegrad ↑	×				×	[29, 93]
Hormonrezeptorgehalt ↑			×	×		[95]
EGF-F ↑	×				×	[299]
Labelling Index ↑	×				×	[94]
Nukleinsäurepräkursor-Einbau-Inhibition ↑			×		×	[95]
Wachstum in Nacktmaus ↑	×				×	[95]
Klonogenes Wachstum	××				×	[96, 97]

und damit, wie alt er geworden ist – und einen biologischen Faktor – wie aggressiv der Tumor gewachsen ist – dar [34]. In diesem Sinn kann interpretiert werden, daß Tumorfrühstadien nicht deshalb geringe Tumormasse aufweisen, weil sie früh in ihrer Entwicklung erkannt werden, sondern weil sie langsam wachsen [35].

Histologie

Historisch gesehen, stellt die histologische Klassifikation das älteste Einteilungskriterium für das Ovarialkarzinom dar. Sie wurde zunächst von der FIGO (Fédération Internationale de Gynécologie-Obstetrique) etabliert und von der WHO (World Health Organization) weiterentwickelt [36] und auch von der Österreichischen Gesellschaft für Pathologie übernommen [37]. Mit 70%–90% stellen die epithelialen Ovarialkarzinome die weitaus häufigste Gruppe dar [6, 37]. Die Häufigkeit des Auftretens der histologischen Subklassifikationen des epithelialen Ovarialkarzinoms ist in Tabelle 3 angegeben.

Tabelle 3. Histologische Klassifikation des epithelialen Ovarialkarzinoms [38–50]

Histologie	Häufigkeit % Range	Häufigkeit % Median
Serös	35–68	50
Muzinös	5–30	15
Endometrioid	1–25	15
Hellzellig	1– 5	5
Brenner Tumoren	<1	–
Gemischt epithelial	0–13	5
Undifferenziert	2–15	5
Unklassifiziert	1–17	<5

Die Prognose für muzinöse und endometrioide Histologie wird bei den meisten Autoren günstiger als die für seröse Histologie eingestuft. Die prognostische Bedeutung ist für die frühen Stadien relativ stärker ausgeprägt und verliert bei den fortgeschrittenen Tumorstadien gegenüber der postoperativ verbliebenen Tumormasse an Stellenwert [33]. Während die 5-Jahres-Überlebensrate für Patientinnen mit serösem Ovarialkarzinom bei 20%–40% liegt, wird sie für muzinöse mit 40%–60%, für endometrioide mit 50%–60% und für hellzellige Ovarialtumoren mit 30%–50% angegeben [38–50]. Nur wenige Autoren beschrieben ein unterschiedliches Ansprechen von Chemotherapie auf die unterschiedlichen Histologien [51, 52]. In neueren Arbeiten wurden weder für Cisplatin-freie [52] noch für Cisplatin-hältige Chemotherapien [51] unterschiedliches Ansprechen bzw. Überleben für die unterschiedlichen histologischen Typen beobachtet. Bereits Malkasian et al. [43] erkannten, daß der Histologie geringere Bedeutung zukam, als in univariaten Analysen beobachtet wurde, wenn man Patientinnen gleicher Tumorstadien und gleicher Tumordifferenzierungsgrade miteinander verglich.

Karzinome niedrigen Malignitätsgrades

Eine Untereinheit der epithelialen Ovarialtumoren stellen die Karzinome niedrigen Malignitätsgrades (carcinoma of low malignant potential, LMP; Borderline-Tumoren) dar. Sie unterscheiden sich von invasiven Karzinomen durch das Feh-

Tabelle 4. Ovarialkarzinome niedrigen Malignitätsgrades „Borderline-Tumoren" (nach Bostwick et al. [54])

Eigenschaften *pro* Malignität
- Mehrschichtigkeit des Epithels
- Knospenbildung
- gesteigerte mitotische Aktivität
- Kernatypien
- seltene (~10%) Nah- und Fernmetastasierung

Eigenschaften *contra* Malignität
- Fehlen der Stromainvasion des Ovars

len des destruktiv infiltrativen Wachstums (Tabelle 4). Etwa 15% aller epithelialen Ovarialtumoren gehören der Kategorie der Borderline-Tumoren an, wobei es aus statistischen Gründen nur über die seröse und muzinöse Type ausführlichere Berichte gibt. Die Langzeitprognose dieser Tumoren ist im allgemeinen sehr günstig. Spättodesfälle bis 20 Jahre nach Erstdiagnose wurden berichtet [53–55]. Innerhalb der Gruppe der Borderline-Tumoren ist die Prognose vom Grading sowie Stadium abhängig. Patientinnen im Stadium FIGO IB + C weisen ein Rezidiv-freies 5-Jahres-Überleben von 85% auf; in den Stadien FIGO II und III zusammen eines von 65% [54].

Stadium

International hat sich die Stadieneinteilung der FIGO (International Federation of Gynecology and Obstetrics) durchgesetzt, die im besonderen dem transperitonealen Weg der Tumorpropagation Rechnung trägt [56; Tabelle 5]. Zwischen dem intraabdominellen Status, der bei der Operation erkennbar ist und der in die Stadienzuordnung (Staging) eingeht, und der Wahrscheinlichkeit eines Rezidivs bzw. der, an diesem Tumorleiden zu versterben, besteht eine gute Korrelation. Im Gegensatz zum TNM-Staging-System der UICC [57] trägt die noch geltende alte Form der FIGO-Klassifikation dem metastatischen Lymphknotenbefall nicht Rechnung, wohl aber wird dieser gesondert in der neuen Fassung im Stadium III berücksichtigt [58; Tabelle 5]. Die Verteilung der Häufigkeit des Auftretens der einzelnen Stadien (nach konventioneller Klassifikation) sowie der entsprechenden 5-Jahres-Überlebensraten sind der Tabelle 1 zu entnehmen.

Die prognostische Bedeutung von Stadien wurde bereits 1957 von Munnell et al. [27] unter Anwendung eines damals noch einfacheren Staging-Systems erkannt. Während sich in einer multivariaten Analyse von Schulz et al. [47] das Stadium als der wichtigste prognostische Parameter erwies, kam diesem in einer anderen Untersuchung [49] hinter dem postoperativen Tumorrest und dem Differenzierungsgrad erst die drittwichtigste Stellung als Prognoseparameter zu. Swenerton et al. [45] erkannten, daß die prognostische Bedeutung von bestimmten Risikofaktoren (Differenzierungsgrad, postoperativer Tumorrest, Performance Status) ihrerseits vom Tumorstadium abhing. Das gehäufte Auftreten bestimmter Stadien zusammen mit bestimmten Differenzierungsgraden

Tabelle 5. Stadieneinteilung des Ovarialkarzinoms nach FIGO

Version vor 1988 [56]	Version ab 1988 [58]
Stadium I	
Tumorwachstum auf das Ovar beschränkt	
IA	
ein Ovar, kein Aszites (i) kein Tumor auf Oberfläche Kapsel intakt (ii) Tumor auf Oberfläche oder/und Kapsel rupturiert	ein Ovar, kein Aszites kein Tumor auf Oberfläche Kapsel intakt
IB	
beide Ovarien, kein Aszites (i) kein Tumor auf Oberfläche Kapsel intakt (ii) Tumor auf Oberfläche oder/und Kapsel(n) rupturiert	beide Ovarien, kein Aszites kein Tumor auf Oberfläche Kapsel intakt
IC	
wie IA oder IB mit Aszites oder positiver Peritoneallavage	wie IA oder IB; zusätzlich: Tumor auf Oberfläche eines oder beider Ovar(s/ien) oder Kapsel rupturiert: (1) spontan, (2) iatrogen; oder Aszites mit malignen Zellen oder positive Peritoneallavage
Stadium II	
Tumorwachstum erfaßt ein oder beide Ovar(ien) mit Ausdehnung im kleinen Becken	
IIA	
Ausdehnung und/oder Metastasen im Uterus und/oder in der Tube	
IIB	
Ausdehnung auf andere Gewebe im kleinen Becken	
IIC	
wie IIA oder IIB mit Aszites oder positiver Peritoneallavage	wie II A oder II B; zusätzlich: Tumor auf Oberfläche eines oder beider Ovar(s/ien) oder Kapsel rupturiert: (1) spontan, (2) iatrogen; oder Aszites mit malignen Zellen oder positive Peritoneallavage

(Fortsetzung S. 90)

Tabelle 5 (Fortsetzung)

Version vor 1988 [56]		Version ab 1988 [58]
	Stadium III	
Tumorwachstum erfaßt ein oder beide Ovar(ien) mit intraperitonealen Metastasen außerhalb des kleinen Beckens		
und/oder positiven retroperitonealen Lymphknoten		und/oder positiven retroperitonealen oder inguinalen Lymphknoten oberflächliche Lebermetastasen
	IIIA	Tumor im wesentlichen auf kleines Becken beschränkt; Lymphknoten negativ; histologisch gesicherte mikroskopische Carcinosis peritonei
	IIIB	Tumor eines oder beider Ovar(s/ien) mit histologisch gesicherter intraperitonealer Metastasierung mit größtem Durchmesser nicht über 2 cm; Lymphknoten negativ
	IIIC	Abdominelle Metastasen größer 2 cm im Durchmesser und/oder positive retroperitoneale oder inguinale Lymphknoten
	Stadium IV	
Tumorwachstum erfaßt ein oder beide Ovar(ien) sowie Fernmetastasen; Pleuraerguß ausschließlich bei zytologisch nachgewiesenen Tumorzellen; Metastasen im Leberparenchym		

oder bestimmten Histologien ist ebenfalls wiederholt publiziert worden [40, 43]. Es muß betont werden, daß die Angabe des Tumorstadiums als Maß für die Tumorausdehnung eine statische Klassifikation für einen dynamischen Prozeß darstellt. Dies erklärt, warum keine perfekte Übereinstimmung zwischen diesem Einteilungssystem und der Prognoseerstellung erwartet werden kann. Voraussetzung, daß der Stadiumeinteilung prognostische Bedeutung zukommen kann, ist eine sorgfältige Stadienzuordnung (Staging).

Differenzierungsgrad

Der Differenzierungsgrad wird durch unterschiedliche Klassifikationssysteme erfaßt. Das älteste ist das von Broders [59], welches eine Unterteilung anhand zytologischer Charakteristika in 4 Stufen vornimmt. Sowohl Differenzierungsgrad als auch Anzahl an Mitosen gehen in die Bewertung für die Zuordnung eines Tumors zu einem bestimmten Tumorgrad (Grading) ein. Der relative Gehalt an undifferenzierten Zellen führt zu folgender Einteilung: 0%–25% = Grad 1; 25%–50% = Grad 2; 50%–75% = Grad 3; 75%–100% = Grad 4. Garvin und Costa [60] fügten dieser Einteilung noch die Beurteilung des Grades der Anaplasie hinzu, andere Autoren [61] berücksichtigten auch den Mitose-Index.

Die klinische Bedeutung des Grading-Systems nach Broders bewiesen u.a. Malkasian et al. [43] an Ovarialkarzinomen von über 1900 Patientinnen, indem sie in einer retrospektiven Analyse aufzeigten, daß sich die durch das Grading entstehenden Subgruppen hinsichtlich ihrer Überlebensprognose signifikant voneinander unterschieden. 1965 wurde von Day et al. [62] ein dreistufiges Grading-System, das auf der Erfassung und Differenzierung histologischer Kriterien beruht, vorgeschlagen. Dieses basiert auf der histologischen Gesamtbeurteilung des Tumorwachstums. Dementsprechend werden Tumoren, die gänzlich aus papillären Formationen oder Drüsen aufgebaut sind, als hochdifferenziert, solche, die aus soliden Schichten von Tumorzellen bestehen, als undifferenziert und solche, die eine Mischung aus beiden Varianten darstellen, als intermediär-differenziert, klassifiziert. Die Autoren [62] konnten für dieses Grading-System ebenfalls demonstrieren, daß die einzelnen Grading-Stufen zwischen Patientengruppen unterschiedlicher Prognose diskriminieren. Im Annual Report von 1982 [63] kam diesem Grading Stadien-abhängige Bedeutung für die Stadien FIGO I bis III zu und verlor diese erst bei Tumoren mit großer Tumormasse. Multivariate Analysen zeigten, daß die Prognose in diesen fortgeschrittenen Stadien vom ungünstigen Einfluß der Tumormasse dominiert wurde [43, 45]. Dem Differenzierungsgrad kommt vor allem in den Stadien FIGO I bis III besondere prognostische Bedeutung zu [41, 43, 50].

Obwohl über die prognostische Bedeutung der Tumordifferenzierung bereits 1949, gültig für ein Patientengut aus dem Jahr 1922 bis 1943, berichtet wurde [64], hat die Erkenntnis, daß dem Differenzierungsgrad in der Gruppe der epithelialen Ovarialkarzinome als Indikator für die Aggressivität eines Tumors ein größerer Stellenwert zukommen dürfte als der histologischen Type [40, 65], erst in den letzten Jahren Eingang in die Klinik gefunden. Obwohl Sorbe et al. [40] einen signifikanten Zusammenhang zwischen Differenzierungsgrad und Stadium gefunden haben, kommt dem Differenzierungsgrad unabhängige Bedeutung zu. Während Patientinnen im Stadium FIGO I bei hoher Tumordifferenzierung eine 5-Jahres-Überlebensrate von 92% aufwiesen, lag die von Patientinnen mit undifferenzierten Tumoren des gleichen Stadiums bei nur 35%. Die Bedeutung des Differenzierungsgrades konnte auch aus prospektiven Untersuchungen bestätigt werden [33, 41]. Dembo und Bush [49] fanden in einer multivariaten Analyse, daß dem Differenzierungsgrad ausschließlich bei den serösen Ovarialkarzinomen, nicht aber bei der muzinösen oder endometrioiden Type diese prognostische Bedeutung zukam. Ozols et al. [60] zeigten, daß Kombinationschemotherapie (Hexa-CAF) zwei verschiedenen Monochemotherapien (Melphalan, Cyclophosphamid) in den Differenzierungsgraden 2 und 3 (modifiziert nach Broders) überlegen war ($p = 0{,}06$). Dieser Unterschied konnte jedoch nicht unter Verwendung des Grading-Systems nach Day et al. [62] bestätigt werden. Einen ähnlichen Unterschied wie Ozols et al. [60] für Chemotherapie fanden Morales und Fayos [66] für Strahlentherapie in Abhängigkeit vom Tumorstadium mit besserem Ansprechen der höher differenzierten Tumoren. Im Gegensatz dazu stehen die Ergebnisse von Bruckner et al. [67], die signifikant besseres Ansprechen unter Cisplatin-hältiger Chemotherapie, verbunden mit einer Verlängerung der Überlebenszeit, ausschließlich für undifferenzierte Tumoren gefunden haben. Während in der zweiten Studie der Netherlands Joint Study Group for Ovarian Cancer [51] undifferenzierte Tumoren generell ein besseres Ansprechen auf Polychemotherapie gezeigt hatten, konnte dies in der Folgestudie, in der besonders hohe Remissionsraten mit Cisplatin-hältigen Therapien erreicht wurden, nicht mehr gesehen werden [68]. Auch die Daten von Jacobs et al. [69] und die von Webb et al. [70] sprechen nicht dafür, daß das Ansprechen auf Therapie vom Grading abhängt. Jacobs et al. [69] fanden keine signifikant unterschiedliche Verteilung der Differenzierungsgrade bei Patientinnen mit bzw. ohne Ansprechen auf Cisplatin-Therapie. Webb et al. [70] fanden 19% mehr undifferenzierte Tumoren in der kürzer als ein Jahr überlebenden Patientengruppe im Vergleich zu den Patientinnen mit günstigerer Prognose, unabhängig von jeder Therapie.

Schließlich sei noch auf Zusammenhänge in der Verteilung von bestimmten Differenzierungsstufen und histologischen Typen hingewiesen. Sorbe et al. [40] berichteten über das relativ häufigere Auftreten von gut differenzierten Tumoren mit muzinöser Histologie und von entdifferenzierten Tumoren mit seröser Histologie. Darüber hinaus bestand in ihrem Patientengut ein signifikanter Zusammenhang zwischen hochdifferenzierten Tumoren und frühen Tumorstadien einerseits und entdifferenzierten Tumoren und fortgeschrittenen Stadien andererseits.

Postoperativ verbliebener Tumorrest (Residualtumor)

Neben den klassischen Prognosekriterien, wie Histologie, Tumorstadium und Differenzierungsgrad, hat sich seit Griffiths [71] die Erkenntnis durchgesetzt, daß der postoperativ verbliebene Tumorrest von eminenter prognostischer Bedeutung ist. Das Überleben von Patientinnen mit Residualtumoren von mehr als 15 mm Durchmesser war allgemein ungünstig, und operative Eingriffe, die nicht zu Tumorreduktion unter diesen Grenzwert führten, zeigten keinen Einfluß auf das Überleben. Ähnliche Ergebnisse wurden von Smith und Day [72] publiziert. In der Folge bestätigten Arbeiten von Vogl et al. [73] und Cohen [74] (Tabelle 6), daß sich die Überlebensrate mit zunehmender Residualtumorgröße graduell verschlechterte. In der retrospektiven Analyse von Patientinnen, die in prospektiv randomisierten Studien behandelt worden waren, erkannten Dembo und Bush [49] den Residualtumor für die Stadien FIGO III und IV als – gleichrangig

Tabelle 6. Überleben von Patientinnen mit Ovarialkarzinom in Abhängigkeit vom postoperativen Tumorresiduum (nach Cohen [74])

Residualtumor (Durchmesser in cm)	Medianes Überleben (in Monaten)
0	39
0,3 (±0,2)	28
1,0 (±0,5)	18
>1,5	11

zum Differenzierungsgrad – wichtigste unabhängige prognostische Variable. In einer weiteren retrospektiven Auswertung einer prospektiv randomisierten Studie für die Stadien FIGO I und II von Sigurdsson et al. [41] kam dem Residualtumor zusammen mit dem histologischen Differenzierungsgrad große prognostische Bedeutung zu. Malkasian et al. [43] erkannten in einer Analyse an über 1900 Patientinnen den Residualtumor für die Stadien FIGO III und IV als den entscheidenden prognostischen Faktor. Die Richtigkeit der aus retrospektiven Analysen erkannten Bedeutung des Residualtumors konnte in zahlreichen prospektiven Untersuchungen, in denen der Residualtumor abgestuft als Stratifikationskriterium diente, bestätigt werden [51, 68, 75]. Auch in der ersten Studie der Österreichischen Ovarialkarzinom-Studiengruppe [76] konnte ein signifikant längeres Überleben bei Patientinnen mit Resttumor von $\leq$ 2 cm im größten Einzeldurchmesser gegenüber Patientinnen mit größerem Residualtumor beobachtet werden.

Der postoperative Residualtumor ist das Ergebnis mechanisch-therapeutischen Managements einerseits und Ausdruck einer bestimmten biologischen Situation des Tumorträgers andererseits, zumal die Resezierbarkeit von Art und Ausdehnung des Tumorwachstums abhängt. In einer Publikation der UCLA [77] wird die Resezierbarkeit eines unausgesuchten Patientengutes auf maximale Residualtumordurchmesser von $> 0 \leq 5$ cm mit 32,9% und auf komplette Tumorfreiheit mit 4,3% angegeben. Piver [78] führte eine prospektive Studie durch, in der 50 konsekutive Patientinnen der Stadien FIGO III und IV aggressiv operiert wurden. Bei 76% dieser Patientinnen wurde eine Tumorreduktion auf Resttumoren von $\leq$2 cm im Durchmesser erreicht.

Zusammenfassend kann gesagt werden, daß dem Residualtumor eine kritische Bedeutung für die Prognose von Patientinnen mit Ovarialkarzinom zukommt. Bereits Griffiths [71] war klar, daß es günstig wäre, neben der Diskriminante von 1,5 cm maximalem Einzeldurchmesser zusätzlich die zurückgebliebene Gesamttumormasse – z. B. bestehend aus vielen Tumoren von 1,0 cm – zu berücksichtigen. Die postoperativ verbliebene Resttumormenge sollte in allen klinischen Studien bei Patientinnen mit Ovarialkarzinom als Stratifikationskriterium Berücksichtigung finden.

Aszites

Die Bedeutung von Aszites erscheint generell anerkannt, indem er im herkömmlichen FIGO-Staging-System [56] durch das Suffix C in den Stadien FIGO I und II berücksichtigt wurde. Demopoulos et al. [44] fanden, daß Aszites die Prognose dieser Patientinnen so ungünstig wie die von Patientinnen des Stadiums FIGO III werden ließ. Während Sorbe et al. [40] einen signifikanten Unterschied im 5-Jahres-Überleben für die Stadien FIGO I und II mit bzw. ohne Aszites fanden, war die An- oder Abwesenheit von Aszites für die fortgeschrittenen Tumorstadien ohne signifikante Bedeutung. In einer Publikation im darauffolgenden Jahr fanden Sorbe und Frankendal [79] jedoch keinen signifikanten Einfluß des Aszites auf die Prognose ab dem FIGO Stadium II. Auch Dembo et al [80] konnten keine signifikant schlechtere Prognose für 250 Patientinnen im

FIGO-Stadium I bei Vorliegen von Aszites beobachten. Die multivariate Analyse der ersten Österreichischen Ovarialkarzinomstudie [81], in der die Menge des bei der Operation angetroffenen Aszites als Stratifikationskriterium berücksichtigt wurde, ließ ebenfalls keine unabhängige Bedeutung für das Vorliegen von Aszites finden.

Wachstumscharakteristika

Die richtige Beurteilung von bestimmten Wachstumscharakteristika, wie z. B. Adhäsionen, Kapselruptur sowie Vorliegen von Tumorgewebe auf der Kapseloberfläche des Ovars, ist von entscheidender Bedeutung. Schließlich kann die Beurteilung von verpackenem Gewebe – das eine Mal als Adhärenz und das andere Mal als Tumorinfiltration – zu unterschiedlicher Stadienzuordnung und damit zu unterschiedlichen therapeutischen Konsequenzen und auch zu unterschiedlicher Bewertung von Therapieergebnissen führen. Übereinstimmend besteht die Erfahrung, daß Adhäsionen von malignen Zysten prognostisch ungünstig sind [43, 50, 80]. Bezüglich der Bedeutung der Kapselruptur (spontan oder iatrogen bei der Operation) und der des Vorliegens von Tumorgewebe auf der Kapseloberfläche besteht weniger Einhelligkeit. Während Webb et al. [50] und Malkasian et al. [43] einen ungünstigen prognostischen Einfluß bei Patientinnen des FIGO-Stadiums I fanden, wurde dieser von Demopoulos et al. [44], Dembo et al. [80], Sigurdsson et al. [41] und der Österreichischen Studiengruppe [82] nicht beobachtet.

Alter

Die Bedeutung des Alters wird in verschiedenen Studien unterschiedlich bewertet bzw. kommentiert. Während Bruckner et al. [83] bei progredientem Ovarialkarzinom eine günstigere Prognose bei einem Alter der Patientinnen von über 50 Jahren und eine noch günstigere bei einem von über 60 Jahren fanden, berichteten Decker et al. [84] über den günstigen prognostischen Einfluß jüngeren Alters auf den Therapieverlauf mit Cisplatin oder mit der Kombination von Cisplatin und Doxorubicin. Smedley und Sikora [85] fanden in einer retrospektiven Studie an 2305 Patientinnen die globale 5-Jahres-Überlebensrate von 30%, während sie für die Gruppe der Patientinnen im Alter von 15–35 Jahren bei 50% lag. Der Verlust der prognostischen Bedeutung von Alter nach Ausschluß der perioperativen Frühtodesfälle läßt sich dadurch erklären, daß jene Patientinnen, die einen besseren Performance Status aufwiesen, und damit auch aggressiveren Folgetherapien zugänglich waren, selektioniert wurden [47]. In eigenen Untersuchungen [81] erwies sich Alter als prognostische Variable von unsignifikanter Bedeutung.

Performance Status

Obwohl der Performance Status bei vielen Ovarialkarzinomstudien keine Berücksichtigung als Prognosekriterium gefunden hatte, dürfte ihm ein wesentlicher Stellenwert zukommen. Die Stadien-abhängige Bedeutung des Performance Status – welcher Nomenklatur auch immer – als unabhängiger Risikofaktor wurde von Swenerton et al. [45] festgestellt. Sorbe und Helsing [86] erkannten den Karnofsky-Index als den wichtigsten isolierten Prognosefaktor zu Beginn einer Chemotherapie. Neijt et al. [51, 68] fanden in beiden Studien der Netherlands Joint Study Group for Ovarian Cancer, daß der Performance Status sowohl für das Ansprechen auf die Therapie als auch für das Überleben von entscheidender Bedeutung ist.

Rezidiv-/Progressions-freies Intervall

Einen besonderen Parameter stellt das Rezidiv- bzw. Progressions-freie Intervall dar. Nur in jenen wenigen Fällen, in denen keine postoperative Therapie durchgeführt wird, handelt es sich dabei ausschließlich um eine Tumor(-träger)-abhängige Größe. In den meisten Fällen ist es als integrales Resultat aus der Tumor-inhärenten Reaktionsbereitschaft auf Therapie und der jeweiligen speziellen Therapie aufzufassen. Während es bei nicht therapierten Patientinnen keine detaillierten Untersuchungen über diesen Parameter gibt, stellt er in allen neueren Therapiestudien [51, 52, 75, 87–89] eines der Beurteilungskriterien der Therapieeffizienz dar.

Trotz Berücksichtigung all der genannten Risikofaktoren ist die Prognose vieler Patientinnen nicht ausreichend vorhersehbar. So ist z. B. nicht erkennbar, welche Patientinnen mit bulky disease von einer radikalen Tumorreduktion profitieren, welche Patientinnen mit pathologisch kompletter Remission rezidivieren, oder welche Patientinnen mit Tumoren niedriger maligner Potenz in ihrem späteren Krankheitsverlauf progredient werden. Dies hatte und hat die Suche nach weiteren Kriterien, die das biologische Verhalten von Ovarialkarzinomen noch präziser erfassen bzw. längerfristige Prognosen ermöglichen würden, zur Folge. Die meisten dieser Parameter erfassen in besonderer Weise die Aggressivität des Wachstumsverhaltens der einzelnen Tumoren (Tabelle 2). Zu diesen sind der Grad an Aneuploidie [29, 90–92], der Mitosereichtum [29, 61, 93], der morphometrische Anomaliegrad [29, 93], der Labelling-Index [94], die Hemmung der Inkorporation von Nukleinsäurepräkursoren durch Zytostatika [95], das Tumorwachstum nach Heterotransplantation auf die Nacktmaus [95] und das klonogene Wachstum von Ovarialkarzinomzellen in semisoliden Medien [96, 97] zu zählen. Diese und andere in Tabelle 2 angeführte, jedoch nicht näher besprochene Parameter müssen erst weiterer Prüfung unterzogen werden, ehe sie für individuelle Therapieentscheidungen herangezogen werden können.

Die Ausführlichkeit der Behandlung der Prognosefaktoren soll – ohne Anspruch auf Vollständigkeit der vorliegenden Ergebnisse zu erheben – dem Umstand Rechnung tragen, daß das Ergebnis unserer bisherigen therapeutischen Möglichkeiten immer noch in höherem Ausmaß ein Spiegelbild der Risikofaktorkonstellation sein und weniger durch Therapie-bedingte Änderung der Situation der einzelnen Patientin zustandekommen dürfte. Um aber Fortschritte auf dem Gebiet der Therapie machen zu können, ist es von eminenter Bedeutung, die prognostischen Charakteristika zunächst zu erkennen. Nur eine Therapie, die auf die aktuelle Risikosituation einer Patientin abgestimmt ist, kann zur Verbesserung der aktuellen therapeutischen Ergebnisse beitragen.

Klinische Symptomatik

Interessanterweise konnte in einer retrospektiven Befragung von Frauen, die an einer großangelegten Feldstudie über das Risiko, unter Einnahme oraler Antikonzeptiva an Ovarialkarzinomen zu erkranken, teilnahmen, festgestellt werden, daß bei Frühstadien von Ovarialkarzinomen eher Müdigkeit sowie Miktionsprobleme auftraten als bei Patientinnen mit fortgeschrittenem Tumorleiden [98]. Es waren jedoch im wesentlichen Zyklusanomalien und nicht die zuletzt beschriebenen Beschwerden, die diese Frauen veranlaßten, den Arzt aufzusuchen. Bei Patientinnen mit fortgeschrittenen Tumorstadien waren abdominelle Schmerzen sowie Zunahme des Bauchumfanges die häufigsten subjektiven Symptome, wobei diese Frauen primär wegen der Bauchschmerzen den Arzt aufsuchten. Daraus schlossen die Autoren, daß Frauen mit objektiv erhöhtem Erkrankungsrisiko für ein Ovarialkarzinom über die Art der uncharakteristischen Symptome des Frühstadiums der Erkrankung – in dem diese noch eine günstigere Prognose aufweist – unterrichtet werden sollten.

In dem von Geiger [99] untersuchten Patientenkollektiv stellt die Diagnose Ovarialtumor in rund 40% einen Zufallsbefund dar. Nur etwa 10% dieser Ovarialtumoren sind durch Ovarialkarzinome bedingt. Im Vordergrund der klinischen Symptomatik des Ovarialkarzinoms werden in der Literatur übereinstimmend chronische gastrointestinale, teilweise sehr unspezifische Symptome, wie Gewichtsverlust, Appetitlosigkeit, Müdigkeit, Blutsenkungsbeschleunigung und gynäkologische Blutungsstörungen, berichtet, wobei sich diese großteils erst im fortgeschrittenen Stadium der Erkrankung manifestieren.

Diagnostik

Präoperative Diagnostik bei Verdacht auf Ovarialkarzinom

Bei der entweder durch Beschwerden veranlaßten oder im Rahmen von Routinekontrollen durchgeführten gynäkologischen Untersuchung imponieren Ovarialkarzinome als palpable Resistenzen. Dabei gilt, daß jeder palpable Adnextumor vor der Menarche und nach der Menopause chirurgisch weiter abgeklärt werden muß [100]. Das gleiche gilt bei Vorliegen von Vergrößerungen eines Ovars auf 5–6cm im Durchmesser, die während mehr als zwei Zyklen fortbestehen bzw. auch unter hormoneller Therapie persistieren. Ferner ist die

Abklärung durch Laparotomie bei allen Ovarialtumoren von über 6 cm Durchmesser, bei jeder sich derb anfühlenden Resistenz sowie bei Verdacht auf Ruptur und bei Aszites indiziert.

Bei Verdacht auf Vorliegen eines Ovarialtumors ist ein sorgfältig geplantes präoperatives diagnostisches Vorgehen angezeigt. Dieses umfaßt zunächst den Ausschluß des Vorliegens eines in das Ovar metastasierten Tumors, wobei insbesondere der Gastrointestinaltrakt, aber auch Uterus, Mammae und hämatologische Erkrankungen als Ursachen für die Metastasierung in durchschnittlich 10% aller Ovarialtumoren in Frage kommen [100]. Für die Abgrenzung von anderen Primärtumoren, vor allem aber um die Ausdehnung des aktuellen Prozesses besser einschätzen zu können, was für weitere diagnostische und therapeutische Maßnahmen Voraussetzung ist, und auch um die Dignität besser einzugrenzen, sind zahlreiche physikalische, apparative und laborchemische Untersuchungen notwendig [101; Tabelle 7].

Tabelle 7. Präoperative Diagnostik bei Verdacht auf Ovarialkarzinom

- Gynäkologische Untersuchung
- Vaginal-Zervix-Zytologie
- Internistische physikalisch-medizinische Untersuchung
- Thorax-Röntgen
- Labor-Screening
- Tumormarker: CA-125, CEA, AFP, β-HCG
- Sonographie/Computertomographie
- Irrigoskopie/Sigmoidoskopie
- (• Intravenöse Pyelographie)
- (• Zystoskopie)
- (• Ganzkörperknochenscan)

Die gynäkologische Untersuchung soll durch Vaginal- und Zervixzytologie, die bei FIGO-Stadien III und IV in etwa 30%–40% positive Ergebnisse liefert, ergänzt werden. Die internistische Untersuchung, die gleichzeitig dem Zweck der Narkosefreigabe dient, soll den Allgemeinzustand der Patientin erfassen, den Verdacht auf andere Malignome oder sonstige Erkrankungen bestätigen oder ausschließen, und neben der physikalischen Untersuchung aus einem Elektrokardiogramm und einer ausführlichen laborchemischen Untersuchung (komplettes Blutbild inkl. Differentialblutbild, Blutglucose, Nieren- und Leberfunktionswerte, Elektrolyte, Cholesterin-, Triglyzeridspiegel, kleiner Gerinnungsstatus und Blutgruppe) bestehen. An Tumormarkern sind das Ovarialkarzinom-spezifische CA-125 sowie das carcinoembryonale Antigen (CEA) zur Abgrenzung von gastrointestinalen Tumoren zu bestimmen. Diese Werte dienen sowohl der Diagnostik und stellen vor allem präoperative Ausgangswerte für allfällige spätere Verlaufskontrollen bei Vorliegen eines Ovarialkarzinoms dar. Bei jungen Frauen soll zusätzlich das humane beta-Choriongonadotropin (HCG) sowie das alpha 1-Fetoprotein (AFP) bestimmt werden, um Keimzelltumoren bereits präoperativ zu erfassen. Die internistische Untersuchung wird durch ein Thorax-Röntgen, das beim Ovarialkarzinom in bis zu 15% Lungenmetastasen finden läßt, ergänzt. Zur differentialdiagnostischen präoperativen

Abklärung sowie zur genaueren Abschätzung des Ausmaßes des gesamten Prozesses – z. B. der Beurteilung, ob Lebermetastasen oder retroperitoneale Lymphknotenmetastasen vorliegen – soll eine Sonographie oder computertomographische Untersuchung durchgeführt werden. An weiteren apparativen Untersuchungen ist die Irrigoskopie anzuführen, um karzinomatös bedingte Engstellungen des Darmlumens präoperativ zu erkennen und um eine eventuelle Erweiterung des Eingriffes auf Darmresektion vorzubereiten. Anstelle der Irrigoskopie kann auch eine Sigmoidoskopie durchgeführt werden. Eine Einscheidung von Ureteren, die in ca. 18% der Patientinnen mit Ovarialkarzinom beobachtet wird, läßt sich durch eine präoperative intravenöse Urographie erfassen. Bei Verdacht auf Übergreifen des Ovarialkarzinoms auf die Harnblase bzw. zum Ausschluß eines solchen Verdachtes (Dysurie, Hämaturie, Pollakisurie) soll das präoperative Staging durch eine Zystoskopie ergänzt werden. Nur bei Angaben über Knochenschmerzen sowie erhöhter alkalischer Phosphatase ist zum Ausschluß von Knochenmetastasen die Durchführung einer Skelettszintigraphie indiziert.

Stellenwert prä- und postoperativer Diagnoseverfahren

Die Sonographie eignet sich zur frühzeitigen Erkennung von Veränderungen der Ovarien in Größe, Form und Struktur [102]. Raumfordernde Prozesse (Zysten) bis unter 1 cm Größe, die der klinischen Untersuchung entgehen, sind mittels Sonographie detektierbar. Bei Frauen, bei denen eine ausführliche gynäkologische Untersuchung nur eingeschränkt oder nicht durchführbar ist – z. B. bei kleinen Mädchen oder sehr adipösen Frauen –, stellt die Sonographie eine wertvolle Ergänzung oder auch Ersatz zur gynäkologischen (Kontroll)-Untersuchung dar.

Sowohl präoperativ als auch für die postoperative Verlaufskontrolle und das nicht invasive Restaging stellen Ultraschall und Computertomographie (CT) wertvolle Untersuchungsmethoden dar, welche in letzter Zeit durch die Kernspinresonanztomographie (NMR) erweitert wurden. Da die Möglichkeit der NMR-Untersuchung vorläufig aber nur auf wenige Zentren beschränkt ist, liegen auch noch keine ausführlichen Daten über ihren Einsatz vor. Im Bereich des kleinen Beckens und seiner Organe sowie der Leber ist die Sonographie im Vergleich zur CT-Untersuchung als äquivalent anzusehen und verfügt darüber hinaus über den Vorteil, zwischen Darmschlingen, die sich nicht mit Kontrastmittel gefüllt haben, und Tumormassen – eine Differentialdiagnose, die für die Computertomographie häufig unlösbar ist – unterscheiden zu können. Andererseits ist die Computertomographie, insbesondere was die Detektion von kleinen Tumormassen im Peritonealbereich sowie im Retroperitoneum betrifft, dem Ultraschall weitaus überlegen. Da retroperitoneale Lymphknoten sogar in niedrigen Stadien in 5%–22% befallen sind und diese bei chirurgischem Vorgehen ohne radikale Lymphonodektomie des Paraaortalbereiches (und der pelvinen Lymphknoten) dem Staging entgehen würden, ist der Computertomographie der Vorzug zu geben. Computertomographie und auch Ultraschall, die im Bereich des Beckens und Abdomens weitgehend vergleichbare Ergebnisse liefern, lassen vor der Laparotomie und auch bei der Verlaufskontrolle sowohl intrahepatale Metastasen als auch solche im Uterus, die der chirurgischen Exploration entgehen können, diagnostizieren [103]. Der Verdacht auf intrauterine Metastasen oder auf Tumor muß vor allem bei geplanter konservativer Genitale erhaltender Operation durch intraoperative Kürettage abgeklärt werden.

Die Treffsicherheit für die primäre Ultraschalldiagnostik beim Ovarialkarzinom wird mit 44%–91% angegeben [104, 105]. Die Angaben über die Treffsicherheit der Computertomographie stammen mehrheitlich von Untersuchungen, die den Wert der CT zur Verlaufsbeurteilung bzw. im Vergleich zum second look erfassen. Clarke-Pearson et al. [106] fanden als Ergebnis ihrer CT-Untersuchungen die enttäuschenden Werte von 79% als positiven Prädiktiv-Wert und 30% als negativen Prädiktiv-Wert. Lediglich 7% von Tumoren unter 1 cm Größe wurden entdeckt. Goldhirsch et al. [107] fanden bei 20% der Patientinnen falsch negative CT-Befunde bei Tumoren unter 1 cm. Die Treffsicherheit für den Nachweis von Lymphknotenmetastasen gaben Triller et al. [108] mit 74% an. Gritzmann et al. [109] evaluierten die Computertomographie bezüglich ihres Wertes für die Nachsorge an 67 Patientinnen mit Ovarialkarzinom, die durch second look verifiziert wurden. Diese Autoren fanden eine Sensitivität von 83%, eine Spezifität von 94% und somit eine Treffsicherheit von 88%. Gritzmann et al. [109] kamen zu dem Schluß, daß die Computertomographie zur Vermeidung zahlreicher diagnostischer second look-Operationen geeignet ist, wenn bereits mittels CT Resttumor diagnostiziert wurde. Darüber hinaus kann die Computertomographie Information über die Resektabilität eines Resttumors liefern. Bei unklaren Befunden müssen raumfordernde Prozesse mittels Ultraschall- oder CT-gezielter Feinnadelbiopsie der histologischen Abklärung zugeführt werden. Kriterium der Detektierbarkeit von Lymphknoten mittels CT bzw. Sonographie ist deren Vergrößerung.

Die bipedale Lymphographie hat den Vorteil, daß auch Aussagen über Befall oder Nicht-Befall nicht vergrößerter Lymphknoten getroffen werden können. Diese Methode wird aber nur von wenigen Zentren durchgeführt [110], ist sowohl relativ aufwendig als auch als invasive Methode von zusätzlichen Nebenwirkungen behaftet und verlangt zur Interpretation, die bis zu einem gewissen Grad subjektiv bleibt, mehr noch als zur Durchführung lange Erfahrung [102]. Darüber hinaus gibt es Lymphknotenregionen, wie die der LNN iliaci int., der Lymphknoten am Nierenhilus sowie im oberen Abdomen und Retrocruralbereich, die durch die konventionelle Lymphographie nicht erfaßt werden. Aus diesen Gründen hat sich die Lymphographie nicht durchgesetzt.

Weder präoperativ noch in der Nachsorge besteht bei Patientinnen mit Ovarialkarzinom ohne Schmerzen im Skelettbereich Indikation zur Durchführung eines Skelettszintigramms. Die Inzidenz an Skelettmetastasen wurde mit 2%–4% angegeben, wobei 2 von 3 Patientinnen in der Arbeit von Huber et al. [111] und 3 von 4 Patientinnen in der Analyse von Mettler et al. [112] Knochenschmerzen aufwiesen. Die alkalische Phosphatase wurde in 8% falsch positiv bzw. in 100% falsch negativ angegeben.

Cozzi et al. [113] evaluierten die Bedeutung von Irrigoskopie für den Nachweis der intraabdominellen Tumorausbreitung und fanden bei Patientinnen in den Stadien FIGO III und IV in 80% richtig positive Befunde; die allgemeine Treffsicherheit in dieser durch second look verifizierten Untersuchung lag bei 84%.

Die second look-Laparotomie ist nach übereinstimmenden Berichten die verläßlichste Methode zur Feststellung des Ausmaßes des posttherapeutisch verbliebenen Resttumors [114–116]. Da computertomographische Befunde in 17%–50% als falsch negativ verifiziert werden konnten [117, 118], ist diese Untersuchungsmethode ungenügend geeignet, Tumorfreiheit festzustellen. Jedoch kann bei Befall retroperitonealer Lymphknoten sowie bei intraparenchymatösen Fernmetastasen in die Leber die computertomographische Untersuchung der intraoperativen Palpation überlegen sein [119]. Positive apparative Befunde sollen durch Biopsie mittels gezielter Feinnadelpunktion histologisch-zytologisch abgesichert werden, um nicht therapeutische Maßnahmen auf falsch positiven Befunden aufzubauen.

An weiteren Möglichkeiten zur Feststellung einer pathologisch kompletten Remission werden die Laparoskopie bzw. Peritoneoskopie angewandt. Positive Befunde, die zytologisch-histologisch Bestätigung finden, machen die Laparotomie überflüssig. Lele und Piver [120] untersuchten den Voraussagewert von Laparoskopieergebnissen 6 Monate nach Therapiebeginn bezüglich des nach 6 weiteren Monaten durchgeführten second look. Sie kamen zu dem Schluß, daß ein positiver Laparoskopiebefund in 91% einen 6 Monate später erhobenen positiven Laparotomiebefund richtig voraussagte, ein negativer Laparoskopiebefund nur in 70% richtig übereinstimmte. Die Laparoskopie hat den Nachteil, daß Darm, Mesenterien sowie vor allem die retroperitonealen Lymphknoten nur inadäquat oder nicht eingesehen werden können, was in 20%–77% zu falsch negativen Ergebnissen führt [121, 122]. Wegen postoperativer Verwachsungen können Untersuchungen in 6%–24% nur eingeschränkt oder gar nicht beurteilt werden [121, 122].

Eine weitere, derzeit noch in klinischer Erprobung befindliche apparative Methode zum Nachweis von Ovarialkarzinomgewebe ist die Radioimmunszintigraphie, bei der radioaktiv markierte Antikörper, die gegen Tumor-assoziierte Antigene gerichtet sind, eingesetzt werden [123].

Als nicht-invasive Technik hat sich die serologische Bestimmung des Tumormarkers CA-125 bewährt [124, 125]. Der Marker wies gute Werte für positive (90%) und negative (88%) Prädiktivität auf [125]. Während ansteigende positive Werte bei bekannter Grundkrankheit und präoperativer Positivität sowie bei Fehlen einer progredienten Lebererkrankung praktisch immer die Progredienz des Ovarialkarzinoms voraussagen, sind negative Werte kein genügend verläßlicher Parameter zum Ausschluß einer Progredienz [125, 126].

Screening

Die Ultraschalluntersuchung des kleinen Beckens eignet sich von den apparativen Methoden relativ am besten, um Ovarialkarzinome möglichst frühzeitig zu diagnostizieren bzw. auch für Screening-Untersuchungen bei Risikopatientinnen [102, 127].

In einer Untersuchung vom 1010 postmenopausalen Frauen konnten durch die Kombination der Serum CA-125-Bestimmung mit Sonographie bzw. durch die Kombination der vaginalen gynäkologischen Untersuchung mit Sonographie Ergebnisse von 99,8% bzw. 99,0% Spezifität erreicht werden. Obwohl die Ultraschalluntersuchung keine Dignitätsdiagnose erlaubt – sie ist per se eine unspezifische Methode –, nimmt ihr Spezifitätswert bei Frauen mit erhöhten CA-125-Werten zu (auf 93,3%) und ist der Spezifität resultierend aus CA-125-Spiegel und vaginalem gynäkologischem Untersuchungsbefund signifikant überlegen. Die Kombination von CA-125-Bestimmung und Sonographie ist der Kombination von CA-125-Bestimmung und gynäkologischer Untersuchung, insbesondere wegen der mangelnden Sensitivität der Vaginaluntersuchung und der großen Subjektivität dieses Befundes, überlegen [127].

In einer anderen Screening-Untersuchung wurde ein okkultes Ovarialkarzinom unter 1084 asymptomatischen postmenopausalen Frauen gefunden [128], was die Einsetzbarkeit der Ultraschalluntersuchung auf das Screening von Risikopatientinnen einschränkt [129].

Stadienzuordnung (Staging) und operative Therapie

Der Operation kommt beim Ovarialkarzinom sowohl die ursprüngliche therapeutische Bedeutung der Tumorentfernung als auch darüber hinausgehend eine entscheidende Rolle für die Erfassung der Überlebensprognose bei jeder individuellen Patientin zu. Diese beiden Bedeutungen erscheinen von einander abhängig, insofern als Patientinnen, die radikal operiert werden können, auch eine gute Prognose aufweisen. Bezüglich der dennoch zu machenden Einschränkungen sei auf das Kapitel Prognosefaktoren verwiesen.

Das operative Vorgehen beim Ovarialkarzinom soll genaueste Inspektion vom Douglasraum bis zum Subdiaphragmalraum ermöglichen, von ausführlicher Palpation, insbesondere der Leber, des Lymphknotenbereiches und der Mesenterien, ergänzt werden und eine möglichst radikale Tumorentfernung gewährleisten [130; Tabelle 8]. Diese Forderungen sind nur bei guter Sicht

Tabelle 8. Operative Stadienzuordnung (Staging)

• Mediane Laparotomie	
• Beurteilung:	Vorhandensein bzw. Menge von Aszites
• Zytologie:	Aszites
• Peritoneallavage:	nach Quadranten aufgeteilt
• Inspektion:	Douglas-Raum bis Diaphragmakuppen
• Palpation:	Zwerchfellkuppen, Leber, Retroperitoneum, Peritoneum, Mesenterien
• Aufzeichnung:	makroskopische Tumoren
• Ovarektomie:	Histologie
• Gezielte Biopsie:	verdächtige Areale, tastbare Lymphknoten
• Peritonealbiopsien:	Areale häufiger subklinischer Aussaat
• Registrierung:	detaillierte Lokalisation und Ausmaß der Tumorausbreitung vor und nach Resektion

erfüllbar, weshalb die Laparotomie mittels Längsschnitt erfolgen muß. Unmittelbar nach der Eröffnung des Peritoneums ist auf das Vorliegen von Aszites – definiert als sicher über das natürliche, nicht genau bestimmte Ausmaß an Peritonealflüssigkeit hinausgehende Flüssigkeitsvolumen – zu achten bzw. einige Milliliter Flüssigkeit zur zytologischen Beurteilung zu entnehmen. Die Aszitesmenge soll gemessen und festgehalten werden. Liegt kein Aszites vor, muß eine Peritonealspülung durchgeführt werden mit der Absicht, nach abgeschilferten malignen Zellen zu suchen. Manche Autoren unterteilen zum Zweck der Lokalisation dieses Malignitätsnachweises das Abdomen bzw. das kleine Becken in mehrere kleinere Areale. Daran schließt sich die Inspektion des gesamten Bauchraumes, die eine Erweiterung der medianen Unterbauchlaparotomie unter Umschneidung des Nabels nach cranial notwendig machen kann. Vom Peritoneum sollen aus allen suspekten Arealen und, zusätzlich verteilt, auch von nicht suspekten Arealen zahlreiche Biopsien entnommen werden. Es schließt sich die möglichst radikale Entfernung des Ovarialtumors in toto an, wobei durch eine Gefrierschnittuntersuchung die Dignität beurteilt wird. Bei Bestätigung des Malignitätsverdachtes wird die komplette Entfernung des inneren weiblichen Genitales mittels Hysterektomie (TAH) und beidseitiger Salpingo-Oophorektomie (BSO) angeschlossen (Tabelle 9). Da es in etwa 10% zur

Tabelle 9. Operative Therapie des Ovarialkarzinoms

Frühe Stadien FIGO I und II

- Totale abdominelle Hysterektomie = TAH
- Bilaterale Salpingo-Oophorektomie = BSO
- Omentektomie
- Lymphonodektomie (pelvin, paraaortal)

Fortgeschrittene Stadien FIGO III und IV

Ziel: Maximale Tumorreduktion, sodaß die Residualtumoren einen größten Einzeldurchmesser von <2 cm aufweisen (optimale Tumorreduktion oder „minimale Residualtumoren")

- TAH + BSO + Omentektomie
- ± Lymphonodektomie
- Darmresektion (Dickdarm/Dünndarm)
- Colostomie
- Resektionen des Harntraktes
- Peritoneal(teil-)resektion
- ± Appendektomie

Metastasierung in das große Netz kommt und dieses bei Rezidiven zu einer soliden Tumorplatte, die zur Behinderung der Darmpassage zu führen vermag, werden kann, hat sich die zusätzliche Omentektomie, sogar in den frühen Tumorstadien, durchgesetzt.

Bezüglich der Bedeutung der Lymphonodektomie für das Therapieergebnis herrscht heute international noch Uneinigkeit. Burghardt et al. [131] konnten in einer retrospektiven Analyse von Patientinnen der Stadien FIGO IB bis IV in über 56% pelvinen Lymphknotenbefall nachweisen, wobei in ihren Untersuchungen die pelvinen Lymphknoten die häufiger und früher befallene Lymphknotenstation im Vergleich zur Paraaortalregion darstellten, und nur in vereinzelten Fällen paraaortaler ohne gleichzeitigen pelvinen Lymphknotenbefall [131, 132] festzustellen war. Demgegenüber stehen die Ergebnisse von Averette et al. [133], die die Inzidenz an befallenen paraaortalen Lymphknoten höher als die an pelvinen angaben und dies damit erklärten, daß die paraaortalen Lymphknoten die erste Station des Lymphabflusses von den Ovarien sind. Die Diagnose befallener Lymphknoten führt zu einer Verschiebung der Stadienzuordnung zu fortgeschritteneren Stadien [58]. Aus Gründen eines genauen Staging ist daher sowohl die pelvine als auch die paraaortale Lymphonodektomie, insbesondere in den Frühstadien FIGO I und II, zu fordern. Young et al. [134] fanden in einer prospektiven Untersuchung, in der 100 konsekutive Patientinnen mit der Diagnose Ovarialkarzinom Stadium FIGO IA bis IIB zugewiesen worden waren, daß 31% dem fortgeschrittenen Stadium FIGO III zuzuordnen waren. Ursache für diese Stadiumsverlagerung in Richtung höheres Stadium war in 9% der Nachweis von klinisch negativen pelvinen Lymphknoten und in 12% der von klinisch unauffälligen paraaortalen Lymphknoten. Ähnliche Ergebnisse liegen von Piver [78] vor, der bei Tumoren, die primär den Stadien FIGO I und II zugeordnet waren, in 11% Metastasen im Bereich des Zwerchfells, in 13% Befall der paraaortalen Lymphknoten, in 8% Befall der pelvinen Lymphknoten und in 3% Metastasen im großen Netz fand. Der Befall retroperitonealer Lymphknoten stellt seinerseits einen unabhängigen Risikofaktor für Fernmetastasierung dar [135]. Ob die chirurgische Entfernung von subklinischen Lymphknotenmetastasen zu einem effektiven therapeutischen Gewinn aufgrund des geringeren Residualtumorvolumens – wie von manchen Autoren angeführt [136] – oder aber nur zu einer Verschiebung von Patientinnen, die vor der Lymphonodektomie dem Stadium FIGO II zugeordnet waren, in die Gruppe des Stadiums FIGO III führt, und damit die Gesamtprognose dieser neuen Gruppe FIGO III – bei geringem Gesamttumorburden – günstig beeinflussen, bleibt prospektiv randomisierten Untersuchungen vorbehalten.

Bei jungen Frauen mit noch offenem Kinderwunsch darf ein konservatives fertilitätserhaltendes Vorgehen eingeschlagen werden (Tabelle 10). Vorzugsweise in Fällen mit gut differenzierten Tumoren muzinöser, endometrioider oder mesonephroider Histologie, Stadium FIGO Iai (d. h. Ovar mit intakter Kapsel und ohne Tumorauflagerungen an der Kapseloberfläche) bei gleichzeitig

Tabelle 10. Konservatives operatives Vorgehen beim Ovarialkarzinom (modifiziert nach DiSaia et al. [137] und Käser und Almendral [138])

Junge Frau mit Kinderwunsch
Extensives chirurgisches Staging inklusive paraaortaler Lymphonodektomie
Epitheliales Ovarialkarzinom: Stadium IAi
Hochdifferenziertes Karzinom (G1)
Histologie: vorzugsweise muzinös, endometrioid, mesonephroid
Normales verbleibendes inneres Genitale
Kontralaterales Ovar palpatorisch (bioptisch) normal
Kontrollen der Patientin gewährleistet
Eventuell Entfernung des verbliebenen Genitales nach Erfüllung des Kinderwunsches

negativer zytologischer Lavage und negativen Peritonealbiopsien darf das andere Ovar belassen werden. Das verbleibende innere Genitale muß normal sein. Ob es sinnvoll bzw. dem Fertilitätswunsch geradezu diametral entgegenstehend ist, das zu belassende Ovar zu biopsieren oder nur zu palpieren, wird derzeit widersprüchlich beantwortet (Panel-Diskussion anläßlich des 125-Jahres-Bestehens der Klinik für Gynäkologie und Geburtshilfe der Karl-Franzens-Universität, Graz, Juni 1988). Auf jeden Fall ist ein konservatives Vorgehen mit Bewahrung des nicht befallenen Ovars nur dann zulässig, wenn für eine sorgfältige und engmaschige Kontrolle dieser Frauen gesorgt ist. Nach Erfüllung des Kinderwunsches kann – aus Gründen der möglichen Bilateralität und auch Metastasierung von Ovarialkarzinomen in das kontralaterale Ovar – die konservative Operation durch eine nachträgliche Entfernung des verbliebenen inneren Genitales ergänzt werden.

Seit den Ergebnissen von Griffiths und Fuller [139] ist der therapeutische Wert der möglichst radikalen Tumorentfernung allgemein anerkannt. Sie gaben die kritische Größe für den Residualtumor mit 16 mm an. Patientinnen, deren maximale Residualtumorgröße nach präoperativ größeren Tumoren bei Stadium FIGO III unter diese Grenze reduziert werden konnte, zeigten die gleich günstige Prognose wie Patientinnen der Stadien FIGO III und IV, die ohne Tumor-verkleinernde Operation Residualtumoren von $\leq$ 16 mm Durchmesser aufwiesen. Sowohl Hacker et al. [140] als auch andere Autoren [77, 121] stellten fest, daß Ansprechen auf Therapie und Überleben mit abnehmender Residualtumorgröße positiv korreliert war. Heintz et al. [77] berichteten, daß es ihnen möglich war, in 70% aller Patientinnen die postoperative maximale Residualtumorgröße unter 15 mm zu halten. Um dieses Ergebnis zu erreichen, nahmen die Autoren bei 20% der Patientinnen Darm-chirurgische Eingriffe in Kauf. Während sie in der ersten 4-Jahres-Periode in 5% Todesfälle zu verzeichnen hatten, sank die Letalität in der späteren 4-Jahres-Periode der Studie auf 0% ab. Trotz dieser erfreulichen Zwischenergebnisse für die Fortschritte auf operativem Sektor muß man sich vor Augen halten, daß aus einer Reihe von Studien an renommierten Zentren nur etwa 10% der Patientinnen, bei denen eine Tumorreduktion auf maximale Größe unter 2 cm gelang, nach 5 Jahren noch am Leben sind [142; Tabelle 11].

Tabelle 11. Durchführbarkeit optimaler Tumorreduktion beim fortgeschrittenen Ovarialkarzinom

Optimale* Tumorreduktion %	Stadium	Autor	Jahr	Zitat
24	III + IV	Young et al.	1978	[87]
30	III	Pfleiderer	1981	[300]
31	III + IV	Ozols & Young	1984	[30]
56	III + IV	Heintz et al. (bis 1978)	1986	[77]
87	III + IV	Heintz et al. (bis 1983)	1986	[77]
76	III + IV	Piver	1987	[78]
49	III + IV	Neijt et al.	1987	[68]

* Residualtumoren <2 cm im Durchmesser

Second look-Laparotomie

Die Konzeption der second look-Laparotomie geht auf Wangensteen [143] zurück,der bei Patienten mit Kolonkarzinom bei Lymphknotenbefall 3–4 Monate nach der Primäroperation eine Re-Exploration durchführte, um Rezidive frühzeitig zu erfassen und zu beseitigen. Während sich diese Vorgangsweise beim Kolonkarzinom nicht durchgesetzt hat bzw. durch andere Formen der Verlaufskontrolle in den Hintergrund gedrängt worden ist, kommt der second look-Laparotomie im Management des Ovarialkarzinoms eine ungleich bedeutsamere Stellung zu. Nachdem es zunächst viele Jahre bis Jahrzehnte gedauert hatte, bis das Staging des Ovarialkarzinoms in der ausgedehnten Form, wie sie heute allgemein gefordert wird, etabliert war, wurde auch die Vorgangsweise des second look erst allmählich in das operative Repertoire der Gynäkologie aufgenommen. Mit den nun in größerer Anzahl vorliegenden ersten Ergebnissen in bezug auf den Einsatz des second look hat gleichzeitig eine Phase des Überdenkens der Rolle dieses diagnostisch-therapeutischen Konzeptes im Rahmen der Betreuung von Patientinnen mit Ovarialkarzinom eingesetzt. Zunächst muß betont werden, daß von den verschiedenen Autoren auch Verschiedenes unter second look verstanden wird bzw., daß die von den einzelnen Gynäkologen in dieses Verfahren gesetzten Ziele gänzlich unterschiedlichen Aufgaben dienen:

- Re-Staging von Patientinnen, deren Stadienzuordnung anläßlich der Erstoperation inadäquat war
- direkte Beurteilung des therapeutischen Effektes von vorausgegangenen Chemotherapien oder anderen Therapien
- Objektivierung einer klinisch kompletten Remission bzw. des Vorliegens von Tumorfreiheit (NED; no evidence of disease) als Basis für das Einstellen oder Modifizieren der bisher durchgeführten Therapie
- Tumorreduktion in Fällen, in denen diese anläßlich der ersten Laparotomie nicht möglich war (secondary debulking) bzw. weitere Tumorverringerung unter die kritische Tumorgröße von 2 cm maximalem Tumordurchmesser bzw. zu sekundärer Tumorfreiheit.

Um publizierte Ergebnisse leichter interpretieren zu können, wäre es wünschenswert, die Begriffszuordnung einzuschränken und darunter ausschließlich die Objektivierung von klinisch kompletter Remission bzw. von NED durch Laparotomie und Re-Staging zu verstehen [144].

Vor der second look-Laparotomie soll durch ausführliche physikalische inklusive gynäkologische und apparative Untersuchung inklusive Sonographie und Computertomographie des Abdomens, Retroperitoneums und kleinen Beckens sowie durch Erfassung der Laborparameter (insbesondere von CA-125) festgestellt werden, daß es sich im vorliegenden Fall um eine klinisch komplette Remission bzw. NED handelt. Sollte prä- oder intraoperativ Tumorbefall des Harntraktes bzw. Darmes festgestellt werden, kann die zusätzliche Durchführung einer i.v. Pyelographie oder einer Irrigoskopie angebracht sein.

Die operative Vorgangsweise besteht aus einer Re-Laparotomie mit Schnittführung in der Medianlinie. Prinzipiell werden die gleichen Schritte wie bei der Erstoperation gesetzt. Zunächst ist auf das Vorhandensein von Aszites zu achten bzw. dieses zu registrieren. Liegt kein Aszites vor, wird eine fraktionierte Peritoneallavage durchgeführt. Eventuell aufgetretene Adhäsionen sind zu lösen und das gesamte Abdomen und kleine Becken sowie dessen Inhalt zu inspizieren und palpieren. Besonderes Augenmerk ist auf die rechte Zwerchfellunterseite, die Mesenterien, das Retroperitoneum sowie Douglas- und Blasenperitoneum zu richten, und darüber hinaus auf alle jene Stellen, bei denen anläßlich der Erstoperation Tumorgewebe festgestellt worden ist. Exemplarisch konnte die Bedeutung der Biopsie der primär befallenen Stellen im Rahmen des Re-Staging durch Phibbs et al. [145] nachgewiesen werden. Die Autoren fanden in einer retrospektiven Analyse eine generelle Positivität von Blindbiopsien in 42,3% beim second look und gleichzeitig in 76,7% positive Biopsiebefunde von Stellen mit ursprünglichem Tumorbefall. Wurde die second look-Laparotomie vom selben Operateur wie die Erstoperation ausgeführt, hob dies die entsprechenden Prozentsätze auf 64,8% bzw. 85,3% an. Bei keiner Patientin, bei der die ursprünglich Tumor-befallenen Stellen beim second look Tumor-frei waren, wurde ein Tumorneubefall entdeckt.

50–60% der Patientinnen des Stadiums FIGO III oder IV sind potentielle Kandidatinnen für eine second look-Operation. Bei etwa einem Drittel bis zur Hälfte dieser Patientinnen (Tabelle 12) ist mit einem negativen second look, bei ca. 20% mit mikroskopisch positivem Befund (microscopic residual disease) und bei der restlichen Hälfte bzw. beim restlichen Drittel mit makroskopischen Tumoren (macroscopic residual disease) zu rechnen [146, 147, 148]. Die Richtigkeit der Voraussage einer kompletten Remission bzw. eines Status mit NED, häufig auch positiver prädiktiver Wert genannt, hängt vom Vorliegen prognostisch günstiger Faktoren zum Zeitpunkt der Erstoperation ab. So liegen die positiven prädiktiven Werte für Stadium FIGO I bei 80%–100%, für Grading 1 bei 70%–75% und für Tumorfreiheit bei 75%–95%. Allgemein geht die Wahrscheinlichkeit, daß bei einer Patientin die klinisch vermutete komplette Remission bzw. NED pathologisch bestätigt werden kann, mit dem Vorliegen von günstigen Prognosefaktoren Hand in Hand. Welche Faktoren im Detail als positiv mit negativem second look korreliert auftreten, variiert zwischen den einzelnen Analysen. Es sind Korrelationen mit dem postoperativ verbliebenen Resttumor [149–154], mit dem Tumorstadium [145, 151, 154–157], mit dem Differenzierungsgrad des Tumors [146, 148, 152], der histologischen Type [148, 151] und dem Alter [152] beschrieben.

Die genaue Identifikation jener Patientinnen, die beim second look entweder negativ sind oder nur mikroskopisch positive Befunde aufweisen, erscheint insofern von besonderer Bedeutung, als es sich bei diesen Patientinnen um eine prognostisch differente Gruppe handelt, für die daher auch andere Maßnahmen der weiteren Verlaufskontrolle und Therapie als für alle anderen Patientinnen zu überlegen sind. Die 5-Jahres-Überlebensrate für Patientinnen mit fortgeschrittenem Ovarialkarzinom (Stadien FIGO III und IV) liegt bei etwa 30% [68, 146, 147, 158, 159]. Bei 80% (24/30) dieser Patientinnen, die nach 5 Jahren noch am Leben waren, konnte beim second look komplette Tumorfreiheit (pCR) oder microscopic residual disease festgestellt werden. Da jedoch auch von dieser Subgruppe weitere Patientinnen noch nach dieser Zeit verstarben, was aus den Überlebenskurven dieser Patientinnen am weiteren Abfall

Tabelle 12. Ergebnisse der Second Look-Laparotomie (SLL)

Autor	Jahr	Zitat	Stadium	SLL N	pCR N (%)	Rezidiv-frei (NED) nach SLL N (%)	Monate
Copeland et al.	1985	[146]	III + IV	246	85 (35)	72 (85)	60*
Smirz et al.	1985	[149]	I – IV	68	29 (43)	31 (46)	30 (Median) 19–41
			III + IV	68	20 (29)	23 (34)	
Podratz et al.	1985	[154]	I – IV	135	77 (57)	72 (94) 64 (83)	36* 60*
			III + IV	77	29 (38)	NE	
Dauplat et al.	1986	[150]	I – IV	51	24 (47)	NE	15–42
			III	33	17 (52)	15 (93)	32
Neijt et al.	1986	[159]	III + IV	172	41 (24)	25 (60)	60*
Walton et al.	1987	[155]	I + II	112	98 (87)	96 (98)	60*
Ho et al.	1987	[163]	III + IV	39	17 (44)	8 (47)	8–25
Lippman et al.	1988	[156]	I – IV	70	21 (30)	21 (91)	19 (Median)
	1985–1988		I – IV	436	50 (53)	55 (82)	8 pSLL bis 60*
			III + IV	635	35 (37)	29 (64)	8 pSLL bis 60*

pCR pathologisch komplette Remission; *NED* no evidence of disease
* gerechnet ab Diagnose

auch nach der 5-Jahres-Grenze ohne Erreichen eines effektiven Plateaus erkennbar ist, sollen auch diese Gruppe bzw. klar eingegrenzte weitere Subgruppen zusätzlichen therapeutischen Strategien unterworfen werden. So wie das Erreichen eines negativen second look vom Vorhandensein bzw. vom Fehlen verschiedener Risikofaktoren bestimmt wird, können auch für die weitere Überlebensprognose ab negativem second look bzw. microscopic residual disease Zusammenhänge mit einzelnen Risikofaktoren bzw. Risikofaktorkonstellationen gefunden werden. Am besten dokumentiert ist dieser Zusammenhang für den Status beim second look und den Tumordifferenzierungsgrad. In einer retrospektiven Analyse von 50 Patientinnen mit microscopic residual disease beim second look fanden Copeland et al. [146], daß alle Patientinnen mit Tumoren von höchstem Differenzierungsgrad (G1) nach 5 Jahren Rezidiv-frei am Leben waren. 4/20 Patientinnen mit G2-Tumoren wiesen Rezidive auf, 16 dieser Patientinnen waren nach 5 Jahren noch am Leben; hingegen lagen das Rezidiv-freie Überleben bzw. Gesamtüberleben von Patientinnen mit undifferenzierten Tumoren nach 5 Jahren bei 40% respektive darunter. Vergleichbare Ergebnisse liegen für die Gruppe der microscopic residual disease-Patientinnen von Podratz et al. [154], Curry et al. [160], Copeland und Gershenson [161] und von der eigenen Studiengruppe [162] vor.

In einer multivariaten Analyse mittels Cox-Modelles wurde versucht, jene(n) Faktor(en) zu identifizieren, der (die) von entscheidender Bedeutung für das Überleben bei negativem second look war(en). Von den erfaßten Faktoren Tumorstadium, Vorhandensein von Aszites, Residualtumormasse sowie Differenzierungsgrad erwies sich lediglich der Unterschied im Differenzierungsgrad (G1+2 vs G3) [nach Day et al.; 62] von annähernd signifikanter Bedeutung ($p=0{,}08$). Die zusätzliche Berücksichtigung der Residualtumorgröße (< 2 cm respektive > 2 cm) ließ zwei prognostisch signifikant unterschiedliche Gruppen identifizieren ($p=0{,}02$). Während nur eine von 20 Patientinnen mit G1- oder G2-Tumoren und optimaler Tumorreduktion (< 2 cm im Einzeldurchmesser) nach 5 Jahren verstorben war, verstarben in der sogenannten „high risk"-Gruppe mit G3-Tumoren und Resttumor von > 2 cm beinahe die Hälfte der Patientinnen (4/9) im Zeitraum von 5 Jahren. Andere Autoren [149, 156] konnten die Bedeutung des Gradings für das Überleben nach second look nicht bestätigen. Neben der Bedeutung der beim second look vorgefundenen Tumorgröße fanden Lippman et al. [156] das Ausmaß der Resezierbarkeit (auf optimale Resttumorgröße < 2 cm bzw. auf suboptimale Resttumorgröße > 2 cm) als entscheidend für das Überleben nach second look. Optimale Resektion führte zu signifikant längerem Überleben ($p < 0{,}001$). Wie im Kapitel Prognosefaktoren ausführlich dargestellt, wirken sich auch in bezug auf die Prognoseerstellung durch second look die in der individuellen Situation vorliegenden relativ ungünstigsten prognostischen Faktoren als limitierende Größen aus (z. B. G3 bei microscopic residual disease; bei macroscopic residual disease kommt der Resttumormasse die relativ wichtigere Bedeutung zu).

Wesentlich uneinheitlicher wird die Stellung des second look für weitere Therapieentscheidungen bzw. die sich im Rahmen einer derartigen zweiten Laparotomie eröffnende Möglichkeit eines secondary debulking, einer Tumorreduktion anläßlich des Zweiteingriffes, beurteilt. Zeigt sich aufgrund des second look, daß die vorausgegangene Therapie nur minimale Tumorreste gegenüber der Erstoperation zurückgelassen hat, ist diese als wirkungsvoll einzustufen und fortzusetzen. In der Situation der microscopic residual disease stehen die intraperitoneale Instillation von Zytostatika [164–166], die intraperitoneale Instillation radioaktiver kolloidaler Radioisotopen (^{32}P) [167] sowie bei Läsionen unter 5 mm auch die abdominelle externe Bestrahlung [168–170] als Therapiemodalitäten zur Verfügung. Auch für die Instillationstherapien sind die Therapieergebnisse besser, wenn die Tumorschichtdicke möglichst gering ist [166]. Bei macroscopic residual disease kommen second line-Chemotherapien zur Anwendung, wobei zusammengefaßt werden kann, daß die Ansprechraten nach Progredienz unter vorausgegangener Cisplatin-hältiger Chemotherapie generell enttäuschend sind. Diese Patientinnen sind prinzipiell Kandidaten für Phase II-Protokolle, in denen noch nicht etablierte Substanzen mit dem Anspruch, zu konventionellen Substanzen gleiche Wirksamkeit, jedoch potentiell höhere Effektivität zu entfalten, eingesetzt werden. Bei Patientinnen, die bulky disease beim second look aufweisen, wird von mehreren Autoren [150, 154, 156, 171] das sogenannte secondary debulking mit der Absicht, unter die kritische Resttumorgröße von 2 cm Maximaldurchmesser zu kommen, vorgenommen. Während Neijt et al. [51] in der ersten Publikation der zweiten multizentrischen Phase III-Studie der Netherlands Joint Study Group for Ovarian Cancer noch einen eindeutigen Vorteil der sekundären Tumorreduktion fanden, konnten dieselben Autoren in der Folgestudie [68] diesen Effekt nicht wieder finden. In der älteren Publikation wiesen Patientinnen, bei denen erfolgreich die Resttumoren beim second look auf unter 1 cm reduziert werden konnten, die gleiche Prognose auf wie Patientinnen, bei denen der Ersteingriff direkt zu optimaler Tumorreduktion geführt hatte. Im Rahmen der Folgestudie, in der CHAP-5 gegen CP, beides Cisplatin-hältige Therapien, verglichen wurde, konnte für die Patientengruppe, die optimal Tumor-reduziert wurde, kein besseres Ergebnis erreicht werden als für die Fälle, bei denen dieser Versuch scheiterte [68]. Die Ergebnisse von Sevelda et al. [162] lassen ebenfalls keinen wesentlichen Effekt der sekundären Tumorreduktion erkennen, insofern als sich auch die mittleren Überlebenszeiten der Patientinnen nach optimaler bzw. suboptimaler kompletter sekundärer Tumorreduktion nicht signifikant voneinander unterschieden und bei etwa 15–17 Monaten lagen. Vogl et al. [172] beschrieben, daß in ca. 20%, in denen anläßlich der Erstoperation keine optimale Tumorreduktion möglich war, eine solche im Rahmen eines Sekundäreingriffes gelang. In einer multizentrischen italienischen Studie [173], in der Patientinnen mit subradikaler Erstoperation einem radikalen komplettierenden Zweiteingriff nach Chemotherapie unterzogen wurden, konnte dieser Sekundäreingriff trotz Radikalität den ungünstigeren Verlauf der Überlebenskurve der primär inadäquat operierten Patientinnen nicht aufheben.

Bisher gibt es vorläufige Daten einer einzigen Studie [174], die den möglichen Benefit in prospektiv randomisierter Form untersucht. In dieser Studie erhielten Patientinnen mit makroskopischen Resttumoren zunächst hochdosierte Cisplatin-Monotherapie. Bei zwei Studienarmen wurde im Falle von Ansprechen eine second look-Operation durchgeführt, beim dritten Arm wurde ohne second look auf zyklische perorale Alkylantien-Monochemotherapie umgestellt. Bei beiden Armen mit second look wurde im Falle von Resttumoren sekundäre Tumorreduktion angestrebt, und anschließend die gleiche Alkylantien-Monochemotherapie, wie im Therapiearm ohne second look oder abdomino-pelvine Bestrahlung, angeschlossen. Bisher zeigte sich bei allerdings erst ca. 50 pro Therapiearm eingebrachten Patientinnen keinerlei Unterschied im Überleben zwischen den drei Therapiegruppen. Insbesondere verliefen die Überlebenskurven von Patientinnen mit partieller Remission, bei denen eine sekundäre Tumorreduktion anläßlich des second look durchgeführt wurde, und derjenigen Patientinnen, die keiner second look-Operation unterzogen wurden, ident, was auf einen fehlenden therapeutischen Effekt der sekundären Tumorreduktion schließen läßt. Diesen negativen Ergebnissen stehen unter anderem Analysen von Dauplat et al. [150], Podratz et al. [154], Lippman et al. [156] und Berek et al. [171] gegenüber, die einen günstigen Einfluß dieser Maßnahme auf die Prognose im Sinne einer Verlängerung der Überlebenszeit bei diesen Patientinnen berichteten. Der günstige Einfluß des zweiten Tumor-verkleinernden Eingriffes konnte nur beobachtet werden, wenn es gelang, eine optimale Erstoperation durchzuführen.

Ein verbindlicher Zeitpunkt für die Durchführung der second look-Operation kann bis heute nicht angegeben werden, zumal dieser nicht zuletzt wesentlich von der Art und Intensität der bis dahin durchgeführten Therapie abhängt. Wird der second look ausschließlich zum Nachweis der Tumorfreiheit durchgeführt, so hat sich gezeigt, daß diese kompletten Remissionen bei später im Therapieverlauf durchgeführter second look-Operation in höherem Ausmaß aufrecht geblieben sind als bei Durchführung nach nur wenigen Monaten. Führt man den second look jedoch mit der Absicht einer sekundären Tumorreduktion durch, so war dieser Eingriff nach mehr als 6 Monaten von keinem therapeutischen Nutzen [172]. Perez und Wiltshaw [175] gaben den optimalen Zeitpunkt für sekundäre Tumorreduktion mit im Median nach drei Chemotherapiezyklen (2–6) an, und auch Parker et al. [176], Greco et al. [177] und Colombo et al. [178] favorisierten kurzdauernde intensive Chemotherapie, gefolgt von sekundärer Tumorreduktion, bei Patientinnen mit primär nicht oder nur ungenügend resezierbaren Tumormengen. Parker et al. [176] zeigten, daß bei nur etwa der Hälfte aller Patientinnen bereits beim Ersteingriff optimale Tumorreduktion erreichbar war, jedoch in 70% optimale sekundäre Tumorreduktion nach zwei Zyklen Chemotherapie mit dem PAC-Schema durchgeführt werden konnte. Für die Wahl eines frühen Zeitpunktes – zwischen 3 und 6 Monaten – für eine second look-Operation mit sekundärer Tumorreduktion spricht die Erfahrung mehrerer Autoren, daß sich Ansprechen auf Chemotherapie durchschnittlich innerhalb von 8 Wochen [179] bis 4 Monaten [68] zeigt. Neijt et al. [68] zeigten darüber hinaus, daß Progression der Erkrankung im Mittel schon nach 3 Monaten, partielles Ansprechen nach 4 Monaten, Ansprechen bis auf mikroskopische Resttumorgröße nach 5 Monaten und komplette Remission nach 6 Monaten erkennbar waren. Während die Daten von Lawton et al. [180] zeigten, daß drei Viertel aller klinischen Remissionen bereits nach Ende des dritten Chemotherapiezyklus eintraten, fanden Belinson et al. [181], daß sogar 77% aller maximalen Tumorremissionen innerhalb der ersten drei Zyklen von Chemotherapie (mit CAP) eintraten.

Zusammenfassend kann gesagt werden, daß die second look-Operation dann indiziert ist, wenn daraus Information, die für die Prognoseerstellung und weitere Therapieplanung bzw. für die Therapie selbst Voraussetzung ist, gezogen wird. Daher hängt diese Entscheidung auch von den Möglichkeiten der einzelnen Institutionen sowie von den Vortherapien ab. Der second look stellt keinen Routineeingriff dar, jedoch ist er die zur Zeit verläßlichste Methode, um die Ausdehnung des Tumorbefalls nach vorausgegangener Therapie zu erfassen.

- Bei Patientinnen mit klinisch detektierbaren Tumoren ist der second look prinzipiell nicht indiziert. Sekundäre Tumorreduktion soll zunächst in Studien näher geprüft werden.
- Bei asymptomatischen Patientinnen der Stadien FIGO I und II in klinisch kompletter Remission sowie bei Patientinnen der fortgeschrittenen Stadien, die hochdifferenzierte Tumoren mit kleinem (< 2 cm) Residualtumor am Ende der Erstoperation aufweisen, soll außerhalb von Studien vom second look Abstand genommen werden, da die Prognose bei diesen Patientinnen spontan ausgezeichnet ist und kaum verbesserbar erscheint.
- Bei allen anderen Patientinnen mit klinisch kompletter Remission bzw. NED soll weiterhin ein second look durchgeführt werden.
- Bei Patientinnen, die einen negativen second look (der bisher üblicherweise nach 6–10 Monaten Therapie durchgeführt wird) und ein höheres Risikoprofil aufweisen (z. B. bulky disease vor der Erstoperation), soll überlegt werden, in kontrollierten Studien weiter Chemotherapie im Sinne einer Konsolidierung zu applizieren.
- Bei Patientinnen mit minimal residual disease, die objektiv angesprochen haben, kann die eingeschlagene Therapie beibehalten werden oder auf eine Therapiealternative – es ist keine Standardtherapie für diese Situation etabliert – umgestellt werden.
- Bei Patientinnen mit Tumoren ohne objektives Ansprechen auf die laufende Therapie bzw. mit neu aufgetretenen Tumoren muß die laufende Therapie abgebrochen und auf eine Folgetherapie umgestellt werden.
- Der optimale Zeitpunkt für die Durchführung des second look hängt von der damit verknüpften Absicht ab und dürfte
  a) bei diagnostischer Intention zwischen 6 und 10 Monaten nach der Erstoperation
  b) bei Intention zur sekundären Tumorreduktion zwischen 2 und 6 Monaten nach der Erstoperation liegen.

Therapie der Frühstadien

Während in großen retrospektiven Studien der Anteil der Frühstadien FIGO I und II an einer Gesamtstudienpopulation von 2046 Patientinnen zwischen 40% und 65% [40, 43, 46, 48] und im Annual Report on the Results of Treatment in Gynecologic Cancer [63] an einer von über 5000 Patientinnen im Zeitraum von 1973–1975 mit 42,8% angegeben worden ist, kommen gemäß den diesbezüglich neuesten Angaben nur weniger als 20% aller Patientinnen in den Stadien FIGO I und II zur Erstdiagnose [182]. Während die 5-Jahres-Überlebensraten für die 2046 Patientinnen [40, 43, 46, 48] zwischen 40% und 80% und jene im Annual Report 1982 [63] zwischen 45% und 66% angegeben worden sind, liegen die Schätzungen für Patientinnen der Stadien FIGO I und II entsprechend den neuesten Studien zwischen 80% und 90% [49, 183]. Hinter diesen prozentuellen Veränderungen der Verteilung und der Therapieergebnisse liegen gleichzeitig mehrere, teilweise gegenteilige Effekte bewirkende Ursachen verborgen. Ausgehend von den Therapieergebnissen kann gesagt werden, daß diese offensichtlich einen therapeutischen Fortschritt bedeuten. Dies darf jedoch nicht darüber hinwegtäuschen, daß diese neuen Ergebnisse bei optimal operierten Patientinnen erzielt worden sind. Dies impliziert, daß etwa ein Drittel der Patientinnen, die in früheren Untersuchungen zu den Stadien FIGO I und II gerechnet wurden, bei denen jedoch retroperitoneal befallene Lymphknoten zu beobachten waren, nun nicht mehr den Frühstadien, sondern dem Stadium FIGO III und damit den fortgeschrittenen Stadien zugeordnet werden [184]. Dies bedeutet eine Verlagerung von prognostisch ungünstigeren Fällen in höhere Tumorstadien, wobei die Prognose des daraus resultierenden Stadiums FIGO III durch Anreicherung an solchen Patientinnen mit offensichtlich kleinem Tumorrest insgesamt günstig beeinflußt wird. Dem stehen Beobachtungen gegenüber, die die Überlebenskurven von Patientinnen mit inadäquatem und adäquatem Staging verglichen, wobei die Analyse jedoch den gegenteiligen Effekt, als zu erwarten gewesen wäre, erbrachte [185]. Das relativ schlechteste Überleben wurde bei den „adäquat eingestuften" Patientinnen und die beste Prognose bei den „inadäquat eingestuften" Patientinnen festgestellt. Dies veranlaßte Guthrie [185] in diesem Zusammenhang von einem „biologischen Stadium I" zu sprechen, unter dem er die anläßlich der primären Inspektion erfaßte Ausdehnung des Tumorgeschehens auf ein oder beide Ovarien verstanden wissen wollte. Dies muß nach heutigem Stand der Erkenntnisse jedoch als spekulativ angesehen werden.

Die Konzeption jedes therapeutischen Vorgehens in den frühen Tumorstadien basierte auf dem Wissen über die Tumorausbreitung beim Ovarialkarzinom. Dieses ist, wenn auch in neuerer Zeit die Frequenz des Befalls extraabdomineller Strukturen nach oben hin korrigiert werden mußte [134, 184], relativ lange auf intraabdominelle bzw. intraperitoneale Strukturen beschränkt und breitet sich zunächst auch transperitoneal aus. Die intraabdominelle Ausbreitung ist auch in der überwiegenden Zahl der Fälle die zum Tod führende Ursache, selbst wenn ein höherer als vielfach angenommener Prozentsatz dieser Patientinnen zu diesem Zeitpunkt auch Fernmetastasen aufweist [135]. In einer Analyse über die Fernmetastasierung zeigte sich jedoch, daß diese lediglich in 17% von 202 verstorbenen Patientinnen primär für deren Tod verantwortlich war, wobei nur bei 12 dieser an Ovarialkarzinom verstorbenen Frauen kein abdomineller Tumorbefall festgestellt werden konnte. Wegen dieser primären intraabdominellen Tumorausbreitung infolge Tumorzellabschilferung und peritonealer Implantation, die zu Aszitesbildung und Ileus führt, und wegen der eher sekundären lymphogenen [136] sowie hämatogenen [135] Aussaat haben sich die therapeutischen Ansätze primär auf lokaltherapeutische

Maßnahmen bezogen. Die Basis der Therapie des Ovarialkarzinoms ist die radikale Operation. Über den zusätzlichen therapeutischen Effekt von Strahlentherapie und/oder Chemotherapie soll in der Folge in Anlehnung an den historischen Ablauf berichtet werden.

Solange lediglich konventionelle Röntgentherapie zur Verfügung stand, konnten nach heutigem Wissen aufgrund der Tatsache, daß die Hautbelastung der limitierende Faktor war, keine wesentlichen therapeutischen Erfolge erzielt werden. Obwohl die Hochvolttherapie in der Folge erlaubte, prinzipiell tumorizide Strahlendosen an jeden Ort der Bauchhöhle zu bringen, wurde diese technische Möglichkeit durch die Strahlenempfindlichkeit des Darmes limitiert. In Manchester wurde deshalb eine Methode etabliert – primär nicht für Ovarialkarzinom-Patientinnen –, die eine größere therapeutische Breite aufweisen sollte [186], das sogenannte moving strip-Verfahren, bei welchem das Abdomen, in streifenförmige Abschnitte aufgeteilt, bestrahlt wurde. Diese Technik wurde zuerst am M. D. Anderson Hospital für die Therapie des Ovarialkarzinoms eingesetzt [187]. In einer Untersuchung, in der die Bestrahlung ausschließlich des Beckens mit der Bestrahlung des Abdomens mittels moving strip-Technik sowie mit der Kombination beider Verfahren verglichen wurde, zeigte sich die Kombinationsbehandlung bezüglich der Überlebensrate überlegen [188]. In einer prospektiv randomisierten Studie am Princess Margaret Hospital [189] konnte bewiesen werden, daß die offene Feld-Technik zu gleich guten Ergebnissen wie die moving strip-Technik führte, jedoch mit geringeren Nebenwirkungen, insbesondere in Hinblick auf sekundär notwendige Darmoperationen. Darüber hinaus ist die Technik der großen offenen Felder einfacher handzuhaben.

Eine der frühesten Studien, die den Wert unterschiedlicher Therapiemodalitäten in randomisierter Weise prüfte, war die der Gynecologic Oncology Group (GOG) [190; Tabelle 13]. Patientinnen wurden postoperativ in drei Therapiearme randomisiert: Kontrolle versus Bestrahlung des Beckens versus Monochemotherapie mit Melphalan. Die geringste Rezidivrate von nur 6% wurde unter der intermittierenden oralen Alkylantien-Therapie erreicht. Sowohl in bezug auf Rezidive außerhalb des Beckens ($p = 0{,}024$) als auch, was die Gesamtrezidivrate betrifft ($p = 0{,}034$), traten unter Chemotherapie signifikant weniger Rezidive als unter pelviner Bestrahlung auf. Die Kontrollgruppe unterschied sich von Ergebnissen der Beckenbestrahlung nicht signifikant. Im Überleben wurde zwischen den drei Studienarmen ebenfalls kein signifikanter Unterschied gefunden. Der Studie haften einige methodische Mängel an. 49% der ursprünglich randomisierten Patientinnen waren nicht auswertbar, was zu einer Maldistribution führte und die Auswertbarkeit der gesamten Ergebnisse in Frage stellt. Zumal unter Therapie (Bestrahlung des Beckens) ein schlechteres Ergebnis als unter ausschließlicher Beobachtung erreicht worden ist, ist die statistische Berechnung der therapeutischen Unterschiede mit einseitigen Tests – wie in der Publikation angewandt – nicht statthaft.

Zwischen 1971 und 1977 wurden in einer Studie am Princess Margaret Hospital [191] je 27 Patientinnen mit Stadium FIGO IA unter Berücksichtigung der damals bekannten Stratifikationskriterien entweder in einen Therapiearm mit Bestrahlung des Beckens oder in einen mit ausschließlicher Beobachtung

Tabelle 13. Prospektiv randomisierte Studie der GOG (1971–1978) (Hreshchyshyn et al. 1980 [190])

Stadium	Randomisation	Rezidive (%)		Rezidive (%) außerhalb des Beckens	Überleben
IA, IB N=186 (nicht auswertbar 49%)	Beobachtung	5/29 (17)	n.s. (Beobachtung vs. Bestrahlung); n.s. (Beobachtung vs. Melphalan)	4/29 (14)	n.s.
	Bestrahlung des Beckens	7/23 (30)	p<0,03 (Bestrahlung vs. Melphalan)	6/23 (26)	
	Melphalan (0,2 mg/kg; Tag 1–5 p.o.; alle 4 Wochen × 18)	2/34 (6)		1/34 (3)	

Tabelle 14. Prospektiv randomisierte Studie am Princess Margaret Hospital (1971–1975) (Dembo und Bush 1983 [192])

Stadium	Strata		Randomisation	N	Überleben % 5 Jahre K*	T**	10 Jahre K*	T**
N= 18/IB	Alter	IB, II	Bestrahlung des Beckens	43	–	–	–	–
N=132/II	Stadium, Histologie, Differenzierungsgrad		Bestrahlung des Beckens + Chlorambucil (6 mg/Tag p.o.; 2 Jahre)	71	51	41	40	31
N= 40/III asymptomatisch	Radikalität bei Operation	III	Bestrahlung des Beckens + Abdomens (moving strip)	76	78	58	64	46

K Patientinnen mit radikaler Operation (TAH + BSO); T = Patientinnen total
* p<0,01
** n.s.

randomisiert. Die insgesamt 9 Rezidive waren gleichmäßig auf die beiden Studienarme verteilt und zeigten damit klar, daß die ausschließliche Bestrahlung des Beckens nicht einmal im günstigsten Krankheitsstadium eine adäquate Therapieform darstellte.

An der gleichen Institution wurden in den Jahren 1971 bis 1975 190 Patientinnen mit Ovarialkarzinom der Stadien FIGO IB, II und sogenannte asymptomatische Patientinnen des Stadiums FIGO III unter Berücksichtigung der Risikofaktoren Alter, Stadium, histologischer Typ, Differenzierungsgrad sowie radikale (TAH + BSO) oder unradikale Operation in drei Therapiearme randomisiert [192; Tabelle 14]. Die unübliche Unterteilung in symptomatische und asymptomatische Patientinnen des Stadiums FIGO III wurde unter dem Eindruck früherer Daten dieser Institution getroffen, wonach asymptomatische Patientinnen des Stadiums FIGO III als potentiell kurabel angesehen worden waren. Während Patientinnen der Stadien FIGO IB und II in alle drei Therapiearme randomisiert wurden, wurden Patientinnen im Stadium FIGO III der Bestrahlung des Bekkens in Kombination mit Chlorambucil einerseits und abdomino-pelviner Bestrahlung andererseits zugeteilt. Wegen einer Zwischenauswertung mit ungünstigen Ergebnissen für den Arm mit ausschließlicher Bestrahlung wurde die Einbringung in diesen Arm nach 43 Patientinnen gestoppt. Für die Subgruppe von Patientinnen, bei denen eine uneingeschränkte Operation (TAH + BSO) ausgeführt worden war, zeigte sich sowohl nach 5 Jahren als auch nach 10 Jahren eine statistisch signifikante Überlegenheit ($p < 0{,}01$) der abdomino-pelvinen Bestrahlung gegenüber ausschließlicher pelviner Bestrahlung in Kombination mit Alkylantien-Therapie, nicht jedoch für die Gesamtgruppe aller Patientinnen. Für Patientinnen des Stadiums FIGO II wurde darüber hinaus eine hochsignifikante Überlegenheit der abdomino-pelvinen Bestrahlung über die kombinierte Strahlen-Chemotherapie gefunden ($p = 0{,}005$). Mit zwei Dritteln aller radikal operierten Patientinnen als Langzeitüberlebende (64% sind nach 10 Jahren am Leben) erbrachte diese Studie einen Beweis für die therapeutisch erzielbare Überlebenszeitverlängerung der Frühstadien des Ovarialkarzinoms. An Schwachstellen dieser exemplarischen Studie sind die ungenaue Definition von „asymptomatischen Patientinnen des Stadiums FIGO III" und vor allem das uneinheitliche und nach heutigem Standard in unüblich hohem Ausmaß unradikale operative Vorgehen anzuführen, welche die Vergleichbarkeit der beiden Studienarme zumindest in Frage stellen.

Am M. D. Anderson Hospital in Houston wurde in den Jahren 1969 bis 1974 eine prospektiv randomisierte Studie durchgeführt, in der Patientinnen der Stadien FIGO I, II und III mit sogenannter „minimal residual disease" oder „optimal disease" (Resttumoren < 2 cm, kein Aszites, keine Implantationsmetastasen auf Leber oder Nieren) ohne vorherige Stratifikation in entweder einen Therapiearm mit abdomino-pelviner Bestrahlung oder in einen mit Melphalan-Monotherapie randomisiert wurden [193; Tabelle 15]. Betrachtet man die Überlebensraten global, so zeigen sich nach 5 Jahren und nach 10 Jahren sehr ähnliche Verhältnisse in den beiden Studienarmen. Das Progressions-freie Überleben nach 5 Jahren mit 63% unter Chemotherapie war dem mit nur 45% unter Strahlentherapie überlegen. Die Autoren [193] fanden die Strahlentherapie bei maximal gleichen Langzeitergebnissen als mit wesentlich höheren Komplikationen

Tabelle 15. Prospektiv randomisierte Studie am M. D. Anderson Hospital (1969–1975) (Smith et al. 1975 [193])

Stadium	Randomisation	N	PFÜ % 5 Jahre	Überleben % 5 Jahre	Überleben % 10 Jahre
I, II, III N=149	Bestrahlung des Beckens + Abdomens (moving strip-Technik)	70	45	71	n.s.
	Melphalan (0,2 mg/kg p.o.; Tag 1–5; alle 4 Wochen × 12)	79	63	72	

PFÜ Progressions-freies Überleben

Tabelle 16. Prospektiv randomisierte Studie der Ovarian Cancer Study Group (OCSG) und Gynecologic Oncology Group (GOG) (1976–1984) (Young 1987 [183])

Stadium	Strata	Randomisation	Überleben % 5 Jahre
IAi, IBi G1, G2 N=81	Histologie Differenzierungsgrad	Beobachtung Melphalan (0,2 mg/kg p.o.; Tag 1–5; alle 4–6 Wochen × 12)	>90

(10% der Patientinnen benötigten nach Bestrahlung Darm-chirurgische Eingriffe), größerem organisatorischem Aufwand und höheren Kosten verknüpft und favorisierten ab diesem Zeitpunkt die postoperative Chemotherapie. An Kritikpunkten ist anzuführen, daß wegen fehlender Stratifikation eine leichte Maldistribution vorliegt, zumal mehr undifferenzierte Karzinome im Chemotherapiearm aufscheinen und relativ mehr Fälle der Stadien FIGO I und II mit Chemotherapie behandelt wurden. Die Untersucher am Princess Margaret Hospital in Toronto, die für ein ähnliches Patientenkollektiv einen signifikanten Vorteil für ihre Form der Strahlentherapie gegenüber dem Vergleichsarm mit Alkylantien-Monotherapie gefunden hatten, kritisierten die Durchführung der Strahlentherapie am M. D. Anderson Hospital, insbesondere wegen der Abschirmung der Leberregion, als inadäquat. Von den absoluten Zahlen her gesehen – obwohl dieser Vergleich nur sehr bedingt zulässig ist –, sind die 5-Jahres-Ergebnisse für die Strahlentherapie in beiden Studien relativ vergleichbar (78% versus 72%), jedoch die der Chemotherapie am M. D. Anderson Hospital denen der Chemotherapie am Princess Margaret Hospital überlegen (71% versus 51%).

Die Ovarian Cancer Study Group (OCSG) führte in den Jahren 1976 bis 1984 zusammen mit der GOG eine prospektiv randomisierte Studie bei Patientinnen mit Ovarialkarzinom-Frühstadien günstiger Prognose durch und randomisierte in einen Kontrollarm ohne weitere Therapie oder in einen mit Melphalan-Monochemotherapie [183; Tabelle 16]. Alle Patientinnen dieser Studie wurden extensiv operiert bzw. chirurgisch Stadien-zugeordnet. Für beide bisher noch verschlüsselten Arme der Studie wird ohne wesentlichen Unterschied eine geschätzte 5-Jahres-Überlebensrate von über 90% angegeben. Aus heutiger Sicht erscheint daher für die Patientengruppe, die Gegenstand dieser Untersuchung war, keine Indikation zu adjuvanter Therapie gegeben. Lediglich bei einer von 35 (3%) asymptomatischen Patientinnen dieser Studie, bei denen eine second look-Laparotomie durchgeführt wurde, konnte Tumor entdeckt werden. Dies spricht gegen die routinemäßige Durchführung dieses Zweiteingriffes bei dem charakterisierten Patientenkollektiv. Bisher ist keine Patientin dieser Studie an einer malignen Zweiterkrankung verstorben. Die lange Rekrutierungsperiode – 8 Jahre für 81 Patientinnen – und die Tatsache, daß etwa 30% der Patientinnen entgegen den im Studienprotokoll festgelegten Aufnahmekriterien Tumoren mit niedriger maligner Potenz aufweisen – bei allerdings gleicher Verteilung auf die beiden Studienarme –, sind als Schwachpunkte dieser Studie anzusehen.

Dieselbe Studiengruppe führte parallel zur vorher detaillierten Studie auch eine für Patientinnen mit Ovarialkarzinom-Frühstadien ungünstiger Prognose durch [183; Tabelle 17]. In dieser Studie wurden Patientinnen nach optimaler Tumorreduktion in einen Chemotherapiearm mit Melphalan oder in einen Therapiearm mit intraperitonealer Instillation des Radioisotops ^{32}P randomisiert. Auch in dieser Studie sind die beiden Studienarme noch verschlüsselt. Es zeigte sich jedoch bisher bei einer medianen Beobachtungszeit von annähernd 5 Jahren weder für das Überleben noch das Rezidiv-freie Überleben – beide bei etwa 80% liegend – kein signifikanter Unterschied zwischen den beiden Therapiearmen. Insgesamt bedeutet das allgemein gute Behandlungsergebnis, daß diese

Tabelle 17. Prospektiv randomisierte Studie der Ovarian Cancer Study Group (OCSG) und Gynecologic Oncology Group (GOG) (1976–1986) (Young 1987 [183])

Stadium		Strata	Randomisation	Überleben und Rezidiv-freies Überleben % ~5 Jahre
IC IIA B C IAii und IBii/ undifferenziert N=148	makroskopisch *kein* Resttumor	Histologie Stadium Differenzierungsgrad	Melphalan (0,2 mg/kg p.o.; Tag 1–5; alle 4–6 Wochen × 12) Intraperitoneal $^{32}_{15}P$	~80 n.s.

Tabelle 18. Prospektiv randomisierte Studie des National Cancer Institute of Canada (1975–1984) (Klaassen et al. 1985/1988 [194, 195])

Stadium		Randomisation	N	Überleben 5 Jahre % Progressions-frei	total*
IAii G3/4 IBii G3/4		Bestrahlung des Abdomens	107	~56**	62
IC IIAii G3/4 IIB	Bestrahlung des Beckens	Melphalan (8 mg/m^2; p.o.; Tag 1–4; alle 4 Wochen × 18)	106	~64**	61
III auf Becken beschränkt N=284		$^{32}_{15}P$ (10–20 mCi i.p.)	44	~64	66

* n.s.
** p=0,06

Patientengruppe, bei der etwa 20% innerhalb von 5 Jahren versterben, einer adjuvanten Therapie zu unterwerfen ist. Bisher ist ein Patient aus dem Melphalan-Arm in einem präleukämischen Zustandsbild verstorben. Die an dieser Studie zu übende Kritik deckt sich mit der an der Studie der OCSG & GOG für Fälle mit günstiger Prognose, insofern als auch hier die Patientenrekrutierung 10 Jahre gedauert hat und 19% der Patientinnen dieser Studie Tumoren niedriger maligner Potenz aufweisen, die jedoch gleichmäßig auf beide Therapiearme verteilt sind. Das National Cancer Institute von Kanada hat von 1975 bis 1984 eine prospektiv randomisierte Studie für Patientinnen mit Frühstadien und hohem Risiko eines Rezidivs nach kompletter Operation und chirurgischer Stadienzuordnung durchgeführt [194; Tabelle 18]. Alle Patientinnen erhielten zunächst Bestrahlung im Bereich des Beckens, um anschließend entweder zusätzlich Abdominal-Bestrahlung oder Melphalan oder radioaktiv markiertes ^{32}P zu erhalten. Aufgrund der massiven Toxizität (29%), insbesondere im Abdominalbereich, wurde die Instillation von Radioisotopen vorzeitig eingestellt [195]. Nach einer medianen Beobachtungszeit von 8 Jahren unterschied sich das Überleben zwischen den Therapiearmen nicht signifikant. Für das Rezidivfreie Überleben zeigte sich eine grenzwertige Überlegenheit zugunsten der Melphalan-Therapie. An Langzeittoxizität traten im Alkylantien-Therapiearm 4 Leukämien bzw. myelodysplastische Syndrome (MDS) sowie 4 solide Sekundärtumoren auf; dem stehen 6 solide Sekundärmalignome sowie eine Leukämie bzw. MDS in der Gruppe der abdomino-pelvinen Bestrahlung gegenüber. Die gastrointestinale Toxizität in der ausschließlichen Bestrahlungsgruppe war stärker ausgeprägt. Als Kritikpunkt muß die fehlende Stratifikation angegeben werden.

In Tabelle 19 sind einige retrospektive Studien [196, 197], prospektive [173, 198, 199, 200, 201] sowie zwei prospektiv randomisierte Studien [203, 204], soweit es die bisher publizierten Unterlagen erlauben, detailliert. Die einzelnen Publikationen verfügen großteils über jeweils nur relativ kleine Patientenzahlen, verdienen aber vor allem wegen der oft langen Beobachtungszeit Beachtung. Die Therapiestudien mit Strahlentherapie sind hinsichtlich ihrer Ergebnisse etwas homogener und sowohl zwei retrospektive Studien [196, 197] als auch eine prospektive Studie konnten die therapeutischen Ergebnisse, wie sie von den Untersuchern am Princess Margaret Hospital [192] berichtet wurden, bestätigen. An einer kleinen Patientengruppe konnte ein ausgezeichnetes Langzeitergebnis unter Alkylantien-Monotherapie erreicht werden [201]. Ob kürzerfristige, dafür aber aggressivere Kombinationschemotherapien, insbesondere unter Einschluß von Cisplatin, bessere Langzeitergebnisse zu liefern imstande sein werden, läßt sich aus den vorliegenden, teilweise ermutigenden Ergebnissen [173, 200, 202, 203] noch nicht genugend erkennen.

Zusammenfassung

Eine Therapie der Wahl für Frühstadien des Ovarialkarzinoms läßt sich heute nur partiell angeben (Tabelle 20). So besteht Einigkeit, daß Tumoren der Stadien FIGO I und II, die niedriges malignes Potential aufweisen, primär nur beobachtet

Tabelle 19. Auswahl an Therapiestudien für die Frühstadien des Ovarialkarzinoms

Autor	Zitat	N	Stadium	CHT RTX RI	Therapie	Überleben % 5a	Überleben % 10a	Überleben % ..*/%	Rezidiv-freies Überleben % 5a	Rezidiv-freies Überleben % 10a	Rezidiv-freies Überleben % ..*/%	P R PR
Fuller et al.	[196]	42	I–IIIA	RTX	offene Felder					71		R
		64			verschiedene RTX					40		R
Goldberg und Peschel	[197]	74	I–III opt.	RTX	offene Felder							R
			low risk				77					
			high risk				7					
Fiorentino et al.	[173]	16	I–IIA	CHT	CA			40/100	84	75	40/100	P
Chiara et al.	[200]	41	I–II	CHT	PC	78						P
Spatti et al.	[201]	39	I–III opt.	CHT	M p.o.			8a/81			8a/73	P
		29	I					8a/87			8a/77	
van der Burg et al.	[199]	65	I–III	CHT + RTX	CHAP × 3 + offene Felder			41+/85			40+/77	P
van Bunningen et al.	[198]	85	I–II	RTX	offene Felder				75			P
Piver	[202]	25	I	RI	^{32}P				84	75		P
Piver	[202]	26	I	CHT	P + PAC						92	P
		11	II	CHT	P + PAC						73	P

Tabelle 19 (Fortsetzung)

Bolis et al.	[203]	162	I	CHT/RI			16/88	PR
		27	Ai–Bi, G1		keine		93	
		28	Ai–Bi, G2–3	CHT	P vs keine		86	
		57	Aii, Bii, C	CHT/RI	P vs ^{32}P i.p.		79	
Sevelda et al.	[204]	124	I–II					PR
		33	IA, G1		keine	3a/93		
		14	IA, G2–3	RTX	keine	86		
		18			(moving strip oder Siebfelder)	84		
		23	IB, IIA, IIB	RTX	RTX vs	59		
		23		CHT	CA-RTX-CA	89		
		8	IC, IIC	RTX	CA-RTX-CA	24		
		5		CHT	CP-RTX-CP	75		

CHT Chemotherapie; *RTX* Radiotherapie; *RI* Radioisotopentherapie; *P* prospektiv; *R* retrospektiv; *PR* prospektiv randomisiert; ..*/% publizierter Zeitraum der Überlebenszeit bzw. Rezidiv-freie Überlebenszeitangabe in Monaten; *C* Cyclophosphamid; *P* Cisplatin; *A* Adriamycin; *H* Hexamethylmelamin; *M* Melphalan; *III optimal* Residualtumor <2 cm im Einzeldurchmesser

Tabelle 20. Therapiewahl für die Frühstadien bei Patientinnen mit Ovarialkarzinom nach optimalem Staging

Stadium		Therapie
Stadium I, II LMP		Kontrolle ohne Therapie
Stadium IAi G1/2 IBi G1/2		Kontrolle ohne Therapie
Stadium IA G2/3	T	Strahlentherapie?
Stadium IB G2/3	H E	^{32}P-intraabdominelle Instillation?
Stadium IC	R	Monochemotherapie?
Stadium IIA, B	A P	Polychemotherapie ohne Cisplatin?
Stadium IIC (optimale Tumorreduktion*)	I E	Polychemotherapie mit Cisplatin?

LMP Niedriger Malignitätsgrad; Borderline-Tumoren
* Residualtumor <2 cm im Durchmesser

werden sollen. Einerseits ist die Prognose dieser Tumoren prinzipiell gut, wenn auch von allen Borderline-Tumor-Patientinnen 5%–30% nach 10 Jahren verstorben sind [205], andererseits haben die bisherigen Therapieversuche keine günstige Beeinflussung dieser Entität erkennen lassen [53]. Die Studie der OCSG & GOG hat gezeigt, daß das Überleben einer Gruppe von Patientinnen mit „low risk" FIGO Stadium I – der neuen Nomenklatur FIGO IA, IB mit G1/2 entsprechend – unter ausschließlicher Beobachtung ohne jede Therapie dem einer Gruppe mit Alkylantien-Therapie entspricht. Sollten diese vorläufigen 5-Jahres-Ergebnisse auch für einen längeren Zeitraum zutreffen, so kann auch für diese Patientengruppe die ausschließliche Beobachtung als Therapie der Wahl angegeben werden, sofern bei diesen Patientinnen ein ausgedehntes Staging durchgeführt wurde. Diesem Subset an Patientinnen stehen keine strahlentherapeutischen Detailergebnisse für Patientinnen mit vergleichbar sorgfältigem Staging gegenüber. Alle übrigen Patientinnen der Frühstadien bedürfen einer Therapie, zumal maximal 80% dieser Patientinnen nach 5 Jahren und maximal 65% nach 10 Jahren noch am Leben sind. Die vorliegenden Ergebnisse der wenigen randomisierten Untersuchungen [183, 192, 194, 203, 204] lassen die verschiedensten Therapiemodalitäten prinzipiell als effektiv erkennen, ohne jedoch einer bestimmten Therapie einen eindeutigen Vorzug zu geben.

Die Langzeittherapie mit Alkylantien, die nach wie vor eine der Standardtherapieformen darstellt, ist mit dem erhöhten Risiko der Induktion von Leukämien sowie myelodysplastischen Syndromen verknüpft [206, 207]. Greene et al. [206] fanden für Patientinnen mit Ovarialkarzinom, die über 12 Monate mit Alkylantien behandelt worden waren, ein kumulatives Risiko von etwa 10%, nach 7 Jahren an einer Form der akuten nicht lymphatischen Leukämie zu erkranken. Mehr als die Hälfte der 81 von De Gramont et al. [207] beschriebenen Fälle mit Sekundärleukämie nach Alkylantien-Therapie hatten gleichzeitig auch Strahlentherapie im Bereich des Beckens und/oder Abdomens erhalten, ein das Risiko prinzipiell steigernder Faktor. Diese Autoren fanden, daß 88% der Patientinnen, die eine Leukämie entwickelten, zunächst während 10 $\pm$ 10 ($\bar{x} \pm$ SD) Monaten Zeichen einer Präleukämie aufwiesen. Das mittlere Intervall zwischen dem Auftreten des Ovarialkarzinoms und der Sekundärleukämie lag bei 57,3 ± 26 Monaten. Bei 71% der 24 Fälle, bei denen ein Karyotyp erstellt werden konnte, fanden sich zytogenetische Veränderungen. Dieses Risiko muß dem zu erwartenden therapeutischen Gewinn bei den einzelnen Patientengruppen gegenüber gestellt werden.

Doch auch bei den Patientengruppen, die unter Berücksichtigung dieses Risikos von der Therapie profitieren, stellt sich die Frage, ob nicht durch eine kürzer dauernde, aggressivere Therapie ein primär zumindest gleich guter, á la longue womöglich besserer Therapieerfolg erreichbar ist. Präliminäre Ergebnisse scheinen dieses erwarten zu lassen, doch liegen noch keine Langzeitergebnisse vor [173, 199, 202, 203]. Alle diese Patientinnen sollen daher bis zur Etablierung einer Standardtherapie in kontrollierte Therapiestudien eingebracht werden.

Therapie der fortgeschrittenen Stadien

Bei 60%–80% aller Patientinnen mit Ovarialkarzinom ist die Tumorerkrankung zum Zeitpunkt der Diagnosestellung bereits so ausgedehnt, daß sie den fortgeschrittenen Stadien FIGO III und IV zuzuordnen ist [182]. In etwa 25%–85% dieser Patientinnen ist optimale Tumorreduktion – Tumorreduktion mit dem Endergebnis von im Durchmesser maximal 2 cm haltenden Residualtumoren – möglich (Tabelle 11). Wie die Publikation von Heintz et al. [77] erkennen läßt, kann durch aggressivere Operationstechnik, insbesondere unter intensivem Einsatz von supportiven Maßnahmen, wie parenteraler Ernährung und Patientenmonitoring über einen zentralvenösen Zugang, das Operationsergebnis erheblich gesteigert werden. Das Anheben der Rate an Patientinnen mit optimaler Tumorreduktion ist von entscheidendem Einfluß auf die Ansprechrate jeder folgenden Therapie. Dies ist am Beispiel des Erreichens von pathologisch kompletten Remissionen in Abhängigkeit vom postoperativen Resttumor in Tabelle 21 veranschaulicht, gilt jedoch in gleicher Weise für Monochemotherapie. Da jedes Langzeitüberleben auf dem Zwischenergebnis einer pathologisch kompletten Remission basiert, ist die optimale Tumorreduktion indirekt auch Voraussetzung für das Überleben. Andererseits erbrachte eine Studie von Piver et al. [208], denen es gelang, in 87% optimale Tumorreduktion zu erreichen, das ausgezeichnete Ergebnis, daß nach 3 Jahren 62% der Patientinnen als überlebend geschätzt wurden, jedoch nur 29% ohne Rezidiv. Dies bedeutet indirekt, daß das Erreichen einer pathologisch kompletten Remission zwar Voraussetzung, aber noch nicht ausreichend ist, um Langzeitüberleben zu gewährleisten. Es stellt sich dabei auch die Frage, ob bzw. inwieweit Langzeitergebnisse mit den uns derzeit zur Verfügung stehenden Mitteln und Modalitäten in diesem Krankheitsstadium überhaupt noch zu verbessern sind oder ob wir bereits an der Grenze angelangt sind, an der die Tumor-inhärenten biologischen Eigenschaften die therapeutisch entgegengesetzten Kräfte á la longue dominieren. Im folgenden werden zunächst die etablierten Therapieverfahren und Ergebnisse für die fortgeschrittenen Stadien besprochen und anschließend auf die offenen Fragen und bisherigen Lösungsvorschläge eingegangen.

Tabelle 21. Ansprechen auf Kombinationschemotherapie in Abhängigkeit vom Ausmaß des Residualtumors (modifiziert nach Ozols und Young 1984 [30])

Autor	Zitat	Chemotherapie	Prozentsatz pathologisch kompletter Remissionen Tumorreduktion optimal	nicht optimal
Young et al.	[87]	Hexa-CAF	100 (8/ 8)	16 (5/32)
Young et al.	[301]	CHex-UP	36 (5/14)	14 (5/37)
Greco et al.	[177]	H-CAP	86 (18/21)	11 (3/29)
Parker et al.	[302]	AC	92 (11/12)	4 (1/24)
Ehrlich et al.	[179]	PAC	30 (5/17)	13 (5/39)
Edwards et al.	[158]	HAC/M	46 (31/67)	19 (16/86)
Durchschnitt (%)			65	13
Range (%)			30–100	4–19

Hexa-CAF Hexamethylmelamin, Cyclophosphamid, Methotrexat, 5-Fluorouracil; *CHex-UP* Cyclophosphamid, Hexamethylmelamin, 5-Fluorouracil, Cisplatin; *H* Hexamethylmelamin; *C* Cyclophosphamid; *A* Adriamycin; *P* Cisplatin; *M* Melphalan

Aus zahlreichen Studien kristallisierte sich heraus, daß mit Strahlentherapie, die historisch gesehen früher als Chemotherapie eingesetzt wurde, keine günstigen Langzeitergebnisse beim Vorhandensein größerer Resttumoren sowie bei Lage außerhalb des Beckens zu erzielen sind [187, 192].

Monochemotherapie

Die klassische Form der Systemtherapie des Ovarialkarzinoms bis in die siebziger Jahre war die Monochemotherapie mit Alkylantien, weshalb auch für diese Zytostatika die reichhaltigsten Daten vorliegen. Die objektiven Ansprechraten für Melphalan z. B. liegen zwischen 20% und 60% – 13%–20% komplette Remissionen und 10%–38% partielle Remissionen (Tabelle 22) –, wobei die unterschiedliche Risikofaktorkonstellation der Patientinnen einerseits und die im hohen Ausmaß schwankende Absorption von Melphalan durch den Gastrointestinaltrakt andererseits als Ursachen für die großen Schwankungen der Ergebnisse zwischen den einzelnen Studien anzuführen sind. Auch für die Alkylantien-Monotherapie zeigt sich ein besseres Ansprechen bei Patientinnen mit optimaler Tumorreduktion gegenüber der Ansprechrate bei Patientinnen mit großen Resttumoren. Insgesamt konnte bei etwa einem Drittel aller unvorbehandelten Patientinnen mit fortgeschrittenen Stadien der Erkrankung ein objektives Ansprechen mit einer medianen Ansprechdauer von über einem halben Jahr erzielt werden, wobei etwa 5%–10% von diesen Patientinnen 5 Jahre nach Diagnosestellung noch am Leben waren [210]. Die verschiedenen Alkylantien

Tabelle 22. Melphalan-Monochemotherapie

Autor	Zitat	N	CR* %	PR %	Mediane Ansprech-dauer Monate	Medianes Überleben Monate
Young et al.	[87]	37	16	38	pCR 25	17
Park et al.	[237]	61	20	10	pCR 14	9
Turbow et al.	[209]	23	13	17	–	14
Omura et al.	[233]	64	20	17	6	12
Gesamt		185	13–20	10–38	6	9–17

* pathologisch und klinisch komplette Remissionen nicht differenziert

weisen vergleichbare Wirksamkeit auf. Als Beispiel einer Studie, in der der direkte Vergleich zwischen zwei alkylierenden Substanzen in prospektiv randomisierter Form angestellt und kein signifikanter Unterschied zwischen den Ergebnissen unter Cyclophosphamid und Dihydroxybusulfan gefunden wurde, ist die Studie von Aabo et al. [52] anzuführen.

Cisplatin war die erste Substanz, mit der es gelang, bei Patientinnen, die auf Monochemotherapie mit alkylierenden Substanzen resistent waren bzw. resistent geworden waren, in durchschnittlich 28% objektives Ansprechen zu bewirken (Tabelle 23). In der first line-Therapie wurde in zwei Studien im Mittel ein Ansprechen von 44%, davon in der Studie von Sessa [211] in 13% patholo-

Tabelle 23. Cisplatin-Monochemotherapie

Studie	Zitat	N	Ansprech-rate %	Dosis mg/m²	Therapieplan
			Second Line		
Bruckner et al.	[282]	19	31	50 i.v.	alle 3 Wochen
Piver et al.	[305]	20	5	50–100 i.v.	alle 3 Wochen
Thigpen et al.	[304]	37	24	50 i.v.	alle 3 Wochen
Wiltshaw et al.	[212/213]	29	28	30 i.v.	alle 3 Wochen
		23	26	30 Tag 1–3	alle 4 Wochen
		30	52	100 i.v.	alle 3 Wochen
Gesamt		158	28		
			First Line		
Bruckner et al.	[303]	17	35	50 i.v.	alle 3 Wochen
Sessa	[211]	128	52 pCR 13	50 i.v.	alle 4 Wochen
Gesamt		145	44		

pCR pathologisch komplette Remission

Tabelle 24. Dosis-abhängige Wirksamkeit von Cisplatin

30 mg/m² 100 mg/m²	28% RR 52% RR	Wiltshaw et al. [212, 213]
„High dose“ Cisplatin i.v.	Remissionen (35%) in auf konventionell dosiertes Cisplatin resistenten Patientinnen	Ozols et al. [214]
Intraperitoneal appliziertes Cisplatin	Remissionen (42%) in auf konventionell dosiertes Cisplatin resistenten Patientinnen	Lucas et al. [215]
Dosis-Intensitäts-Analyse	Signifikante Korrelation zwischen relativer Cisplatin-Dosis-Intensität und klinischem Ansprechen bzw. medianem Überleben	Levin und Hryniuk [216]
Klonogenes Wachstum in vitro	Dosis-abhängiger Effekt	Dittrich [96]

gisch komplette Remissionen beobachtet (Tabelle 23). Obwohl keine einzige prospektiv randomisierte Studie die Dosis-Wirkungs-Abhängigkeit von Cisplatin in der Form von zwei unterschiedlich dosierten Monochemotherapiearmen untersucht hat, spricht die Fülle an Detailergebnissen für die Dosis-abhängige Wirksamkeit von Cisplatin (Tabelle 24). Die von Wiltshaw et al. [212, 213] zitierten Ergebnisse sind zwar nicht prospektiv randomisiert entstanden, sprechen jedoch bei vergleichbarer Ausgangssituation der Patientinnen für die stärkere Wirksamkeit von Cisplatin bei einer Dosierung von 100 mg/m². Diese Daten werden durch weitere klinische Ergebnisse mit extrem hoher Dosierung [214] oder veränderter Verabreichungsform [215] ergänzt und durch experimentelle Befunde [96] sowie eine retrospektive Analyse von 33 randomisierten Studien mit 59 Therapiegruppen, bei denen die Dosis-Intensität, im speziellen die von Cisplatin, erfaßt wurde [216], untermauert. Wegen der häufigen und intensiven Nebenwirkungen von Cisplatin, die vor allem in Form von Nephrotoxizität, Neurotoxizität und gastrointestinaler Toxizität, wie Nausea und Emesis, auftreten, wurde eine Reihe von Analoga entwickelt mit der Absicht, die spezifische Wirksamkeit der Ausgangssubstanz zu bewahren, jedoch die Nebenwirkungen zu minimieren.

Der diesbezüglich bedeutendste Vertreter ist das Carboplatin (JM8). Wiltshaw [217] konnte in einer prospektiv randomisierten Studie, die die beiden Substanzen Cisplatin und Carboplatin in äquipotenten Dosierungen verglich, zeigen, daß zwischen diesen beiden Substanzen kein signifikanter Unterschied in bezug auf Ansprechrate und Überlebenszeit bestand (Tabelle 25). Carboplatin weist interessanterweise ein verändertes Nebenwirkungsprofil auf. Im

Tabelle 25. Vergleich Carboplatin – Cisplatin beim fortgeschrittenen Ovarialkarzinom (nach Wiltshaw 1985 [217])

Ansprechen	Carboplatin 400 mg/m^2	Cisplatin 100 mg/m^2
CR	9	12
PR	12	20
NR	19	18
NE	15	7
Gesamt	21/40 53%	32/50 64%

CR komplette Remission; *PR* partielle Remission; *NR* kein Ansprechen; *NE* nicht evaluierbar

Gegensatz zur Ausgangssubstanz ist Carboplatin im wesentlichen nicht nephrotoxisch, sondern, wie bei den meisten Zytostatika, ist die Hämatotoxizität die limitierende Toxizität dieser Substanz. Darüber hinaus zeigte sich unter Carboplatin praktisch keine Ototoxizität und keine periphere Neurotoxizität. In einer weiteren prospektiv randomisierten Vergleichsstudie wurden diese Ergebnisse bestätigt [218]. Während Adams et al. [218] in 66% WHO Grad I Nephrotoxizität, in 26% WHO Grad I Neurotoxizität und in 40% Ototoxizität unter Cisplatin beobachteten, registrierten sie unter Carboplatin lediglich 3% WHO Grad I Nephrotoxizität. Ein weiteres Cisplatin-Analogon ist Iproplatin (JM9), das über ausgezeichnete Wirksamkeit verfügt, jedoch mit teilweise nur schwer beherrschbaren Diarrhoen und ausgeprägter kumulativer Hämatotoxizität einhergeht [219].

Für Doxorubicin als Monochemotherapie sind Ansprechraten von 27% [220] bis über 40% [221] für die Ersttherapie angegeben, wobei auch in Alkylantien-resistenten Fällen objektives Ansprechen auf das Anthrazyklin zu beobachten war [221]. Auch bei den Anthrazyklinen hat die Entwicklung von Analoga eingesetzt, um deren Haupttoxizität, die Kardiotoxizität, bei Wahrung ihrer therapeutischen Wirksamkeit zu minimieren. Für Epidoxorubicin liegen bereits positive Berichte [222] über die Wirksamkeit in der Monotherapie sowohl für die first line-Therapie (Ansprechrate von 40%) als auch für die second line-Therapie (Ansprechrate von 18%) vor. Hexamethylmelamin ist eine Substanz, die ausschließlich beim Ovarialkarzinom Eingang in die Klinik gefunden hat. Die Wirksamkeit ist durch zahlreiche Studien belegt, wobei die Ansprechrate bei unvorbehandelten und vorbehandelten Patientinnen im Durchschnitt bei etwa 22% (Range 6%–42%) liegt [223].

Für eine Reihe weiterer Substanzen, wie für 5-Fluorouracil [224], Etoposid [225] oder Interferone [226, 227], ist die Wirksamkeit als Monosubstanz nachgewiesen, wobei der genaue Stellenwert, insbesondere der der Zytokine, noch ungenügend definiert ist. Bezüglich neuer Substanzen sei zusätzlich auf einschlägige Literatur [228, 229] hingewiesen.

Besondere Erwähnung im Zusammenhang mit der Monochemotherapie verdient die Tatsache, daß das Ergebnis der Prüfung der Wirksamkeit einer Substanz in hohem Maß von der Art und Intensität der Vorbehandlung der Patientinnen, die mit der neuen Substanz behandelt werden, abhängt. So konnten Sessa et al. [230] zeigen, daß Cyclophosphamid, welches auch heute noch eines der Basistherapeutika in der Behandlung des Ovarialkarzinoms ist, bei intensiv mit Cisplatin vorbehandelten Patientinnen (N=18) zu keinem Ansprechen führte. Falsch negative Ergebnisse sind in diesem Zusammenhang von sehr weitreichender Bedeutung, zumal sie zum Verwerfen von möglicherweise sehr potenten Substanzen führen, so wie dies passager für die Substanzen Adriamycin und Etoposid der Fall gewesen ist. Behandlungspläne für die Monochemotherapie sind in Tabelle 26 angeführt.

Kombinations-/Polychemotherapie

Theoretische Überlegungen [231] und bessere therapeutische Erfolge mit Kombinationschemotherapie bei anderen Tumorentitäten haben zu vermehrtem Einsatz von Kombinationschemotherapie auch beim Ovarialkarzinom geführt. Mit Cisplatin-hältiger Kombinationschemotherapie lassen sich insgesamt in maximal 60%–90% der Fälle Remissionen beim fortgeschrittenen Ovarialkarzinom erreichen [30] – durchschnittlich zwischen 40% und 50% klinisch komplette Remissionen und zwischen 20% und 35% pathologisch komplette Remissionen (Tabelle 27). Mit Kombinationschemotherapie ohne Cisplatin (Tabelle 28) lassen sich in geringerem Ausmaß komplette Remissionen, insbesondere pathologisch komplette Remissionen, erreichen als mit Cisplatin-hältigen Therapien. Auch liegt der durchschnittlich angegebene Median für das Rezidiv-freie Überleben (mit 7 Monaten) und für das Gesamtüberleben (bei etwa 16 Monaten) unter dem mit Cisplatin-hältigen Regimen, bei denen mit einem durchschnittlichen Progressions-freien Intervall von über 20 Monaten und einem zwischen 20 und 40 Monaten gelegenen medianen Überleben gerechnet werden kann.

Monochemotherapie versus Polychemotherapie

Obwohl oft gestellt und mitunter widersprüchlich beantwortet, soll die Fragestellung, ob Kombinations- bzw. Polychemotherapie prinzipiell der Konzeption der Monochemotherapie überlegen ist, relativiert werden in Hinblick auf die mit der jeweiligen Therapieform erreichbaren Endpunkte sowie auf die damit notwendigerweise verbundene Toxizität. Bei der im fortgeschrittenen Stadium der Erkrankung für die überwiegende Mehrzahl der Patientinnen infausten Prognose ist die Verlängerung des Überlebens als der dominierende Endpunkt anzusehen. Darüber hinaus wissen wir, daß das Erreichen einer pathologisch kompletten Remission sowie ein möglichst langes Progressions-freies Intervall sehr gute Indikatoren für das lange Überleben sind. Sie sind manchmal, insbesondere wenn durch Folgetherapien weitere sich auf die Überlebenszeit ausweitende therapeutische Schritte gesetzt werden, die einzigen unverfälschten Parameter, die die Effektivität einer Therapie im Vergleich zu einer anderen ein-

Tabelle 26. Monochemotherapie des Ovarialkarzinoms

Autor	Zitat	Zytostatikum	Dosierung	Applikation	Therapieplan
Carmo-Pereira et al.	[234]	Cyclophosphamid	40 mg/kg	i.v.	alle 3–4 Wochen
Smith et al.	[193]	Melphalan	0,2 mg/kg	p.o.	Tag 1–5; alle 3 Wochen
Wiltshaw	[217]	Cisplatin	100 mg/m^2	i.v.	Tag 1; alle 4 Wochen
Wiltshaw	[217]	Carboplatin	400 mg/m^2	i.v.	Tag 1; alle 4 Wochen

Tabelle 27. Cisplatin-hältige Kombinationschemotherapien

Autor	Zitat	Kurz-bezeichnung	Chemotherapie	Dosierung	Applikation		pPR %	cCR %	pCR %
Neijt et al.	[68]	CP	Cyclophosphamid	750 mg/m^2	i.v. Tag 1	alle 3 Wochen	31	43	36
			Cisplatin	75 mg/m^2	i.v. Tag 1				
Sessa	[211]	CP	Cyclophosphamid	600 mg/m^2	i.v. Tag 1	alle 4 Wochen	38	–	22
			Cisplatin	50 mg/m^2	i.v. Tag 1				
Sessa	[211]	CAP	Cyclophosphamid	600 mg/m^2	i.v. Tag 1	alle 4 Wochen	42	–	22
			Cisplatin	50 mg/m^2	i.v. Tag 1				
			Adriamycin	50 mg/m^2	i.v. Tag 1				
Omura et al.	[88]	CAP	Cyclophosphamid	500 mg/m^2	i.v. Tag 1	alle 3 Wochen	24*	51	33
			Cisplatin	50 mg/m^2	i.v. Tag 1				
			Adriamycin	50 mg/m^2	i.v. Tag 1				
Louie et al.	[232]	CHEX-UP	Cisplatin	30 mg/m^2	i.v. Tag 1+8	alle 4 Wochen	22	47	19
			Fluorouracil	600 mg/m^2	i.v. Tag 1+8				
			Cyclophosphamid	150 mg/m^2	p.o. Tag 1–16	nicht Tag 1+8			
			Hexamethylmelamin	150 mg/m^2	p.o. Tag 1–16	nicht Tag 1+8			
Neijt et al.	[68]	CHAP-5	Cisplatin	20 mg/m^2	i.v. Tag 1–5	alle 5 Wochen	31	–	35
			Adriamycin	35 mg/m^2	i.v. Tag 1				
			Cyclophosphamid	100 mg/m^2	p.o. Tag 15–28				
			Hexamethylmelamin	150 mg/m^2	p.o. Tag 15–28				

* klinisch partielle Remissionen

Tabelle 28. Cisplatin-freie Kombinationschemotherapie als Primärtherapie des fortgeschrittenen Ovarialkarzinoms

Autor	Zitat	Chemo-therapie	N	PR %	cCR %	pCR %	Medianes Rezidiv-freies Intervall Monate	Medianes Überleben Monate
Young et al.	[87]	HEXA-CAF	40	43	–	33	–	29
Neijt et al.	[51]	HEXA-CAF	88	24	26	17	6,8	19,6
Park et al.	[237]	M + F	106	12	16	–	6,0	12,7
Miller et al.	[235]	M + F + MTX	119	16	24	–	–	14,0
Omura et al.	[233]	C + A	147	17	32	18	6,3	14,2
Omura et al.	[88]	C + A	120	22	26	17	8,8	15,7
Brodovsky et al.	[236]	CMF	132	17	18	–	4,8	9,8
Aabo et al.	[52]	CAF	88	23	–	24	10,0	14,0
Gesamt			840	22	24	22	7	16

HEXA-CAF Hexamethylmelamin, Cyclophosphamid, Methotrexat, 5-Fluorouracil; *C* Cyclophosphamid; *A* Adriamycin; *M* Melphalan; *F* 5-Fluorouracil; *MTX* Methotrexat; *CMF* Cyclophosphamid, Methotrexat, 5-Fluorouracil; *CAF* Cyclophosphamid, Adriamycin, 5-Fluorouracil

Tabelle 29. Prospektiv randomisierte first line-Therapiestudien beim fortgeschrittenen Ovarialkarzinom ohne Überlegenheit von Kombinationschemotherapie über Monotherapie

Autor	Zitat	Chemo-therapie	N	PR (%)	cCR (%)	Medianes Progressions-freies Intervall Monate	Medianes Überleben Monate
Park et al.	[237]	M	135	12 (13)	16 (17)	~5,0	9,8
		M + F	106	9 (12)	12 (16)	~6,0	12,7
		M + F + ACTD	119	11 (15)	13 (17)	~6,0	11,0
		C + F + ACTD	67	9 (17)	4 (9)	~4,0	2,3
Omura et al.	[233]	M	110	11 (17)	13 (20)	5,0	12,3
		M + HMM	175	23 (24)	27 (28)	6,3	13,5
		A + C	147	12 (17)	23 (32)	6,6	14,2
Brodovsky et al.	[236]	M	130	12 (9)	20 (15)	4,4	10,4
		CMF	132	23 (17)	24 (18)	4,8	9,8
Carmo-Pereira et al.	[234]	C	27	6 (22)	12 (44)	11,0*	11,0
		P + A + HMM	26	5 (19)	5 (19)	10,0	12,0

* medianes Rezidiv-freies Intervall; *M* Melphalan; *F* 5-Fluorouracil; *ACTD* Actinomycin D; *C* Cyclophosphamid; *HMM* Hexamethylmelamin; *A* Adriamycin; *P* Cisplatin; *CMF* Cyclophosphamid, Methotrexat, 5-Fluorouracil

schätzen lassen. Darüber hinaus soll an dieser Stelle festgehalten werden, daß Monotherapien zwar häufiger weniger toxisch erscheinen, dieser Eindruck aber vor allem dadurch entsteht, daß in den vergleichenden Studienarmen zum ident zur Monochemotherapie dosierten Zytostatikum das bzw. die übrigen Zytostatika zusätzlich appliziert werden. Als Beispiel dafür sei die Studie von Omura et al. [233] angeführt, in der Melphalan mit Melphalan plus Hexamethylmelamin – Melphalan jeweils in derselben Dosierung (7 mg/m^2; Tag 1–5; alle 28 Tage) – verglichen wurde. Beide Parameter, Ansprechen und Toxizität, waren in der Kombinationschemotherapie gesteigert. Betrachtet man hingegen den Vergleich von intensiver Monochemotherapie mit Polychemotherapie, wie dies in der Studie von Carmo-Pereira et al. [234] geschehen ist, so können beide Therapieformen zu vergleichbaren Ergebnissen führen. Cyclophosphamid-Monotherapie in der Dosierung von 40 mg/kg i. v.; alle 3 Wochen, führte sogar zu signifikant längerem medianem Überleben ($p < 0{,}05$) bei einer maximalen Beobachtungszeit von 30 Monaten gegenüber der Polychemotherapie bestehend aus Cisplatin (40 mg/m^2 i. v.; Tag 1), Adriamycin (40 mg/m^2 i. v.; Tag 1) und Hexamethylmelamin (150 mg/m^2 p.o.; Tag 2–10); alle 4 Wochen. Die Toxizität in beiden Therapiearmen war vergleichbar. Darüber hinaus muß betont werden, daß die vielfach vorliegenden Überlebensangaben in Form der medianen Überlebenszeiten wichtige Parameter für die Beurteilung der Effektivität von Therapien darstellen, jedoch nur eingeschränkt eine Beurteilung bezüglich des Langzeitüberlebens bzw. bezüglich Heilungen zulassen. Einige Studien konnten keinen therapeutischen Vorteil von Kombinations- bzw. Polychemotherapie über Monochemotherapie finden, wobei es Beispiele mit Cisplatin-freien und solche mit Cisplatin-hältigen Therapien gibt (Tabelle 29). Es handelt sich dabei im allgemeinen um frühe Studien mit seltener Einbeziehung von operativem Re-Staging und daher nur mit inkompletten Informationen über Erreichen von pathologisch kompletten Remissionen und Rezidiv-freiem Überleben. Die großteils nur bezüglich des Medians berichteten Überlebenszeiten liegen dabei in einem eher unteren Bereich von ca. einem Jahr.

Die Studie von Young et al. [87] war die erste, die einen signifikanten Vorteil einer Polychemotherapie über Alkylantien-Monochemotherapie in bezug auf Erreichen von Remissionen sowie des medianen Überlebens zeigte (Tabelle 30). An weiteren Studien, die die Überlegenheit von Kombinationschemotherapie über Monochemotherapie in bezug auf Ansprechen, medianes Progressions-freies Intervall und medianes Überleben demonstrieren, sind die Studie von Decker et al. [238] sowie die schwedische Studie von Tropé et al. [239], die bisher nur teilweise publiziert ist, anzuführen. Sowohl das mediane Progressions-freie Intervall der Kombinationschemotherapie-Gruppe von Decker et al. [238] als auch die Dauer der kompletten Remissionen in der Studie des NCI [87] lagen weit über den entsprechenden Werten der in Tabelle 29 angeführten Studien. Insbesondere zeigt sich, daß die Überlebensergebnisse unter Monochemotherapien sowohl von Cisplatin-freien [87, 239] als auch von Cisplatin-hältigen [238] Kombinationschemotherapien weit übertroffen werden. Dieser Vergleich geschieht im Bewußtsein, daß Absolutwerte von Studienergebnissen aus verschiedenen Studien nur sehr bedingt miteinander verglichen werden dürfen, und unter dem Eindruck, daß die Überlebensergebnisse unter Mono-

Tabelle 30. Überlegenheit von Kombinationschemotherapie über Monochemotherapie. Prospektiv randomisierte first line-Therapiestudien beim fortgeschrittenen Ovarialkarzinom

Autor	Zitat	Chemotherapie	N	PR (%)	cCR (%)	pCR (%)	Medianes Progressions-freies Überleben Monate	Medianes Überleben Monate
Young et al.	[87]	M	37	14 (38)	–	6 (16)	25*	17
		HEXA-CAF	40	17 (43)	–	13 (33)	>30	29
Decker et al.	[238]	C	19	2 (11)	–	1 (5)	7,5	16,5
		C + P	21	1 (5)	–	5 (24)	28	~40
Tropé**	[239]	M	72	15 (20)	5 (7)	–	–	10,5
		M + A	73	18 (25)	22 (30)	–	–	18,5

* mediane Dauer der kompletten Remission; ** nur teilweise publiziert; *M* Melphalan; *HEXA-CAF* Hexamethylmelamin, Cyclophosphamid, Methotrexat, 5-Fluorouracil; *C* Cyclophosphamid; *P* Cisplatin; *A* Adriamycin

Tabelle 31. Cisplatin-hältige vs Cisplatin-freie Chemotherapie beim fortgeschrittenen Ovarialkarzinom. Prospektiv randomisierte Studien

Autor	Zitat	Chemotherapie	N	PR (%)	cCR (%)	pCR (%)	Medianes Progressions-freies Intervall Monate	Medianes Überleben Monate
Lambert und Berry	[240]	P	49	–	31 (63)	16 (62)	18 (pCR)	19
		C	37	–	14 (38)	6 (55)	8 (pCR)	12
Neijt et al.	[51]	CHAP-5	84	25 (30)	41 (50)	25 (30)	~20	~31
		HEXA-CAF	88	21 (24)	23 (26)	15 (17)	~ 7	~20
Omura et al.	[88]	CAP	107	26 (24)	55 (51)	13 (33)	14,6	~20
		CA	120	26 (22)	31 (26)	4 (17)	8,8	~16
Alberts et al.	[243]	CA (+ BCG)	34	–	–	0 (0)	–	10
		CAP (± BCG)	85	–	–	5 (6)	–	18
DeOliveira et al.	[242]	CAP	68	10 (15)	21 (31)	20 (57)	–	–
		CA	66	14 (21)	16 (24)	12 (44)	–	–

P Cisplatin; *C* Cyclophosphamid; *CHAP-5* Cyclophosphamid, Hexamethylmelamin, Adriamycin, Cisplatin; *HEXA-CAF* Hexamethylmelamin, Cyclophosphamid, Methotrexat, 5-Fluorouracil; *A* Adriamycin; *BCG* Bacillus Calmette Guérin chemotherapien, die sich gegenüber Kombinationschemotherapien unterlegen erwiesen (Tabelle 30), durchschnittlich über denen jener Monochemotherapien, die zu Polychemotherapien äquivalente Ergebnisse lieferten, lagen (Tabelle 29). Eine Analyse von 4 prospektiv randomisierten Studien mit über 400 Patientinnen am M. D. Anderson Hospital [31] zeigte, daß in den Studien mit Kombinationschemotherapie in statistisch signifikantem Ausmaß (p=0,001) mehr Patientinnen nach 4 Jahren am Leben waren als in denen mit Monochemotherapie. In einer dänischen Studie [52], in der Alkylantien-Monochemotherapie (bestehend aus Cyclophosphamid oder dem in dieser Studie nachgewiesenermaßen gleich wirksamen Dihydroxybusulfan) mit einer Polychemotherapie (CAF) verglichen wurde, fand sich zwar keine signifikante Überlegenheit der Polychemotherapie in bezug auf das Überleben, jedoch bezüglich des medianen Progressions-freien Intervalls und der Gesamtansprechrate.

Cisplatin-hältige versus Cisplatin-freie Chemotherapie

Zahlreiche Studien sprechen dafür, daß Cisplatin-hältige Therapien solchen ohne Cisplatin überlegen sind (Tabelle 31). In der Studie der North Thames Cooperative Group [240], die Cisplatin-Monotherapie mit Cyclophosphamid-Monotherapie verglich, konnte unter Cisplatin eine signifikante Überlebenszeitverlängerung sowie ein signifikant besseres Ansprechen insgesamt (partielle und komplette Remissionen) festgestellt werden.

Die Studie der Netherlands Joint Study Group for Ovarian Cancer [51, 241] umfaßt bereits 7 Jahres-Ergebnisse, die einen signifikanten Vorteil in bezug auf pathologisch komplette Remissionen, medianes Progressions-freies Intervall, medianes Überleben und Überleben nach 7 Jahren für die Cisplatin-hältige Chemotherapie über eine Cisplatin-freie Chemotherapie erkennen läßt. 38% der Patientinnen, die eine pathologisch komplette Remission erreichten, und ein gleich großer Prozentsatz derjenigen mit mikroskopischem Resttumor beim second look waren nach 7 Jahren noch am Leben, hingegen nur 16% jener Patientinnen mit partieller Remission [241].

Die Gynecologic Oncology Group [GOG; 88] prüfte in prospektiv randomisierter Form eine Cisplatin-hältige gegenüber einer Cisplatin-freien Kombinationschemotherapie. Für Patientinnen mit meßbaren Tumoren konnte ein signifikanter Vorteil bezüglich der Ansprechdauer, des Progressions-freien Intervalls und des medianen Überlebens für die Cisplatin-hältige Kombination gefunden werden.

In der kooperativen Studie der EORTC [242] hingegen, in der ebenfalls die Kombination von Cyclophosphamid und Adriamycin entweder ohne (CA) oder mit Cisplatin (CAP) gegeneinander getestet wurde, zeigte sich weder für die Ansprechrate noch für das Überleben ein signifikanter Unterschied. Möglicherweise war die infolge von stärkeren Nebenwirkungen in der CAP-Gruppe bedingten häufigeren Therapieverzögerungen bzw. Dosismodifikationen Ursache für die im Vergleich zu anderen Studien niedrige Ansprechrate auf die CAP-Therapie.

Besondere Erwähnung verdient die Frage der Stellung von Adriamycin bzw. Anthrazyklinen in der Therapie des Ovarialkarzinoms im allgemeinen bzw. in der Kombinationschemotherapie im speziellen zusätzlich zu Cisplatin. Eine Auswahl an Studien ist in Tabelle 32 angeführt. Gemeinsam ist diesen Arbeiten, daß die zusätzliche Verwendung von Adriamycin zum Beispiel in der Studie von Conte et al. [75] zu signifikant mehr pathologisch kompletten Remissionen bei großen Residualtumoren führte, insgesamt jedoch weder bezüglich des medianen Progressions-freien Intervalls noch des medianen Überlebens, und in der Studie von Bertelsen et al. [244] auch bezüglich der 5-Jahres-Überlebensrate keine signifikanten Unterschiede zwischen den Therapiearmen erkennen läßt. Hervorzuheben ist die Studie von Omura et al. [245], bei der als einzige äquitoxische Therapiearme ohne Unterschied im Überleben miteinander verglichen wurden.

In einer Studie der GICOG [246], in der die Therapie von Cisplatin (P) als Monotherapie mit den um Cyclophosphamid (CP) und Cyclophosphamid plus Adriamycin (CAP) erweiterten Kombinationen verglichen wurde, zeigte sich für CAP zwar eine signifikant höhere Gesamtansprechrate (CR+PR) und ein signifikant längeres Progressions-freies Überleben, jedoch unterschied sich die Rate an pathologisch kompletten Remissionen und das Gesamtüberleben unter CAP nicht von dem unter Cisplatin-Therapie.

Es liegen bereits erste Ergebnisse prospektiv randomisierter Studien, die die therapeutische Effektivität und die Toxizität des Carboplatins im Vergleich zur Ausgangssubstanz Cisplatin in Kombinationschemotherapien prüften, vor. Deren Beobachtungszeit ist jedoch noch zu kurz, um den Effekt von Carboplatin auf das Langzeitüberleben genügend einschätzen zu lassen. Bisher weist keine einzige Studie einen signifikanten Unterschied im Überleben zwischen Cisplatin und Carboplatin auf. Während in den Studien von Conte et al. [247] und von Giaccone et al. [248] die Ansprechrate von Cisplatin der von Carboplatin nicht signifikant überlegen war, fanden Ten Bokkel Huinink et al. [249] geringere Toxizität, insbesondere geringere Neurotoxizität und Nephrotoxizität, für die Carboplatin-hältige Polychemotherapie.

Spezielle Therapiekonzepte und Applikationsformen

Betrachtet man Patientinnen mit Ovarialkarzinom in bezug auf das sie aufgrund der aktuellen therapeutischen Situation erwartende Schicksal, so zeigt sich, daß partielle Fortschritte zu verzeichnen sind (Tabelle 1). Durch Einsatz radikalerer Operationstechniken ist es gelungen, den Prozentsatz an Patientinnen mit geringem (optimalem) Residualtumor deutlich anzuheben. Daraus resultiert, daß von ursprünglich 60%–80% an Patientinnen mit fortgeschrittenem Ovarialkarzinom nach maximal möglicher Tumorreduktion zwischen 15% und 75% an Patientinnen mit suboptimalem Resttumor verbleiben (Tabelle 11). Von diesen kann auch mit aggressiver Cisplatin-hältiger Polychemotherapie nur ein kleiner Prozentsatz in eine pathologisch komplette Remission, die als Zwischenstufe eines möglichen Langzeitüberlebens anzusehen ist, übergeführt werden. Der Prozentsatz an pathologisch kompletten Remissionen in der Gruppe der opti-

Tabelle 32. Anthrazykline in der Kombinationschemotherapie des fortgeschrittenen Ovarialkarzinoms. Prospektiv randomisierte Studien

Autor	Zitat	Chemo-therapie	N	PR (%)	cCR (%)	pCR (%)	Medianes Progressions-freies Intervall Monate	Medianes Überleben Monate
Conte et al.	[75]	PC	63	14 (37)	7 (20)	15 (40)	~13	~23
		PAC	62	7 (19)	13 (41)	23 (62)	~13	~27
Bertelsen et al.	[244]	CP	135	–	–	26 (36)	–	~21
		CAP	132	–	–	36 (43)	–	~26
Omura et al.	[245]	CP	177	–	–	43 (39)	~22	–
		CAP	173	–	–	45 (38)	~25	–
G.I.C.O.G	[246]	P	173	50 (29)	3 (2)	35 (20)	~ 9	~19
		CP	174	62 (36)	8 (5)	36 (21)	~13	~21
		CAP	169	68 (40)	7 (4)	44 (26)	~15	~24

P Cisplatin; *A* Adriamycin; *C* Cyclophosphamid

mal Tumor-reduzierten Patientinnen ist durch Einsatz aggressiver Kombinations- bzw. Polychemotherapien auf durchschnittlich 65% (Tabelle 21) angestiegen, jedoch treten bei mehr als der Hälfte dieser Patientinnen Rezidive auf, und weniger als 40% zeigen Langzeitüberleben (Überleben nach mehr als 5 Jahren); selbst nach 7 Jahren ist in der Studie von Neijt et al. [159] noch kein Plateau der Überlebenskurven eingetreten. Diese Bilanz macht es notwendig, nach Primärtherapien zu suchen, die in der Lage sind, in noch größerem Ausmaß als die bisherigen zu pathologisch kompletten Remissionen zu führen und diese darüber hinaus auch aufrecht zu erhalten. Dies kann durch Änderung von Therapiestrategien bereits bekannter Therapien, durch neue Applikationsformen und durch Einsatz neuer Substanzen geschehen. Darüber hinaus gilt es, die enttäuschenden Ergebnisse der second line-Therapie beim Ovarialkarzinom zu verbessern. Hinter den bisher in diesem Sinne angewandten Therapiestrategien stehen unterschiedliche theoretische Konzepte.

Das Konzept der ***Dosis-Intensität,*** das die pro Zeiteinheit verabreichte Zytostatikamenge als entscheidend zeigt, basiert auf retrospektiven Analysen einer Vielzahl prospektiv randomisierter Studien [216]. In diesen Analysen zeigte sich, daß insbesondere die pro Zeiteinheit verabreichte Cisplatin-Menge (mg/m^2/Woche) positiv mit der Ansprechrate und Überlebenszeit korreliert war. Dieses retrospektive Ergebnis gilt es in prospektiv randomisierter Form zu prüfen. Das Konzept der Dosis-Intensität kann einerseits durch Steigerung der Dosis, andererseits durch Fraktionierung der Dosis bzw. durch eine auf die spezifischen Nebenwirkungen der einzelnen Zytostatika in Polychemotherapieregimen Bedacht nehmenden zeitlichen Therapieabfolge erreicht werden. Wichtig ist, daß die durch die einzelnen Applikationen bedingten Nebenwirkungen nicht zu so großen Therapieintervallen führen, daß dadurch eine auf die Gesamttherapie bezogene Reduktion der Dosis-Intensität resultiert. Basierend auf experimentellen Daten setzte die Gruppe am NCI [214] Cisplatin (200 mg/m^2) und später Carboplatin (800 mg/m^2) in hochdosierter Form ein. Die Autoren erreichten in etwa einem Drittel der Patientinnen, die teilweise auf zuvor applizierte konventionelle Cisplatingaben refraktär waren, Remissionen mit einem medianen Überleben von 12 Monaten. In der Kombination von hochdosiertem Cisplatin mit Cyclophosphamid in der Ersttherapie kann ein hoher Prozentsatz an kompletten Remissionen erreicht werden, jedoch wirkt sich die kumulative periphere Neuropathie als Dosis-limitierend aus. Ähnliches gilt für hochdosiertes Carboplatin [250]. Der Einsatz von hochdosiertem Cyclophosphamid (7 g/m^2), gefolgt von Cisplatin in der Ersttherapie, führte in einer Studie [251] lediglich zu Ansprechraten (70%), zu einer Remissionsdauer (14 Monate) und zu einem medianen Überleben (20 Monate), die auch unter konventionellen Cisplatin-hältigen Therapieregimen erreichbar sind, jedoch bei unvergleichbar höherer Toxizität (zwei Therapie-bedingte Todesfälle).

Auch der Versuch einer wöchentlichen ***Dosis-Eskalation*** von Cisplatin in Kombination mit einer fixen Dosierung von Adriamycin führte in der Studie am Kanadischen National Cancer Institute [252] lediglich zu Therapie-Ergebnissen, die zu solchen unter konventioneller Therapie vergleichbar sind (CR: 63%; pCR: ~ 16%; medianes Überleben: 18 Monate). Unter dem gewählten Therapieregime kam es bei 2 von 37 Fällen zu Therapie-bedingten Todesfällen. Diese

Studie ist gleichzeitig ein Musterbeispiel dafür, daß infolge der Therapieabfolge Nebenwirkungs-bedingte Therapieverzögerungen und damit insgesamt eine Reduktion an Dosis-Intensität in Kauf genommen werden mußte.

Entsprechend dem theoretischen Modell von Goldie and Coldman [253] kommt es innerhalb von kurzen Zeitintervallen infolge von Spontanmutationen zu phänotypisch resistenten Zellpopulationen. Durch Verwendung von ***äquipotenten alternierenden zueinander nicht kreuzresistenten Chemotherapieregimen*** soll die Entwicklung von panresistenten Tumorzellpopulationen hintangehalten werden [254]. Ein therapeutischer Ansatz in diese Richtung – zumindest partiell – war die Studie von Griffin et al. [254], in der hochdosiertes Doxorubicin (70 mg/m^2) zusammen mit Cisplatin (100 mg/m^2) abwechselnd mit Cyclophosphamid plus Hexamethylmelamin plus 5-Fluorouracil appliziert wurde. Mit 94% Ansprechen, davon 62% klinisch komplette Remissionen, war die Ansprechrate extrem hoch, jedoch wiesen 75% der Patientinnen beim second look Residualtumoren auf. Ein Viertel der Patientinnen war nach 4 Jahren am Leben; das mediane Überleben mit 28 Monaten war in einem guten, jedoch auch mit konventionellen Therapien erreichbaren Bereich.

Eine Verabreichungsabfolge, die der Goldie und Coldman'schen Hypothese [253] und dem Modell von Norton und Simon Rechnung zu tragen versucht, ist die der Gabe einer ***Polychemotherapie mit anschließender Dosis-Eskalation einer anderen Folgetherapie.*** In der Studie von Coleman et al. [255] wurde mit dieser Therapieform in 82% (18/22) der Patientinnen objektives Ansprechen bei einer pCR-Rate von 50% beobachtet. Das mediane Überleben war bei einer mittleren Beobachtungszeit von 34 Monaten noch nicht erreicht. Da diese Therapie mit akzeptabler Toxizität einherging, kann dieser Modellversuch als prinzipiell erfolgversprechend angesehen werden.

Als spezielle Form der hochdosierten Therapie kann die ***ultrahochdosierte Chemotherapie mit konsekutiver autologer Knochenmarkstransplantation*** angesehen werden. Bisherige sehr vorläufige Ergebnisse an wenigen Patientinnen zeigen, daß es in unerwartet vielen Fällen zu Rezidiven, und zwar innerhalb von wenigen Monaten, kommen kann [256]. Nur bei verbesserter rationaler Patientenselektion kann diese Therapieform für bestimmte Subgruppen von Vorteil sein.

Eine weitere Therapieform, die ihre Berechtigung von der Goldie und Coldman'schen Hypothese [253] ableitet, ist die ***neoadjuvante oder präoperative Chemotherapie.*** Griffiths berichtete über das Erreichen von 56% kompletten Remissionen bei konventioneller postoperativer Abfolge von Chemotherapie im Vergleich von nur 29% kompletten Remissionen unter Einsatz präoperativer Chemotherapie bei kürzerem Überleben der Patientengruppe mit neoadjuvanter Therapie (persönliche Mitteilung).

Miller et al. [235] untersuchten in einer prospektiv randomisierten Studie, ob die ***sequentielle Abfolge*** derselben Substanzen, die im anderen Arm ***simultan als Polychemotherapie*** appliziert wurden, zu längerem Überleben führte. Die beinahe parallelen Überlebenskurven ließen keinen signifikanten Unterschied zwischen den beiden Therapiearmen erkennen. Dieser Studie haftet die Problematik fehlender Information über das Ausmaß des postoperativen Resttumors zu Beginn der Chemotherapie an.

Konsolidierungstherapie

Eine besondere therapeutische Herausforderung stellen jene Patientinnen dar, bei denen eine pathologisch komplette Remission eingetreten ist, die jedoch aufgrund ihrer individuellen Prognosefaktorkonstellation ein hohes Risiko für ein Rezidiv aufweisen. Die Frage, ob bzw. in welcher Form diese Patientinnen nachbehandelt werden sollen, kann nur in Form prospektiv randomisierter Studien geklärt werden. In Anbetracht der hohen Rate an Rezidiven nach pathologisch kompletter Remission haben manche Autoren bereits bisher die eingeschlagene Chemotherapie über den Zeitraum des Erreichens der pathologisch kompletten Remission um wenige Konsolidierungszyklen ausgedehnt und unter diesem Vorgehen – ohne dieses prospektiv geprüft zu haben – gute Ergebnisse erreicht [68]. Ähnliche Überlegungen müssen für Patientinnen mit mikroskopischen oder optimalen Resttumoren nach der Ersttherapie angestellt werden. Wenn sich auch die Prognose dieser Patientinnen von der von Tumorfreien Patientinnen beim second look in einzelnen Studien nicht wesentlich unterscheidet [144], so scheint gerade diese Patientengruppe aus Tumor-biologischen Überlegungen am ehesten einer Therapie zugänglich zu sein. Ein weiteres Therapiekonzept im Sinne der Konsolidierung von erreichten kompletten Remissionen besteht darin, die durch Polychemotherapie erzielten Remissionen durch Bestrahlung des gesamten Abdomens abzusichern (Tabelle 33). Die diesbezüglich erfolgreichste Studie liegt von Goldhirsch et al. [89] vor. Von 195 Patientinnen der FIGO-Stadien IIB–IV, die nach der Erstoperation mit Cisplatin, Melphalan sowie mit oder ohne Hexamethylmelamin behandelt worden waren, waren 158 bezüglich des Ansprechens evaluierbar. Bei 45 (28%) konnten mittels second look-Operation pathologisch komplette Remissionen dokumentiert werden. 24 dieser Patientinnen unterzogen sich einer Konsolidierungsbestrahlung. Von diesen haben zum 3-Jahres-Auswertungszeitpunkt 5 Patientinnen ein Rezidiv erlitten, dagegen 9 von 21 Patientinnen ohne Konsolidierungsbestrahlung. Obwohl dies Ergebnisse einer nicht randomisierten Studie sind, ist eine Rezidivfreiheit von 83% nach 3 Jahren unter Strahlentherapie ein ausgezeichnetes Ergebnis und den 49% ohne Bestrahlung überlegen. Dennoch betonen diese Autoren, daß es auch nach Strahlentherapie weiterhin zu Rezidiven kommt und die Bestrahlung teilweise von schwerwiegenden Nebenwirkungen begleitet ist.

Die übrigen Studien, die diese Fragestellung aufgegriffen haben, sind viel inhomogener. So wird z. B. in der Studie von George et al. [257] bei einem Teil der Patientinnen nach der Strahlentherapie nochmals Chemotherapie eingesetzt. Die Toxizität der Strahlentherapie wird in mehreren Studien ausführlich diskutiert und teilweise als beträchtlich eingestuft [168, 258]. So beschrieben Shelley et al. [258] bei 13 von 27 Patientinnen Darmkomplikationen, von denen 10 chirurgisch saniert werden mußten. Fuks et al. [259], die als einzige 5-Jahres-Ergebnisse angaben, stuften diese als unbefriedigend ein. Mangioni et al. [260] randomisierten Patientinnen mit optimalen Resttumoren in einen Strahlentherapiearm und einen Chemotherapiearm mit PAC und fanden signifikant längeres Überleben für Patientinnen unter Chemotherapie mit PAC (persönliche Mitteilung).

Tabelle 33. Chemotherapie gefolgt von Strahlentherapie zur Konsolidierung beim fortgeschrittenen Ovarialkarzinom

Autor	Zitat	Stadium	N	Chemo-therapie	pCR (%)	Optimale Tumor-reduktion (%)	Strahlen-therapie N ja	Strahlen-therapie N nein	Rezidive N (%)	Progressions-frei %/Jahre	Überleben %/Jahre
Goldhirsch et al.	[89]	IIB–IV	195	PM	45/158 (28)	–	24		5 (21)	83/3	–
								21	9 (43)	49/3	–
George et al.	[257]	IIB–IV	99	CAP	–/ 87 (–)	39/58 (67)	77		–	32/5	–
Steiner et al.	[168]	III–IV	45	AP	5/ 20 (25)	11/20 (55)	10		3 (33)	–	19 Mo/Med
Shelley et al.	[258]	IIB, III	27	CP	12/ 27 (44)	15/27 (56)	27		13 (48)	10 Mo/Med	–
Fuks et al.	[259]	III	38	CHAD	25/ 33 (76)	–	33		19 (76)	17/5	27/5
							29 komplett		–	20/5	35/5

P Cisplatin; *M* Melphalan; *C* Cyclophosphamid; *A* Adriamycin; *CHAD* Cyclophosphamid, Hexamethylmelamin, Adriamycin, Cisplatin; *Mo* Monate; *Med* Median

Eine weitere, bereits Jahrzehnte bekannte Therapieform ist die ***intraperitoneale Applikation von Radioisotopen.*** Mangioni et al. [260] randomisierten Patientinnen mit negativem second look in einen Arm mit intraperitonealer ^{32}P-Applikation und in einen Arm mit ausschließlicher Beobachtung. Unerwarteterweise fiel die Überlebenskurve der mit ^{32}P behandelten Patientinnen rascher ab als die der unbehandelten Kontrollgruppe (n.s.). Diesen negativen Ergebnissen mit intrakavitärer Radioisotopenapplikation als Konsolidierungstherapie von Mangioni et al. [260] stehen Ergebnisse von Varia et al. [167] unter Verwendung von ^{32}P gegenüber, die zumindest nach Verfeinerung der Technik einen signifikanten Vorteil im Überleben für derart behandelte Patientinnen mit NED bêim second look gegenüber einem unbehandelten Kontrollkollektiv fanden. 95% der Patientinnen mit NED waren nach 4 Jahren unter ^{32}P noch am Leben, hingegen nur 53% der unbehandelten Patientinnen, die, obwohl nicht randomisiert, zum Vergleich dienten.

Eine Applikationsweise, die der speziellen Situation des Ovarialkarzinoms mit primär intraabdomineller Ausdehnung und peritonealer Aussaat in besonderer Weise Rechnung trägt, ist die ***intraperitoneale Instillation von Chemotherapeutika.*** Pharmakokinetische Überlegungen und Berechnungen [261] sowie Ergebnisse von in vivo Experimenten [262] und in vitro Studien basierend auf dem Human Tumor Cloning Assay (HTCA) [96, 243] haben die intrakavitäre Therapie für intraabdominelle Tumoren als der Systemtherapie theoretisch überlegene Applikationsweise eingestuft. Für die intraabdominelle Applikation eignen sich vor allem Substanzen mit geringer Lokaltoxizität, wobei solche, die einer starken Metabolisierung unterliegen, infolge des first pass-Effektes geringere systemische Spiegel und daher reduzierte Toxizität aufweisen. Für intraperitoneal appliziertes Cisplatin wurden bei 18 Patientinnen, von denen 16 zuvor mit Cisplatin-hältigen Therapieregimen behandelt worden waren, in 4 Patientinnen (27%) pathologisch komplette Remissionen und bei 2 weiteren Patientinnen (13%) pathologisch partielle Remissionen festgestellt [263]. Ten Bokkel Huinink [264] berichtete von 30% kompletten Remissionen bei Patientinnen mit Resttumoren nach Cisplatin-hältiger Primärtherapie bzw. nach Rezidiven. Von 10/32 Patientinnen wiesen jedoch 8 innerhalb von 6 bis 24 Monaten Rezidive auf. Nur 2 (6%) Patientinnen waren nach 4 bzw. 4,5 Jahren ohne Rezidiv. Die mit dieser Therapieform erzielten umfassendsten Ergebnisse wurden von der Studiengruppe aus San Diego [166] publiziert. Diese lassen klar erkennen, daß Patientinnen mit Residualtumoren < 2 cm um Beginn der intraperitonealen Chemotherapie unter dieser ein medianes Überleben von über 49 Monaten aufwiesen, wobei die Überlebenskurve ein Plateau bei rund 70% zeigte. Nach 32 Monaten war es bei einer medianen Beobachtungszeit von 37 Monaten zu keinem Rezidiv gekommen. Patientinnen mit großen Residualtumoren wiesen nach Versagen der Ersttherapie ein medianes Überleben von nur 8 Monaten auf und konnten von dieser Therapieform nicht profitieren. Diese Ergebnisse wurden bei großteils ($> 80\%$) mit Cisplatin vorbehandelten Patientinnen mit drei verschiedenen Therapieregimen, die neuerlich Cisplatin enthielten, erreicht.

Von größerer Bedeutung als für die systemische Therapie scheinen Zytokine für die intraabdominelle Applikation zu sein, wofür die direkte Wirkung dieser Substanzen auf die Tumorzellen sowie auf zytotoxische Effektor-

Lymphozyten, Natural Killer-Zellen und Antikörper-abhängige Lymphozyten verantwortlich sein dürfte. Ein Beispiel für erfolgreiche intraperitoneale Instillation von rekombinantem Interferon alpha in hoher Dosierung (maximal 50 Millionen Units) ist die Studie von Berek et al. [227], in der in 4/11 Fällen (36%), die sich einer third look-Laparotomie unterzogen, komplette Tumorfreiheit und in einem weiteren Fall (9%) eine partielle Remission gefunden wurde. Die beschriebenen Remissionen wurden ausschließlich bei kleinknotiger Peritonealkarzinose mit maximalem Tumordurchmesser unter 5mm erreicht. Der Stellenwert intrakavitärer Applikation von Zytostatika bzw. von Zytokinen als Konsolidierungstherapie bei Tumorfreiheit bzw. Peritonealkarzinose für die Überlebensprognose dieser Patientinnen wird derzeit in Form von prospektiv randomisierten Studien geprüft.

Zusammenfassung

Während sich das Schicksal von Patientinnen mit frühen Stadien des Ovarialkarzinoms durch bessere Diagnostik, ausgedehnte Operation und adjuvante Therapiemaßnahmen im letzten Jahrzehnt sehr verbessert hat, ist die Gesamt-5-Jahres-Überlebensrate für alle Patientinnen um nur ca. 10% angestiegen. Dies findet die Erklärung darin, daß der Großteil der Patientinnen zum Zeitpunkt der Diagnose bereits ein fortgeschrittenes Tumorstadium aufweist (Diagramm 2). Von anfänglich 60 bis 80 Patientinnen, die dem Anteil an FIGO-Stadien III und IV entsprechen, sind unter Wahrung aller derzeit bekannten therapeutischen Möglichkeiten ca. 3 bis 38 Frauen nach 5 Jahren noch am Leben, wobei die Überlebenskurven auch nach dieser Zeit noch kein Plateau aufweisen.

Als Therapie der Wahl für die Erstbehandlung des fortgeschrittenen Ovarialkarzinoms ist eine Cisplatin-hältige Kombinationschemotherapie zu empfehlen. Als Kombinationstherapeutikum wird ein Alkylans, z. B. Cyclophosphamid, eingesetzt. Durch Cisplatin-hältige Ersttherapie sind in einem höheren Prozentsatz als mit anderen Therapeutika pathologisch komplette Remissionen zu erreichen, die ihrerseits Voraussetzung für jedes Langzeitüberleben sind. Die Frage, ob zusätzliche Therapeutika, wie z. B. Anthrazykline, zu besseren Ergebnissen führen, ist infolge zahlreicher widersprüchlicher Ergebnisse nicht eindeutig geklärt. Bis zur Klärung dieser Frage soll Cisplatin plus Alkylans als therapeutischer Standard sowie auch als Kontrollarm für kontrollierte Studien herangezogen werden.

Remissionen und Progredienz werden im allgemeinen nach etwa 3 Monaten erkennbar und sollen möglichst frühzeitig erfaßt werden und das weitere therapeutische Vorgehen bestimmen – sei es in Form der Fortsetzung oder Absetzung der eingeschlagenen Therapie. Plant man einen Tumor-reduzierenden Zweiteingriff, so soll dieser möglichst frühzeitig, d. h. etwa 2–3 Monate nach Therapiebeginn, erfolgen. Die weiteren Konstellationen, die sich im Laufe einer Erkrankung an einem Ovarialkarzinom ergeben können, sind durch wesentlich weniger klare Daten untermauert. So erscheint die Notwendigkeit

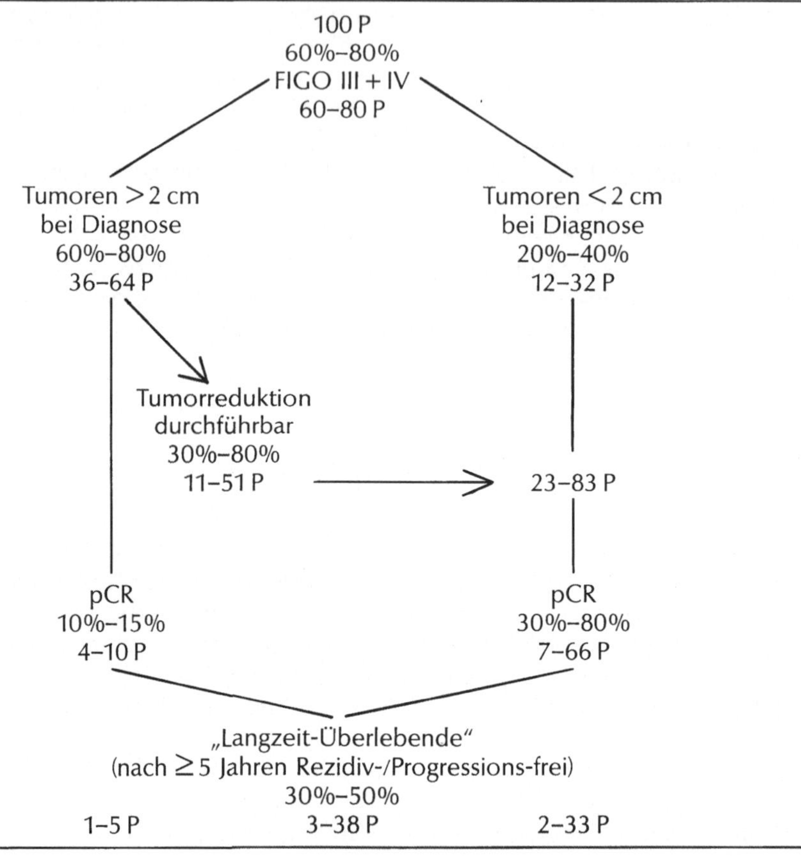

Diagramm 2. Prognose von Patientinnen (P) mit Ovarialkarzinom

der fortdauernden Behandlung nach pathologisch kompletter Remission für bestimmte Patientinnen mit hohem Risiko eines Rezidivs indiziert. Obwohl diese Risikogruppe immer besser charakterisiert wird, ist bisher unklar, ob einer intensiven, kürzer dauernden oder einer länger dauernden Konsolidierungstherapie der Vorzug zu geben ist. Auch ist bisher keine Therapieform der Wahl – systemisch? intrakavitär? – und auch keine Modalität – Chemotherapie? Strahlentherapie? Zytokintherapie? – eindeutig festgelegt. Ähnliches gilt auch für Patientinnen mit mäßig-gradigem Risiko eines Rezidivs, wobei Konsolidierungstherapien hier wahrscheinlich weniger aggressiv oder von kürzerer Dauer sein könnten.

Eine wahrscheinlich, aber nicht sicher Behandlungs-bedürftige Patientengruppe sind Patientinnen mit mikroskopischen Tumorresten bei der second look-Laparotomie. Jedenfalls gibt es auch für diese Patientengruppe noch keine Therapie der Wahl. Patientinnen, die auf die primär gewählte Therapie angesprochen haben und ein längeres Therapie-freies Intervall bis zu ihrem Rezidiv aufweisen, können mit relativ gutem Ansprechen auf erneute Behandlung mit dem ursprünglichen Therapieregime rechnen.

Hormontherapie

Der genaue Stellenwert von Hormontherapie im Rahmen der Behandlung von Patientinnen mit Ovarialkarzinom ist bis heute unklar. Es besteht kein Zweifel, daß Hormone für das Ovar von physiologischer und pathophysiologischer Bedeutung sind. Etwa 50% der Ovarialkarzinome weisen Östrogen- und Progesteronrezeptoren auf, etwa drei Viertel aller Tumoren sind Östrogenrezeptor positiv. Progesterone und Tamoxifen wurden als Monotherapie, aber auch in Form von zyklischer Therapie eingesetzt; Östrogene und Gestagene in Form von Sequentialtherapie (Tabelle 34). Abgesehen von einer Publikation von Geisler [265], in der jedoch nur etwa die Hälfte der in die Studie eingebrachten Patientinnen auswertbar war, und in der bei 67% Ansprechen insgesamt und in 50% komplettes Ansprechen angegeben wurde, liegen die Ansprechraten der meisten Studien unter 20%. Erwähnenswert ist eine Untersuchung der GOG [274], in der bei einem relativ großen Kollektiv von 80 Patientinnen eine Ansprechrate von 21%, davon 11% klinisch komplette Responder, gefunden wurde. Weder der Hormonrezeptorstatus noch der Differenzierungsgrad ließen einen Zusammenhang mit dem Ansprechen erkennen.

In einer prospektiv randomisierten Studie der Schweizerischen Arbeitsgruppe für klinische Krebsforschung [SAKK; 306] wurde Alkylantien-Monochemotherapie (Cyclophosphamid (C) 100 mg/m^2, p.o., täglich, durch 3 Monate) gegenüber der gleichen Chemotherapie plus Hormongabe (Medroxyprogesteronazetat 500 mg i.m., wöchentlich durch 3 Monate) und gegenüber Kombinationschemotherapie (C: 80 mg/m^2 p.o., täglich; 5-Fluorouracil 500 mg/m^2 i.v., wöchentlich) untersucht. Während die Kombinationschemotherapie eine marginal bessere Remissionsrate und Remissionsdauer aufwies, zeigte sich weder für das Ansprechen noch für das Überleben bei zusätzlicher Hormongabe ein über den der Monochemotherapie hinausgehender Effekt.

Es muß betont werden, daß die referierten Ergebnisse großteils bei intensiv vorbehandelten Patientinnen gewonnen wurden und dieser Umstand mit zum relativ schlechten Abschneiden von allen angeführten Formen der Hormontherapie geführt haben mag. Auch wurden in letzter Zeit vereinzelt Überlegungen [278] zur möglichen Wirksamkeit von GHRH-Analoga beim Ovarialkarzinom publiziert.

Immuntherapie

Die in die unspezifische systemische Immuntherapie gesetzten Hoffnungen blieben unerfüllt. Weder für Corynebacterium parvum [279] noch für Levamisol [280] noch für Bacillus Calmette Guérin [BCG; 243] konnte in prospektiv randomisierten Studien ein therapeutischer Vorteil bzw. eine Verlängerung des Überlebens für die zusätzlich mit diesen Immuntherapeutika behandelten Patientinnen gegenüber den Chemotherapie-Vergleichskollektiven gefunden werden. Durch neue Applikationsformen hat jedoch auch die Immuntherapie einen Sti-

Tabelle 34. Hormontherapie als Folgetherapie beim fortgeschrittenen Ovarialkarzinom

Autor	Zitat	Hormon	Dosierung mg/Tag	N	PR (%)	CR (%)	Ansprech-dauer Monate
			Progesterone				
Geisler	[265]	Megestrolazetat	800–400	20	2/12 (17)	6/12 (50)	4–65
Sikic et al.	[266]	Megestrolazetat	800–400	47	3/47 (6)	1/47 (2)	4–18
Tropé et al.	[267]	Medroxyprogesteronazetat	500 × 3 Wochen anschl. 1 × wöchentlich	27	1/25 (4)	0/25 (0)	3
Aabo et al.	[268]	Medroxyprogesteronazetat	500/m^2	30	1/27 (~ 4)	0/27 (0)	5
			Antiöstrogene				
Schwartz et al.	[269]	Tamoxifen	20	13	1/13 (~ 8)	0/13 (0)	2
Pagel et al.	[270]	Tamoxifen	–	29	7/21 (33)	1/21 (5)	3–10
Shirey et al.	[271]	Tamoxifen	40	23	0/23 (0)	0/23 (0)	0
Slevin et al.	[272]	Tamoxifen	40	22	0/22 (0)	0/22 (0)	0
Osborne et al.	[273]	Tamoxifen	40	52	1/51 (2)	0/51 (0)	3
Beecham et al.	[274]	Tamoxifen	20	80	8/80 (10)	9/80 (11)	2–17
			Zyklische Hormontherapie				
Jolles et al.	[275]	Äthinylestradiol + Medroxyprogesteronazetat	0,1/1–25 100/8–25	11	2/11 (18)	0/11 (0)	3
Freedman et al.	[276]	Äthinylestradiol + Medroxyprogesteronazetat	0,1/1–25 50/8–25	37	5/30 (17)	1/30 (7)	4–12+
		Äthinylestradiol + Medroxyprogesteronazetat	0,05/1–25 200/8–25	28	3/21 (14)	0/21 (0)	
Jakobsen et al.	[277]	Tamoxifen + Medroxyprogesteronazetat	30/1–14 800/15–28	21	0/17 (0)	0/17 (0)	0

mulus erfahren. So konnten durch intraperitoneale Applikation von Corynebacterium parvum [281] und von Interferon alpha [263] objektive Tumorrückbildungen dokumentiert werden.

Der Einsatz dieser Substanzen sowie der von anderen Zytokinen (z. B. Tumor necrosis factor, Interferon gamma, Interleukin II), monoklonalen Antikörpern oder an monoklonale Antikörper gekoppelte Zytostatika, Toxine oder Radioisotopen muß vorläufig als ausschließlich experimentell eingestuft werden.

Therapie des rezidivierten und auf die Primärtherapie refraktären Ovarialkarzinoms

Im Falle adäquater und suffizienter Primärtherapie ist durch Folgetherapien bei Rezidiven und bei Versagen der Ersttherapie keine Heilung zu erzielen. Daher sind die Therapieziele der second line-Therapie die Überlebenszeitverlängerung und die Palliation.

Nach Scheitern von Alkylantien-Monochemotherapien lassen sich mit Cisplatin und besonders mit Cisplatin-hältigen Kombinations- und Polychemotherapieregimen in etwa 20%–55% erneut Remissionen erreichen (Tabelle 35). Diese sind großteils nur partiell und mit einem Median von 6–10 Monaten im allgemeinen von kurzer Dauer. Selten sind diese Patientinnen nach einem Jahr noch am Leben. Aus dieser Situation läßt sich ableiten, daß es keine Grundlage dafür gibt, jene Therapieform, mit der man derzeit die höchste Rate an pathologisch kompletten Remissionen erreichen kann – nämlich Cisplatin bzw. Cisplatin-hältige Therapien –, für die Folgetherapie im Falle des Scheiterns einer Primärtherapie zurückzuhalten. Selbst die besten mit Cisplatin-Folgetherapien erreichbaren Ergebnisse sind quoad vitam enttäuschend. Viel ungünstiger sehen die Ergebnisse von Folgechemotherapien für Cisplatin vorbehandelte Patientinnen aus. Barker und Wiltshaw [283] setzten hochdosiertes Cisplatin (100 mg/m^2 Einzelgabe) zur Behandlung von 9 Patientinnen, die auf niedrig dosiertes Cisplatin (20 mg/m^2 Einzelgabe) resistent waren, ein und konnten je eine komplette und partielle Remission bei 9 derart behandelten Patientinnen feststellen. Die mediane Ansprechdauer mit 5 Monaten war nur kurz. In den übrigen Untersuchungen handelte es sich um Patientinnen, die auf konventionelle Cisplatin-Dosierungen (50 mg/m^2–100 mg/m^2 Einzelgabe) refraktär waren bzw. rezidivierten. Die mit verschiedenen Therapieschemata erreichten Ansprechraten lagen etwa zwischen 0% und 30%, die Rate an klinisch kompletten Remissionen im allgemeinen sogar unter 10%, und damit sind diese Ergebnisse generell als unbefriedigend anzusehen. Eine besondere Patientengruppe stellen jene Patientinnen dar, die unter der Primärtherapie angesprochen hatten und nach einem Therapie-freien Intervall rezidivierten. Seltzer et al. [297] erzielten unter diesen Bedingungen nach CHAD als Primärtherapie und verschiedenen Cisplatin-hältigen Sekundärtherapien bei 4 von 11 Patientinnen (36%) neuerlich eine komplette Remission und in weiteren 4 Fällen (36%) eine partielle Remission. In einer anderen ähnlichen Studie [298] wurde zwar auch eine

Tabelle 35. Second line-Chemotherapie bei Ovarialkarzinomen mit Cisplatin bzw. Cisplatin-hältigen Chemotherapien

Autor	Zitat	Chemo-therapie	N	RR (%)	PR (%)	cCR (%)	Mediane Dauer des Ansprechens Monate	Medianes Progressions-freies Intervall Monate	Medianes Überleben Monate ab SL-Therapie
Nach Therapieversagen auf Alkylantien und/oder Radiatio									
Bruckner et al.	[282]	P	19	6 (32)	–	–	~8	–	6
Barker und Wiltshaw	[283]	P	31	17 (55)	10 (29)	9 (25)	7	–	~ 6
Piver et al.	[284]	P	21	9 (43)	7 (33)	2 (10)	–	–	8
Bruckner et al.	[285]	CAP	24	12 (50)	10 (42)	2 (8)	–	–	7
Vogl et al.	[286]	H(A)P	49	26 (53)	21 (43)	5 (10)	6	~6	~ 9
Wallach et al.	[287]	AP	46	14 (30)	7 (15)	7 (15)	–	–	14 RR
Surwit et al.	[288]	VBPH	35	17 (49)	9 (26)	8 (23)	10+	–	~10
Belinson et al.	[181]	CAP	10	–	–	–	–	17	20
Neijt et al.	[289]	AP	22	5 (23)	4 (18)	1 (5)	–	4	6
		HAP	23	4 (17)	3 (13)	1 (4)	–	4	6
Mead et al.	[290]	CAP	20	6 (30)	4 (20)	2 (10)	–	–	8
Richman et al.	[291]	HEXA-CAP	13	4 (31)	3 (23)	1 (8)	–	–	~14
Laufman et al.	[292]	FH(A)P	112	29 (26)	–	–	–	–	~ 7
Nach Therapieversagen auf Cisplatin-hältige Therapien									
Barker und Wiltshaw	[283]	P	9	2 (22)	1 (11)	1 (11)	5	–	–
Kühnle et al.	[225]	E	22	7 (32)	4 (18)	3 (14)	–	–	–
Lawton et al.	[293]	BMMC	21	4 (19)	3 (14)	1 (5)	–	–	–
Osborne et al.	[294]	BV	19	0 (0)	0 (0)	0 (0)	–	–	–
Pater et al.	[295]	M	30	0 (0)	0 (0)	0 (0)	–	–	–
		MHEXA	34	1 (3)	0 (0)	1 (3)	–	–	–
Dittrich et al.	[296]	FHE	18	5 (28)	5 (28)	0 (0)	–	–	–

P Cisplatin; *H(EXA)* Hexamethylmelamin; *A* Adriamycin; *C* Cyclophosphamid; *V* Vinblastin; *B* Bleomycin; *F* 5-Fluorouracil; *MMC* Mitomycin C; *E* Etoposid; *M* Melphalan; *SL* second line relativ hohe Rate (41%) an objektiven Remissionen erreicht, diese waren jedoch im Median von nur etwa 8 Monaten Dauer. Abgesehen von der Subgruppe von Patientinnen, die auf dieErsttherapie angesprochen und ein langes Rezidivfreies Intervall aufgewiesen haben, und bei denen unter neuerlichem Einsatz desselben Behandlungsregimes gute Erfolge erzielbar sind, gibt es keine generellen Therapieempfehlungen für eine second line-Therapie dieser Patientinnen. Wo immer möglich, sollen solche Patientinnen in kontrollierte Therapieprotokolle eingebracht werden.

Für den Einsatz von Strahlentherapie nach dem Scheitern einer primären Chemotherapie gibt es aufgrund der allgemein schlechten Ergebnisse und hohen Komplikationsrate in dieser Situation keine Indikation [169, 170].

Verlaufskontrolle und Nachsorge

Der Verlaufskontrolle kommen verschiedene Funktionen zu. Sie dient einerseits dem frühen Erfassen von Rezidiven bzw. von Progredienz unter laufender Therapie und andererseits dem von Nicht-Tumor-bedingten Problemen, wie Therapie-(Spät-)folgen. Die Nachsorge soll, so wie auch die Therapie, von darin erfahrenen Ärzten durchgeführt werden. Insbesondere die Differentialdiagnose, ob ein Problem Tumor-(Rezidiv-)bedingt oder Therapie-bedingt ist, kann Schwierigkeiten bereiten. Während Behandlungsfolgen eine klare Indikation für Kontrolluntersuchungen darstellen, ist eine Tumornachsorge insbesondere dann indiziert, wenn im Falle eines positiven Befundes auch Konsequenzen gezogen werden bzw. gezogen werden können. Obwohl die second line-Therapien heute im allgemeinen zu keiner wesentlichen Überlebenszeitverlängerung des Gesamtpatientenkollektivs führen, stellen die Möglichkeit eines frühzeitigen Therapieabbruches bei resistenten Tumoren, die einer sekundären Tumorreduktion oder die eines Therapiewechsels von einer wirkungslosen Therapie auf eine neue, in kontrollierten Studien untersuchte Therapieform eine Indikation für ein regelmäßiges follow-up dar. Darüber hinaus darf der psychologische Effekt der Patientenführung in der Situation eines bekannten malignen Geschehens nicht außer acht gelassen werden, der alleine bereits zumindest einen regelmäßigen Arztbesuch rechtfertigt. Eine Empfehlung für ein medizinisch und organisatorisch vertretbares follow-up ist in Tabelle 36 detailliert.

Nach wie vor ist das Schicksal von Patientinnen mit Ovarialkarzinom in hohem Ausmaß von der individuellen Risikofaktorkonstellation bestimmt. Daher kann nur eine genaue Erfassung derjenigen Tumoren, die auf konventionelle Therapie nicht ansprechen, auf der Basis von Tumorcharakteristika und meßbarer Parameter, die als Abbild des individuellen malignen Potentials anzusehen sind, dazu führen, daß solche Patientinnen frühzeitig neuen Therapieformen, von denen sie potentiell profitieren können, zugeführt werden. Auf diese Weise können falsch negative Ergebnisse, die bei Prüfungen von intensiv vorbehandelten Patientinnen vermehrt auftreten, vermieden werden. Neue Wege, wie z. B. der der Vermeidung der Entstehung oder der der Überwindung

Tabelle 36. Nachsorge-Untersuchungsplan beim Ovarialkarzinom

Untersuchung	Jahre nach Diagnose 1	2	3	4	5	>5
Karnofsky Index	M	Q	H	H	H	J
Gewicht	M	Q	H	H	H	J
Laboruntersuchungen	M	Q	H	H	H	J
BSR	M	Q	H	H	H	J
komplettes Blutbild	M	Q	H	H	H	J
inkl. Differentialblutbild	M	Q	H	H	H	J
BUN	M	Q	H	H	H	J
Kreatinin	M	Q	H	H	H	J
Kreatinin Clearance		nur vor Cisplatin-Applikation				
GOT	M	Q	Q	H	H	J
GPT	M	Q	Q	H	H	J
aP	M	Q	Q	H	H	J
CEA	M	Q	Q	H	H	J
CA-125	M	Q	Q	Q	Q	H
Thoraxröntgen	Q	H	H	J	J	J
Ultraschall	Q	Q	Q	Q	Q	H
Computertomographie	H	H	J	J	J	I
Knochenscan	I	I	I	I	I	I
Immunszintigraphie		I (vor second look-Laparotomie)				

M monatlich; *Q* vierteljährlich; *H* halbjährlich; *J* jährlich; *I* falls indiziert

von Zytostatikaresistenz, müssen beschritten werden. Viele neue Therapieformen, wie der Einsatz von Zytokinen oder monoklonalen Antikörpern, wurden entwickelt und müssen erst ihre Bewährung in der klinischen Anwendung bestehen. Neben der erstrebten Wirksamkeit all der angeführten und der erst in der klinischen Forschung stehenden Therapeutika, Therapieregimen und -formen muß die Aufrechterhaltung einer zufriedenstellenden bzw. die Verbesserung einer ungenügenden Lebensqualität dieser Patientinnen stets im Mittelpunkt des ärztlichen Handelns stehen.

Literatur

1. Silverberg E (1985) Cancer statistics, 1985. CA 1: 19
2. Page HS, Asire AJ (1985) Cancer rates and risks. NIH Publication No 85–691, 3rd edn
3. Bericht über das Gesundheitswesen in Österreich im Jahre 1987. Bundeskanzleramt und Österreichisches Statistisches Zentralamt, Wien.
4. Fink DJ (1987) Preventive strategies for cancer in women. Cancer 60: 1934
5. Beral V, Booth M (1985) Occurrence and aetiology. In: Bleehen NM (ed) Ovarian cancer. Springer, Berlin Heidelberg New York, p 14
6. Holzner JH (1974) Pathologie der Geschlechtsorgane. In: Holzner JH (Hrsg) Pathologie des Menschen – Spezielle Pathologie 3. Urban & Schwarzenberg, München, S 75

7. Fox H, Langley FA (1976) Tumors of the ovary. Heinemann, London
8. Cutler SJ, Young JL (1975) Third national cancer survey: incidence data. Natl Cancer Inst Monogr 41: 75
9. Cramer DW, Welch WR, Hutchison GB, et al (1984) Dietary animal fat in relation to ovarian cancer risk. Obstet Gynecol 63: 833
10. Byers T, Marshall J, Graham S, et al (1983) A case-control study of dietary and non-dietary factors in ovarian cancer. J Natl Cancer Inst 71: 681
11. Graham J, Graham R (1967) Ovarian cancer and asbestos. Environ Res 1: 115
12. Parmley TH, Woodruff JD (1974) The ovarian mesothelioma. Am J Obstet Gynecol 120: 234
13. Cramer DW, Welch WR, Scully RE, et al (1982) Ovarian cancer and talc. A case-control study. Cancer 50: 372
14. Hartge P, Hoover R, Lesher LP, et al (1983) Talc and ovarian cancer. J Am Med Assoc 250: 1844
15. Heintz APM, Hacker NF, Lagasse LD (1985) Epidemiology and etiology of ovarian cancer: a review. Obstet Gynecol 66: 127
16. Franceschi S, LaVecchia C, Mangioni C (1982) Familial ovarian cancer: eight more families. Gynecol Oncol 13: 31
17. Hildreth NG, Kelsey JL, LiVolsi VA, et al (1981) An epidemiologic study of epithelial carcinoma of the ovary. Am J Epidemiol 114: 398
18. Prior P, Waterhouse JAH (1981) Multiple primary cancers of the breast and ovary. Br J Cancer 44: 628
19. Lippman ME (1988) Epidemiology of breast cancer. In: Lippman ME, Lichter AS, Danforth DN (eds) Diagnosis and management of breast cancer. Saunders, Philadelphia, p 1
20. Cramer DW, Hutchison GB, Welch WR, et al (1982) Factors affecting the association of oral contraceptives and ovarian cancer. N Engl J Med 307: 1047
21. Rosenberg L, Shapiro S, Slone D, et al (1982) Epithelial ovarian cancer and combination oral contraceptives. J Am Med Assoc 247: 3210
22. The Centers for Disease Control Cancer and Steroid Hormone study (1983) Oral contraceptive use and the risk of ovarian cancer. J Am Med Assoc 249: 1596
23. Fathalla MF (1971) Incessant ovulation – a factor in ovarian neoplasia? Lancet ii: 163
24. Cramer DW, Welch WR (1983) Determinants of ovarian cancer risk. II. Inferences regarding pathogenesis. J Natl Cancer Inst 71: 717
25. Radisavljevic SV (1977) The pathogenesis of ovarian inclusion cysts and cystomas. Obstet Gynecol 49: 424
26. Tobacman JK, Tucker MA, Kase R, et al (1982) Intra-abdominal carcinomatosis after prophylactic oophorectomy in ovarian-cancer-prone families. Lancet ii: 795
27. Munnell EW, Jacox HW, Taylor HC (1957) Treatment and prognosis in cancer of the ovary. Am J Obstet Gynecol 74: 1187
28. Wiltshaw E (1984) Areas of controversy: management of ovarian cancer. Cancer Topics 4: 142
29. Baak JPA, Wisse-Brekelmans ECM, Uyterlinde AM, et al (1987) Evaluation of the prognostic value of morphometric features and cellular DNA content in FIGO I ovarian cancer patients. Anal Quant Cytol Histol 9: 287
30. Ozols RF, Young RC (1984) Chemotherapy of ovarian cancer. Semin Oncol 11: 251
31. Wharton JT, Edwards CL, Rutledge FN (1984) Long-term survival after chemotherapy for advanced epithelial ovarian carcinoma. Am J Obstet Gynecol 148: 997
32. Gall S, Bundy B, Beecham J, et al (1986) Therapy of stage III (optimal) epithelial carcinoma of the ovary with melphalan or melphalan plus corynebacterium parvum (A Gynecologic Oncology Group study). Gynecol Oncol 25: 26

33. Dembo AJ, Thomas GM, Friedlander ML (1987) Prognostic indices in gynecologic cancer. In: Stoll BA (ed) Pointers to cancer prognosis. Nijhoff, Dordrecht, p 230
34. Paterson AHG (1987) Clinical staging and its prognostic significance. In: Stoll BA (ed) Pointers to cancer prognosis. Nijhoff, Dordrecht, p 37
35. Clingan PR, Boyd NF (1987) Clinical history as a guide to prognosis. In: Stoll BA (ed) Pointers to cancer prognosis. Nijhoff, Dordrecht, p 20
36. Serov SF, Scully RE, Sobin LH (1973) Histological typing of ovarian tumors. In: International histological classification of tumors, No 9. WHO Publication, Geneva
37. Breitenecker G, Holzner JH (1984) Tumoren des Ovars. In: Österreichische Gesellschaft für Pathologie (Hrsg) Histologische Tumorklassifikation. Springer, Wien New York, S 75
38. Dallenbach-Hellweg G (1984) On the histogenesis and morphology of ovarian carcinomas. J Cancer Res Clin Oncol 107: 71
39. Sjövall K, Silfverswärd C, Einhorn N (1986) Ovarian cancer: the challenge of local tumor control and its impact on survival. Int J Radiat Oncol Biol Phys 12: 567
40. Sorbe B, Frankendal B, Veress B (1982) Importance of histologic grading in the prognosis of epithelial ovarian carcinoma. Obstet Gynecol 59: 576
41. Sigurdsson K, Johnsson JE, Tropé C (1982) Carcinoma of the ovary, stages I and II. Prospective randomized study of the effects of postoperative chemotherapy and radiotherapy. Ann Chirurg Gynaecol 71: 321
42. Schray M, Martinez A, Cox R, et al (1983) Radiotherapy in epithelial ovarian cancer: analysis of prognostic factors based on long-term experience. Obstet Gynecol 62: 373
43. Malkasian GD, Melton LJ, O'Brien PC, et al (1984) Prognostic significance of histologic classification and grading of epithelial malignancies of the ovary. Am J Obstet Gynecol 149: 274
44. Demopoulos RI, Bigelow B, Blaustein A, et al (1984) Characterization and survival of patients with serous cystadenocarcinoma of the ovaries. Obstet Gynecol 64: 557
45. Swenerton KD, Hislop TG, Spinelli J, et al (1985) Ovarian carcinoma: a multivariate analysis of prognostic factors. Obstet Gynecol 65: 264
46. Einhorn N, Nilsson B, Sjövall K (1985) Factors influencing survival in carcinoma of the ovary. Study from a well-defined Swedish population. Cancer 55: 2019
47. Schulz BO, Baker E, Krebs D, et al (1985) The prognostic value of age for patients with common epithelial ovarian cancer. J Cancer Res Clin Oncol 109: 152
48. Aure JC, Høeg K, Kolstad P (1971) Clinical and histologic studies of ovarian carcinoma. Long-term follow-up of 990 cases. Obstet Gynecol 37: 1
49. Dembo AJ, Bush RS (1982) Choice of postoperative therapy based on prognostic factors. Int J Radiat Oncol Biol Phys 8: 893
50. Webb MJ, Decker DG, Mussey E, et al (1973) Factors influencing survival in stage I ovarian cancer. Am J Obstet Gynecol 116: 222
51. Neijt JP, Ten Bokkel Huinink WW, van der Burg MEL, et al (1984) Randomised trial comparing two combination chemotherapy regimens (Hexa-CAF vs CHAP-5) in advanced ovarian carcinoma. Lancet ii: 594
52. Aabo K, Hald I, Hørbov S, et al (1985) A randomized study of single agent vs combination chemotherapy in FIGO stages IIB, III and IV ovarian adenocarcinoma. Eur J Cancer Clin Oncol 21: 475
53. Barnhill D, Heller P, Brzozowski P, et al (1985) Epithelial ovarian carcinoma of low malignant potential. Obstet Gynecol 65: 53
54. Bostwick DG, Tazelaar HD, Ballon SC, et al (1986) Ovarian epithelial tumors of borderline malignancy. Cancer 58: 2052
55. Harlow BL, Weiss NS, Lofton S (1987) Epidemiology of borderline ovarian tumors. J Natl Cancer Inst 78: 71

56. International Federation of Gynecology and Obstetrics (1965) Classification and staging of malignant tumors in the female pelvis. J Int Fed Gynecol 3: 204
57. UICC-TNM-Klassifikation der malignen Tumoren (1979) Springer, Berlin Heidelberg New York
58. International Federation of Gynecology and Obstetrics (FIGO) (1987) Changes in definitions of clinical staging for carcinoma of the cervix and ovary. Am J Obstet Gynecol 156: 263
59. Broders AC (1926) Carcinoma: grading and practical application. Arch Pathol Lab Med 2: 376
60. Ozols RF, Garvin AJ, Costa J, et al (1980) Advanced ovarian cancer: correlation of histologic grade with response to therapy and survival. Cancer 45: 572
61. Breitenecker G, Bartl W, Scheiber V (1982) Die Bedeutung verschiedener morphologischer Parameter für die Prognose des Ovarialkarzinoms. In: Dallenbach-Hellweg G (Hrsg) Ovarialtumoren. Springer, Berlin Heidelberg New York, S 145
62. Day TG, Gallager HS, Rutledge FN (1975) Epithelial carcinoma of the ovary: prognostic importance of histologic grade. Natl Cancer Inst Monogr 42: 15
63. Annual report on the results of treatment in gynecological cancer (1982), vol 18 (statements for 1973 to 1975). Radiumhemmet, Stockholm
64. Munnell EW, Taylor HC (1949) Ovarian carcinoma: a review of 200 primary and 51 secondary cases. Am J Obstet Gynecol 58: 943
65. Malkasian GD, Decker DG, Webb MJ (1975) Histology of epithelial tumors of the ovary: clinical usefulness and prognostic significance of the histologic classification and grading. Semin Oncol 2: 191
66. Morales PH, Fayos JV (1981) Epithelial carcinoma of the ovary. Int J Radiat Oncol Biol Phys 7: 1649
67. Bruckner HW, Cohen CJ, Goldberg JD, et al (1981) Improved chemotherapy for ovarian cancer with cis-diamminedichloroplatinum and adriamycin. Cancer 47: 2288
68. Neijt JP, Ten Bokkel Huinink WW, van der Burg MEL, et al (1987) Randomized trial comparing two combination chemotherapy regimens (CHAP-5 v CP) in advanced ovarian carcinoma. J Clin Oncol 5: 1157
69. Jacobs AJ, Deligdisch L, Deppe G, et al (1982) Histologic correlates of virulence in ovarian carcinoma. I. Effect of differentiation. Am J Obstet Gynecol 143: 574
70. Webb MJ, Malkasian GD, Jorgensen EO (1974) Factors influencing ovarian cancer survival after chemotherapy. Obstet Gynecol 44: 564
71. Griffiths CT (1975) Surgical resection of tumor bulk in the primary treatment of ovarian carcinoma. Natl Cancer Inst Monogr 42: 101
72. Smith JP, Day TG (1979) Review of ovarian cancer at the University of Texas Systems Cancer Center, M.D. Anderson Hospital and Tumor Institute. Am J Obstet Gynecol 135: 984
73. Vogl SE, Kaplan BH, Greenwald E (1980) Prognostic factors for platinum-based combination chemotherapy of advanced ovarian cancer (AdOvCa). Proc ASCO 21: 429 (abstract # C-437)
74. Cohen CJ (1985) Surgical considerations in ovarian cancer. Semin Oncol 12 [Suppl 4]: 53
75. Conte PF, Bruzzone M, Chiara S, et al (1986) A randomized trial comparing cisplatin plus cyclophosphamide versus cisplatin, doxorubicin and cyclophosphamide in advanced ovarian cancer. J Clin Oncol 4: 965
76. Dittrich Ch, Salzer H, Sevelda P, et al (1985) Prospective randomized trial in ovarian cancer of stages III and IV: changing scheme (adriamycin/cisplatin – vincristine/ cyclophosphamide – high dose methotrexate) versus A/P (adriamycin/cisplatin)

versus A/C (adriamycin/cyclophosphamide). In: Ishigami J (ed) Recent advances in chemotherapy – Proc 14th International Congress Chemotherapy, Kyoto. University of Tokyo Press, p 1225

77. Heintz APM, Hacker NF, Berek JS, et al (1986) Cytoreductive surgery in ovarian carcinoma: feasibility and morbidity. Obstet Gynecol 67: 783
78. Piver MS (1987) Specialized surgery in ovarian cancer. Eur J Cancer Clin Oncol 23: 123
79. Sorbe B, Frankendal B (1983) Prognostic importance of ascites in ovarian carcinoma. Acta Obstet Gynecol Scand 62: 415
80. Dembo AJ, Prefontaine M, Miceli P, et al (1986) Prognostic factors in stage I epithelial ovarian carcinoma (ECO). Proc ASCO 5: 124 (abstract # 483)
81. Sevelda P, Gitsch E, Dittrich Ch, et al (1987) Randomized trial of sequential alternating chemotherapy in advanced ovarian carcinoma. Second IST International Symposium Multimodality Treatment of Ovarian Cancer, Genoa, C-24
82. Sevelda P, Dittrich Ch, Salzer H (1988) The prognostic value of the rupture of the capsule in stage I epithelial ovarian carcinomas. Am J Obstet Gynecol (in Druck)
83. Bruckner HW, Cohen CJ, Kabakow B, et al (1980) Improving analysis and results: secondary chemotherapy of ovarian cancer. Clin Res 28: 412A
84. Decker DG, Fleming TR, Malkasian GD, et al (1982) Cyclophosphamide plus cisplatinum in combination: treatment program for stage III or IV ovarian carcinoma. Obstet Gynecol 60: 481
85. Smedley H, Sikora K (1985) Age as a prognostic factor in epithelial ovarian carcinoma. Br J Obstet Gynaecol 92: 839
86. Sorbe B, Helsing M (1987) The prognostic importance of myelosuppression in the response to chemotherapy and survival in advanced ovarian carcinoma. Cancer 59: 690
87. Young RC, Chabner BA, Hubbard SP, et al (1978) Advanced ovarian adenocarcinoma. A prospective clinical trial of melphalan (L-PAM) versus combination chemotherapy. N Engl J Med 299: 1261
88. Omura G, Blessing JA, Ehrlich CE, et al (1986) A randomized trial of cyclophosphamide and doxorubicin with or without cisplatin in advanced ovarian carcinoma. Cancer 57: 1725
89. Goldhirsch A, Greiner R, Dreher E, et al (1988) Treatment of advanced ovarian cancer with surgery, chemotherapy, and consolidation of response by whole-abdominal radiotherapy. Cancer 62: 40
90. Rodenburg CJ, Cornelisse CJ, Heintz PAM, et al (1987) Tumor ploidy as a major prognostic factor in advanced ovarian cancer. Cancer 59: 317
91. Kallioniemi OP, Punnonen R, Mattila J, et al (1988) Prognostic significance of DNA index, multiploidy, and S-phase fraction in ovarian cancer. Cancer 61: 334
92. Friedlander ML, Hedley DW, Swanson C, et al (1988) Prediction of long-term survival by flow-cytometric analysis of cellular DNA content in patients with advanced ovarian cancer. J Clin Oncol 6: 282
93. Wils J, van Geuns H, Baak J (1988) Proposal for therapeutic approach based on prognostic factors including morphometric and flow-cytometric features in stages III–IV ovarian cancer. Cancer 61: 1920
94. Daidone MG, Silvestrini R, Bolis G, et al (1987) Cell kinetics in ovarian cancers. Proc Second IST International Symposium Multimodality Treatment of Ovarian Cancer, Genoa, B2
95. Pfleiderer A, Teufel G, Kleine W, et al (1982) Die Untersuchung von Tumorgewebe als Basis der Therapieplanung beim Ovarialkarzinom und ihre klinischen Konsequenzen. In: Dallenbach-Hellweg G (Hrsg) Ovarialtumoren. Springer, Berlin Heidelberg New York, S 259

96. Dittrich Ch (1987) Klonieren von soliden Tumoren. Therapiesimulation, Therapieoptimierung und Prognoseerstellung am Beispiel des Ovarialkarzinoms. Springer, Wien New York
97. Dittrich Ch, Hudec M, Sattelhak E, et al (1987) In vitro growth and in vitro chemosensitivity (CS) in the human tumor cloning assay (HTCA) as prognostic parameters in patients with advanced ovarian carcinoma (AOC). Proc AACR 28: 422 (abstract # 1672)
98. Smith EM, Anderson B (1985) The effects of symptoms and delay in seeking diagnosis on stage of disease at diagnosis among women with cancer of the ovary. Cancer 56: 2727
99. Geiger W (1982) Klinische Diagnostik von Ovarialtumoren. In: Dallenbach-Hellweg G (Hrsg) Ovarialtumoren. Springer, Berlin Heidelberg New York, S 31
100. Almendral AC (1984) Surgery of malignant ovarian tumors. J Cancer Res Clin Oncol 107: 89
101. Buchsbaum HJ, Lifshitz S (1984) Staging and surgical evaluation of ovarian cancer. Semin Oncol 11: 227
102. Johnson RJ (1986) Non-invasive techniques in staging ovarian carcinoma. In: Blackledge G, Chan KK (eds) Management of ovarian cancer. Butterworths, London, p 33
103. Johnson RJ, Blackledge G, Eddleston B, et al (1983) Abdomino-pelvic computed tomography in the management of ovarian carcinoma. Radiology 146: 447
104. Morley P, Barnett E (1970) The use of ultrasound in the diagnosis of pelvic masses. Br J Radiol 43: 602
105. Lawson TL, Albarelli JN (1977) Diagnosis of gynecologic pelvic masses by gray scale ultrasonography: analysis of specificity and accuracy. Am J Roentgenol 128: 1003
106. Clarke-Pearson DL, Bandy LC, Dudzinski M, et al (1986) Computed tomography in evaluation of patients with ovarian carcinoma in complete clinical remission. J Am Med Assoc 255: 627
107. Goldhirsch A, Triller JK, Greiner R, et al (1983) Computed tomography prior to second-look operation in advanced ovarian cancer. Obstet Gynecol 62: 630
108. Triller J, Goldhirsch A, Fuchs WA (1984) Wertigkeit der Computertomographie in der Beurteilung von Lymphknotenmetastasen beim Ovarialkarzinom. Fortschr Roentgenstr 141: 35
109. Gritzmann N, Karnel F, Imhof H, et al (1986) Abdominelle Computertomographie in der Nachsorge von Ovarialkarzinomen. Digit Bilddiagn 6: 171
110. Musumeci R, DePalo G, Kenda R, et al (1980) Retroperitoneal metastases from ovarian carcinoma: reassessment of 365 patients studied with lymphography. Am J Roentgenol 134: 449
111. Huber F, Leisner B, Lochmüller H (1986) Die Wertigkeit der Skelettszintigraphie in der Nachsorge des Ovarialkarzinoms. Tumor Diagnostik & Therapie 7: 113
112. Mettler FA, Christie JH, Crow NE, et al (1982) Radionuclide bone scan, radiographic bone survey, and alkaline phosphatase. Cancer 50: 1483
113. Cozzi G, Balzarini L, Bellomi M, et al (1985) Accuracy of the double contrast enema in evaluation of the abdominal diffusion of ovarian carcinoma. Tumori 71: 301
114. Averette HE, Donato DM, Lovecchio JL, et al (1987) Surgical staging of gynecologic malignancies. Cancer 60: 2010
115. Young RC (1987) A second look at second-look laparotomy. J Clin Oncol 5: 1311
116. Richardson GS, Scully RE, Nikrui N, et al (1985) Common epithelial cancer of the ovary. N Engl J Med 312: 415
117. Stern J, Buscema J, Rosenshein N, et al (1981) Can computed tomography substitute for second-look operation in ovarian carcinoma? Gynecol Oncol 11: 82

118. Brenner DE, Grosh WW, Jones HW, et al (1983) An evaluation of the accuracy of computed tomography (CT) in patients (PTS) with ovarian carcinoma (OVCA) prior to second look laparotomy. Proc ASCO 2: 149 (abstract # C-581)
119. Ebner F, Lahousen M, Steiner H, et al (1986) Abdominelle Computertomographie versus Second-look Operation bei chemotherapierten Ovarialkarzinomen. Tumor Diagnostik & Therapie 7: 145
120. Lele SB, Piver S (1986) Interval laparoscopy as predictor of response to chemotherapy in ovarian carcinoma. Obstet Gynecol 68: 345
121. Smith WG, Day TG Jr, Smith JP (1977) The use of laparoscopy to determine the results of chemotherapy for ovarian cancer. J Reprod Med 18: 257
122. Ozols RF, Fisher RI, Anderson T, et al (1981) Peritoneoscopy in the management of ovarian cancer. Am J Obstet Gynecol 140: 611
123. Pateisky N, Philipp K, Sevelda P, et al (1987) Radioimmunoszintigraphy using monoclonal antibodies before second-look surgery in patients suffering from ovarian cancer. Gynecol Obstet Invest 24: 212
124. Bast RC, Klug TL, St John E, et al (1983) A radioimmunoassay using a monoclonal antibody to monitor the course of epithelial ovarian cancer. N Engl J Med 309: 883
125. Sevelda P, Salzer H, Dittrich Ch, et al (1985) Die klinische Bedeutung des Tumormarkers CA-125 für die präoperative Diagnostik und die postoperative Nachbetreuung von Patientinnen mit malignen Ovarialtumoren. Geburtsh Frauenheilkd 45: 769
126. Atack DB, Nisker JA, Allen HH, et al (1986) CA 125 surveillance and second-look laparotomy in ovarian carcinoma. Am J Obstet Gynecol 154: 287
127. Jacobs I, Stabile I, Bridges J, et al (1988) Multimodal approach to screening for ovarian cancer. Lancet i: 268
128. Goswamy RK, Campbell S, Whitehead M (1983) Screening for ovarian cancer. Clin Obstet Gynaecol 10: 621
129. Ferrucci JT Jr (1986) Screening for ovarian cancer. J Am Med Assoc 255: 3169
130. Salzer H (1985) Das therapeutische Konzept beim Ovarialkarzinom. Onkologie Journal 1: 5
131. Burghardt E, Pickel H, Holzer E, et al (1983) The significance of lymphadenectomy in therapy of ovarian carcinoma. Am J Obstet Gynecol 146: 111
132. Fuks Z (1980) Patterns of spread of ovarian carcinoma: relation to therapeutic strategies. In: Newman CE, Ford CHJ, Jordan JE (eds) Ovarian cancer. Pergamon Press, Oxford, p 39
133. Averette H, Lovecchio JL, Townsend PA, et al (1983) Retroperitoneal lymphatic involvement by ovarian carcinoma. In: Grundmann E (ed) Cancer campaign – carcinoma of the ovary. Fischer, Stuttgart, p 101
134. Young RC, Decker DG, Wharton JT, et al (1983) Staging laparotomy in early ovarian cancer. J Am Med Assoc 250: 3072
135. Dauplat J, Hacker NF, Nieberg RK, et al (1987) Distant metastases in epithelial ovarian carcinoma. Cancer 60: 1561
136. Burghardt E, Pickel H, Lahousen M, et al (1986) Pelvic lymphadenectomy in operative treatment of ovarian cancer. Am J Obstet Gynecol 155: 315
137. DiSaia PJ, Townsend DE, Morrow CP (1974) The rationale for less than radical treatment for gynecologic malignancy in early reproductive years. Obstet Gynecol Surv 29: 581
138. Käser O, Almendral AC (1982) Chirurgie der malignen Ovarialtumoren. In: Zander J (Hrsg) Ovarialkarzinom. Urban & Schwarzenberg, München, S 78
139. Griffiths CT, Fuller AF (1978) Intensive surgical and chemotherapeutic management of advanced ovarian cancer. Surg Clin North Amer 58: 131

140. Hacker NF, Berek JS, Lagasse LD, et al (1983) Primary cytoreductive surgery for epithelial ovarian cancer. Obstet Gynecol 61: 413
141. van Lindert ACM, Alsbach GPJ, Barents JW, et al (1984) The role of the abdominal radical tumor reduction procedure in the treatment of ovarian cancer. In: Heintz APM, Griffiths CT, Trimbos JB (eds) Surgery in gynecological oncology. Nijhoff, The Hague, p 275
142. Griffiths CT (1986) Surgery at time of diagnosis in ovarian cancer. In: Blackledge G, Chan KK (eds) Management of ovarian cancer. Butterworths, London, p 60
143. Wangensteen OH (1949) Cancer of the colon and rectum. Wis Med J 48: 591
144. Copeland LJ (1985) Second-look laparotomy for ovarian carcinoma. Clin Obstet Gynecol 28: 816
145. Phibbs GD, Smith JP, Stanhope CR (1983) Analysis of sites of persistent cancer at „second-look" laparotomy in patients with ovarian cancer. Am J Obstet Gynecol 147: 611
146. Copeland LJ, Gershenson DM, Taylor-Wharton J, et al (1985) Microscopic disease at second look laparotomy in advanced ovarian cancer. Cancer 55: 472
147. Gershenson DM, Copeland LJ, Wharton JT, et al (1985) Prognosis of surgically determined complete responders in advanced ovarian cancer. Cancer 55: 1129
148. Roberts WS, Hodel K, Rich WM, et al (1982) Second-look laparotomy in the management of gynecologic malignancy. Gynecol Oncol 13: 345
149. Smirz LR, Stehman FB, Ulbright TM, et al (1985) Second-look laparotomy after chemotherapy in the management of ovarian malignancy. Am J Obstet Gynecol 152: 661
150. Dauplat J, Ferrière JP, Gorbinet M, et al (1986) Second-look laparotomy in managing epithelial ovarian carcinoma. Cancer 57: 1627
151. Miller DS, Ballon SC, Teng NNH, et al (1986) A critical reassessment of second-look laparotomy in epithelial ovarian carcinoma. Cancer 57: 530
152. Berek JS, Hacker NF, Lagasse LD, et al (1984) Second-look laparotomy in stage III epithelial ovarian cancer: clinical variables associated with disease status. Obstet Gynecol 64: 207
153. Piver MS, Lele SB, Barlow JJ, et al (1980) Second-look laparoscopy prior to proposed second-look laparotomy. Obstet Gynecol 55: 571
154. Podratz KC, Malkasian GD, Hilton JF, et al (1985) Second-look laparotomy in ovarian cancer: evaluation of pathologic variables. Am J Obstet Gynecol 152: 230
155. Walton L, Ellenberg SS, Major F, et al (1987) Results of second-look laparotomy in patients with early-stage ovarian carcinoma. Obstet Gynecol 70: 770
156. Lippman SM, Alberts DS, Slymen DJ, et al (1988) Second-look laparotomy in epithelial ovarian carcinoma. Cancer 61: 2571
157. Schwartz PE, Smith JP (1980) Second-look operations in ovarian cancer. Am J Obstet Gynecol 138: 1124
158. Edwards CL, Herson J, Gershenson DM, et al (1983) A prospective randomized clinical trial of melphalan and cis-platinum versus hexamethylmelamine, adriamycin, and cyclophosphamide in advanced ovarian cancer. Gynecol Oncol 15: 261
159. Neijt JP, Ten Bokkel Huinink WW, van der Burg MEL, et al (1986) Complete remission at laparotomy: still a gold standard in ovarian cancer? Lancet i: 1028
160. Curry SL, Zembo MM, Nahas WA, et al (1981) Second-look laparotomy for ovarian cancer. Gynecol Oncol 11: 114
161. Copeland LJ, Gershenson DM (1986) Ovarian cancer recurrences in patients with no macroscopic tumor at second-look laparotomy. Obstet Gynecol 68: 873

162. Sevelda P, Dittrich Ch, Salzer H (1988) Diagnostic and therapeutic value of second-look operation in patients with advanced epithelial ovarian carcinoma. Arch Gynecol (submitted)
163. Ho AG, Beller U, Speyer JL, et al (1987) A reassessment of the role of second-look laparotomy in advanced ovarian cancer. J Clin Oncol 5: 1316
164. Ozols RF (1985) Intraperitoneal chemotherapy in the management of ovarian cancer. Semin Oncol 12 [Suppl 4]: 75
165. Markman M (1985) Melphalan and cytarabine administered intraperitoneally as single agents and combination intraperitoneal chemotherapy with cisplatin and cytarabine. Semin Oncol 12 [Suppl 4]: 33
166. Howell SB, Zimm S, Markman M, et al (1987) Long-term survival of advanced refractory ovarian carcinoma patients with small-volume disease treated with intraperitoneal chemotherapy. J Clin Oncol 5: 1607
167. Varia M, Rosenman J, Venkatraman SV, et al (1988) Intraperitoneal chromic phosphate therapy after second-look laparotomy for ovarian cancer. Cancer 61: 919
168. Steiner M, Rubinov R, Borovik R, et al (1985) Multimodal approach (surgery, chemotherapy, and radiotherapy) in the treatment of advanced ovarian carcinoma. Cancer 55: 2748
169. Hacker NF, Berek JS, Burnison CM, et al (1985) Whole abdominal radiation as salvage therapy for epithelial ovarian cancer. Obstet Gynecol 65: 60
170. Peters WA, Blasko JC, Bagley CM, et al (1986) Salvage therapy with whole-abdominal irradiation in patients with advanced carcinoma of the ovary previously treated by combination chemotherapy. Cancer 58: 880
171. Berek JS, Hacker NF, Lagasse LD, et al (1983) Survival of patients following secondary cytoreductive surgery in ovarian cancer. Obstet Gynecol 61: 189
172. Vogl SE, Seltzer V, Calanog A, et al (1984) „Second-effort" surgical resection for bulky ovarian cancer. Cancer 54: 2220
173. von Fiorentino M, Nicoletto O, De Besi P, et al (1986) Localized ovarian cancer: surgery plus chemotherapy. Eur J Cancer Clin Oncol 22: 1365
174. Luesley DM, Chan KK (1986) Second-look laparotomy in ovarian cancer. In: Blackledge G, Chan KK (eds) Management of ovarian cancer. Butterworths, London, p 83
175. Perez DJ, Wiltshaw E (1985) A strategy for improved results in ovarian carcinoma: partially responsive to chemotherapy. Eur J Gynecol Oncol 6: 183
176. Parker LM, Griffiths CT, Janis D, et al (1983) Advanced ovarian carcinoma: integration of surgical treatment and chemotherapy with cyclophosphamide (C), adriamycin (A), and cis-diamminedichloroplatinum (P). Proc ASCO 2: 153 (abstract # C-599)
177. Greco FA, Julian CG, Richardson RL, et al (1981) Advanced ovarian cancer: brief intensive combination chemotherapy and second-look operation. Obstet Gynecol 58: 199
178. Colombo N, Redaelli L, Bonazzi C, et al (1988) Short term induction therapy, early second look and polychemotherapy in advanced epithelial ovarian cancer (EOC). Proc ASCO 7: 143 (abstract # 554)
179. Ehrlich CE, Einhorn L, Williams SD, et al (1979) Chemotherapy for stage III–IV epithelial ovarian cancer with cis-dichlorodiammineplatinum (II), adriamycin and cyclophosphamide: a preliminary report. Cancer Treat Rep 63: 281
180. Lawton FG, Kelly KA, Sant Cassia LJ, et al (1987) Speed of response to platinum-based chemotherapy: implications for the management of epithelial ovarian cancer. Eur J Cancer Clin Oncol 23: 1071

181. Belinson JL, McClure M, Ashikaga T, et al (1984) Treatment of advanced and recurrent ovarian carcinoma with cyclophosphamide, doxorubicin and cisplatin. Cancer 54: 1983
182. Brady LW, Markoe AM, DeEulis T, et al (1987) Treatment of advanced and recurrent gynecologic cancer. Cancer 60: 2081
183. Young RC (1987) Initial therapy for early ovarian carcinoma. Cancer 60: 2042
184. Chen SS, Lee L (1983) Incidence of positive para-aortic and pelvic lymph node metastases in epithelial carcinoma of the ovary. Gynecol Oncol 16: 95
185. Guthrie D (1987) Early ovarian cancer: the European experience. Proc Second IST International Symposium Multimodality Treatment of Ovarian Cancer, Genoa, A-10
186. Paterson R (1948) Being in practice of radiotherapy. Arnold, London
187. Delclos L, Braun EJ, Herrera JR, et al (1963) Whole abdominal irradiation by cobalt-60 moving-strip technique. Radiology 81: 632
188. Delclos L, Dembo AJ (1980) Ovaries. In: Fletcher GH (ed) Textbook of radiotherapy. Lea & Febiger, Philadelphia, p 834
189. Dembo AJ, Bush RS, Beale FA, et al (1983) A randomized clinical trial of moving strip versus open field whole abdominal irradiation in patients with invasive epithelial cancer of the ovary. Proc ASCO 2: 146 (abstract # C-571)
190. Hreshchyshyn MM, Park RC, Blessing JA, et al (1980) The role of adjuvant therapy in stage I ovarian cancer. Am J Obstet Gynecol 138: 139
191. Bush RS, Allt WEC, Beale FA, et al (1977) Treatment of epithelial carcinoma of the ovary: operation, irradiation and chemotherapy. Am J Obstet Gynecol 127: 692
192. Dembo AJ (1984) Radiotherapeutic management of ovarian cancer. Semin Oncol 11: 238
193. Smith JP, Rutledge FN, Delclos L (1975) Postoperative treatment of early cancer of the ovary: a random trial between postoperative irradiation and chemotherapy. Natl Cancer Inst Monogr 42: 149
194. Klaassen D, Shelley W, Starreveld A, et al (1988) Early stage ovarian cancer: a randomized clinical trial comparing whole abdominal radiotherapy, melphalan, and intraperitoneal chromic phosphate: a National Cancer Institute of Canada Clinical Trials Group report. J Clin Oncol 6: 1254
195. Klaassen D, Starreveld A, Shelley W, et al (1985) External beam pelvic radiotherapy plus intraperitoneal radioactive chromic phosphate in early stage ovarian cancer: a toxic combination. Int J Radiat Oncol Biol Phys 11: 1801
196. Fuller DB, Sause WT, Plenk HP, et al (1987) Analysis of postoperative radiation therapy in stage I through III epithelial ovarian carcinoma. J Clin Oncol 5: 897
197. Goldberg N, Peschel RE (1988) Postoperative abdominopelvic radiation therapy for ovarian cancer. Int J Radiat Oncol Biol Phys 14: 425
198. van Bunningen B, Bouma J, Kooijman C, et al (1988) Total abdominal irradiation in stage I and II carcinoma of the ovary. Radiother Oncol 11: 305
199. van der Burg MEL, Hoff AM, Subandono AJ, et al (1987) A phase II study of chemotherapy and radiotherapy as adjuvant therapy in patients with early stage ovarian cancer. Proc First Meeting International Gynecologic Cancer Society (IGCS), Amsterdam, PS-II-38: 150
200. Chiara S, Falcone A, Bruzzone M, et al (1987) Adjuvant treatment of early ovarian cancer. Proc Second IST International Symposium Multimodality Treatment of Ovarian Cancer, Genoa, C 31
201. Spatti G, Regazzoni M, Koronel R, et al (1987) Adjuvant treatment with melphalan in ovarian carcinoma with no residual disease following surgery. Tumori 73: 157

202. Piver MSt (1987) Multimodality treatment in early ovarian cancer: the U.S. experience. Proc Second IST International Symposium Multimodality Treatment of Ovarian Cancer, Genoa, A 12
203. Bolis G, Marsoni S, Colombo N, et al (1987) Cooperative randomized clinical trial for stage I ovarian carcinoma (OC). Proc Second IST International Symposium Multimodality Treatment of Ovarian Cancer, Genoa, A 9
204. Sevelda P, Gitsch E, Dittrich Ch, et al (1987) Therapeutische und prognostische Ergebnisse einer prospektiven multizentrischen Ovarialkarzinomstudie der FIGO-Stadien I und II. Geburtsh Frauenheilkd 47: 179
205. Buckley Ch, Fox H (1986) Histopathological aspects of ovarian cancer. In: Blackledge G, Chan KK (eds) Management of ovarian cancer. Butterworths, London, p 1
206. Greene MH, Boice JD, Greer BE, et al (1982) Acute nonlymphocytic leukemia after therapy with alkylating agents for ovarian cancer: a study of five randomized clinical trials. N Engl J Med 307: 1416
207. De Gramont A, Remes Ph, Krulik M, et al (1986) Acute leukemia after treatment for ovarian cancer. Oncology 43: 165
208. Piver MSt, Lele SB, Marchetti DL, et al (1988) The impact of aggressive debulking surgery and cisplatin-based chemotherapy on progression-free survival in stage III and IV ovarian carcinoma. J Clin Oncol 6: 983
209. Turbow MM, Jones H, Yu VK, et al (1980) Chemotherapy of ovarian carcinoma: a comparison of melphalan vs adriamycin-cyclophosphamide. PROC AACR 21: 196 (abstract # 785)
210. Smith JP, Rutledge F (1970) Chemotherapy in the treatment of cancer of the ovary. Am J Obstet Gynecol 107: 691
211. Sessa C (1986) European studies with cisplatin and cisplatin analogs in advanced ovarian cancer. Eur J Cancer Clin Oncol 22: 1271
212. Wiltshaw E, Kroner T (1976) Phase II of cis-dichlorodiammineplatinum (II) (NSC – 119875) in advanced adenocarcinoma of the ovary. Cancer Treat Rep 60: 55
213. Wiltshaw E, Subramarian S, Alexopoulos C, et al (1979) Cancer of the ovary: a summary of experience with cis-dichlorodiammineplatinum (II) at the Royal Marsden Hospital. Cancer Treat Rep 63: 1545
214. Ozols RF, Corden BJ, Jacob J, et al (1984) High-dose cisplatin in hypertonic saline. Ann Intern Med 100: 19
215. Lucas WE, Markman M, Howell StB (1985) Intraperitoneal chemotherapy for advanced ovarian cancer. Am J Obstet Gynecol 152: 474
216. Levin L, Hryniuk WM (1987) Dose intensity analysis of chemotherapy regimens in ovarian carcinoma. J Clin Oncol 5: 756
217. Wiltshaw E (1985) Ovarian trials at the Royal Marsden. Cancer Treat Rev 12 [Suppl A]: 67
218. Adams M, Kerby IJ, Rocker I, et al (1987) Cisplatin (CDDP) versus Carboplatin (JM8) in advanced adenocarcinoma of the ovary. Proc First Meeting International Gynecologic Cancer Society (IGCS), Amsterdam, S-V-2: 48
219. Sessa C, Vermorken J, Renard J, et al (1988) Phase II study of iproplatin in advanced ovarian carcinoma. J Clin Oncol 6: 98
220. Smith JP (1978) Chemotherapy in gynecologic cancer. Surg Clin North Amer 581: 201
221. De Palo GM, De Lena M, Di Re F, et al (1975) Melphalan versus adriamycin in the treatment of advanced carcinoma of the ovary. Surg Gynecol Obstet 141: 899
222. Tropè C, Christiansson H, Johnsson JE, et al (1983) A phase II study of 4'-epidoxorubicin in advanced ovarian carcinoma. In: Spitzy KH, Karrer K (eds) Proc 13th International Congress Chemotherapy, Vienna. Egermann, Wien, p 215/36

223. Foster BJ, Clagett-Carr K, Marsoni S, et al (1986) Role of hexamethylmelamine in the treatment of ovarian cancer: where is the needle in the haystack? Cancer Treat Rep 70: 1003
224. Katz ME, Schwartz PE, Kapp DS, et al (1981) Epithelial carcinoma of the ovary: current strategies. Ann Intern Med 95: 98
225. Kühnle H, Achterrath W, Frischkorn R (1984) Krankheitsorientierte Phase-II-Studie mit Etoposid (NSC 141540) bei Cisplatin-refraktären Ovarialkarzinomen. Tumor Diagnostik & Therapie 5: 152
226. Abdulhay G, DiSaia PhJ, Blessing JA, et al (1985) Human lymphoblastoid interferon in the treatment of advanced epithelial ovarian malignancies: a Gynecologic Oncology Group study. Am J Obstet Gynecol 152: 418
227. Berek JS, Hacker NF, Lichtenstein A, et al (1985) Intraperitoneal recombinant alpha-interferon for „salvage" immunotherapy in stage III epithelial ovarian cancer: a Gynecologic Oncology Group study. Cancer Res 45: 4447
228. Canetta RM, Carter StK (1984) Developing new drugs for ovarian cancer: a challenging task in a changing reality. J Cancer Res Clin Oncol 107: 111
229. Thigpen T, Vance R, Lambuth B, et al (1987) Chemotherapy for advanced or recurrent gynecologic cancer. Cancer 60: 2104
230. Sessa C, D'Incalci M, Colombo N, et al (1983) Lack of activity of cyclophosphamide in ovarian cancer patients refractory to cis-dichlorodiammine platinum. Cancer Chemother Pharmacol 11: 33
231. DeVita VT Jr (1983) The relationship between tumor mass and resistance to chemotherapy. Cancer 51: 1209
232. Louie KG, Ozols RF, Myers ChE, et al (1986) Long-term results of a cisplatin-containing combination chemotherapy regimen for the treatment of advanced ovarian carcinoma. J Clin Oncol 4: 1579
233. Omura GA, Morrow CP, Blessing JA, et al (1983) A randomized comparison of melphalan versus melphalan plus hexamethylmelamine versus adriamycin plus cyclophosphamide in ovarian carcinoma. Cancer 51: 783
234. Carmo-Pereira J, Costa FO, Henriques E, et al (1983) Cis-platinum, adriamycin, and hexamethylmelamine versus cyclophosphamide in advanced ovarian carcinoma. Cancer Chemother Pharmacol 10: 100
235. Miller AB, Klaassen DJ, Boyes DA, et al (1980) Combination v. sequential therapy with melphalan, 5-fluorouracil and methotrexate for advanced ovarian cancer. Can Med Assoc J 123: 365
236. Brodovsky HS, Bauer M, Horton J, et al (1984) Comparison of melphalan with cyclophosphamide, methotrexate, and 5-fluorouracil in patients with ovarian cancer. Cancer 53: 844
237. Park RC, Blom J, DiSaia PJ, et al (1980) Treatment of women with disseminated or recurrent advanced ovarian cancer with melphalan alone in combination with 5- fluorouracil and dactinomycin or with the combination of cytoxan, 5-fluorouracil and dactinomycin. Cancer 45: 2529
238. Decker DG, Fleming TR, Malkasian GD Jr, et al (1982) Cyclophosphamide plus cis-platinum in combination: treatment program for stage III or IV ovarian carcinoma. Obstet Gynecol 60: 481
239. Tropè C (1981) A prospective and randomized trial comparison of melphalan versus adriamycin – melphalan in advanced ovarian carcinoma by the Swedish Cooperative Ovarian Cancer Study Group (SCOCSG). Proc ASCO 22: 469 (abstract # C-533)
240. Lambert HE, Berry RJ (1985) High dose cisplatin compared with high dose cyclophosphamide in the management of advanced epithelial ovarian cancer (FIGO stages III and IV): report from the North Thames Cooperative Group. Br Med J 290: 889

241. Neijt JP, Heintz APM, van Lent M, et al (1987) Long-term results of two randomized studies of the Netherlands Joint Study Group for Ovarian Cancer. Proc First Meeting International Gynecologic Cancer Society (IGCS), Amsterdam, PS-II-40: 152
242. De Oliveira CF, Lacave AJ, Villani C, et al (1987) Randomized comparisons of cyclophosphamide, doxorubicin and cisplatin (CAP) versus cyclophosphamide and doxorubicin (CA) for the treatment of advanced ovarian cancer (ADOVCA). Proc First Meeting International Gynecologic Cancer Society (IGCS), Amsterdam, PS-II-36: 148
243. Alberts DS, Mason-Liddil N, Surwit EA, et al (1987) Stage III optimal disease ovarian cancer relatively resistant to adjuvant cisplatin chemotherapy in vitro and in vivo. In: Salmon SE (ed) Adjuvant therapy of cancer V. Grune & Stratton, Orlando, p 629
244. Bertelsen K, Andersen JE, Jakobsen A, et al (1987) Phase III study of epithelial ovarian cancer FIGO stages III and IV, comparing cyclophosphamide and cisplatinum with and without adriamycin. Proc First Meeting International Gynecologic Cancer Society (IGCS), Amsterdam, PS-II-2: 114
245. Omura GA, Bundy B, Wilbanks G, et al (1987) A randomized trial of cyclophosphamide (C) plus cisplatin (P) with or without adriamycin (A) in ovarian carcinoma. Proc ASCO 6: 112 (abstract # 439)
246. Gruppo Interegionale Cooperativo Oncologico Ginecologia (1987) Randomised comparison of cisplatin with cyclophosphamide/cisplatin and with cyclophosphamide/doxorubicin/cisplatin in advanced ovarian cancer. Lancet ii: 353
247. Conte PF, Bruzzone M, Chiara S, et al (1987) A randomized study comparing carboplatin (CBDCA), doxorubicin (DX) and cytoxan (C) (CAC) versus cisplatin (CDDP), doxorubicin and cytoxan (PAC) in stage III–IV epithelial ovarian cancer. Proc ASCO 6: 118 (abstract # 463)
248. Giaccone G, Donadio M, Rubagotti A, et al (1987) Cisplatin or carboplatin in combination chemotherapy for advanced ovary cancer. Proc Second IST International Symposium Multimodality Treatment of Ovarian Cancer, Genoa, A 23
249. Ten Bokkel Huinink WW, van der Burg MEL, van Oosterom AT, et al (1987) Combination chemotherapy with carboplatin replacing cisplatin for ovarian cancer. A randomized phase III trial of the Gynecological Cancer Cooperative Group of EORTC. Proc First Meeting International Gynecologic Cancer Society (IGCS), Amsterdam, PS-II-30: 142
250. Ozols RF, Ostchega Y, Curt G, et al (1987) High-dose carboplatin in refractory ovarian cancer patients. J Clin Oncol 5: 197
251. Osborne R, Evans B, Gallagher Ch, et al (1987) High-dose cyclophosphamide followed by cisplatinum in the treatment of ovarian cancer. Cancer Chemother Pharmacol 20: 48
252. O'Connell G, Shelley W, Carmichael J, et al (1987) High-dose-intensity regimen of weekly doxorubicin and cisplatin in the treatment of patients with stage III and IV epithelial ovarian carcinoma. Cancer Treat Rep 71: 455
253. Goldie JH, Coldman AJ, Gudauskas GA (1982). Rationale for the use of alternating non-cross-resistant chemotherapy. Cancer Treat Rep 66: 439
254. Griffin TW, Hunter RA, Cederbaum AI, et al (1987) Treatment of advanced ovarian cancer with sequential combination chemotherapy. Cancer 60: 2150
255. Coleman M, Pasmantier MW, Silver RT, et al (1985) HAC-Cytoxan (cyclophosphamide) chemotherapy for ovarian carcinoma. Cancer 55: 2342
256. Legros M, Maraninchi D, Dauplat J, et al (1987) High dose melphalan and autologous bone marrow support for treatment of ovarian carcinoma with positive second look. Proc ECCO-4: 217 (abstract # 829)

257. George M, Haie C, Pejovic MH, et al (1987) Aggressive multimodal therapy of advanced ovarian cancer. Proc First Meeting International Gynecologic Cancer Society (IGCS), Amsterdam, PS-II-25: 137
258. Shelley WE, Starreveld AA, Carmichael JA, et al (1988) Toxicity of abdominopelvic radiation in advanced ovarian carcinoma patients after cisplatin / cyclophosphamide therapy and second-look laparotomy. Obstet Gynecol 71: 327
259. Fuks Z, Rizel S, Biran S (1988) Chemotherapeutic and surgical induction of pathological complete remission and whole abdominal irradiation for consolidation does not enhance the cure of stage III ovarian carcinoma. J Clin Oncol 6: 509
260. Mangioni C, Bonazzi C, Colombo N, et al (1987) Issues on the management of pathologic complete responses (PCR) and minimal residual disease (MRD) after first line chemotherapy in patients (PTS) with advanced epithelial ovarian cancer (EOC). Proc Second IST International Symposium Multimodality Treatment of Ovarian Cancer, Genoa, A 29
261. Dedrick RL, Myers CE, Bungay PM, et al (1978) Pharmacokinetic rationale for peritoneal drug administration in the treatment of ovarian cancer. Cancer Treat Rep 62: 1
262. Ozols RF, Locker GY, Doroshow JH, et al (1979) Chemotherapy for murine ovarian cancer: a rationale for ip therapy with adriamycin. Cancer Treat Rep 63: 269
263. Hacker NF, Berek JS, Pretorius RG, et al (1987) Intraperitoneal cis-platinum as salvage therapy for refractory epithelial ovarian cancer. Obstet Gynecol 70: 759
264. Ten Bokkel Huinink WW (1987) Further prospects for successfully treated patients suffering from ovarian cancer. Proc First Meeting International Gynecologic Cancer Society (IGCS), Amsterdam, W8: 272
265. Geisler HE (1983) Megestrol acetate for the palliation of advanced ovarian carcinoma. Obstet Gynecol 61: 95
266. Sikic BI, Scudder SA, Ballon SC, et al (1986) High-dose megestrol acetate therapy of ovarian carcinoma: a phase II study by the Northern California Oncology Group. Semin Oncol 13 [Suppl 4]: 26
267. Trope C, Johnsson JE, Sigurdsson K, et al (1983) High-dose medroxyprogesterone-acetate for the treatment of advanced ovarian carcinoma. Acta Obstet Gynecol Scand [Suppl 116]: 35 (abstract # 49)
268. Aabo K, Pedersen AG, Hald I, et al (1982) High-dose medroxyprogesterone acetate (MPA) in advanced chemotherapy-resistant ovarian carcinoma: a phase II study. Cancer Treat Rep 66: 407
269. Schwartz PE, Keating G, MacLusky N, et al (1982) Tamoxifen therapy for advanced ovarian cancer. Obstet Gynecol 59: 583
270. Pagel J, Rose C, Thorpe S, et al (1983) Treatment of advanced ovarian carcinoma with tamoxifen. A phase II trial. Proc ECCO-2: 52 (abstract # 05-29)
271. Shirey DR, Kavanagh JJ Jr, Gershenson DM, et al (1985) Tamoxifen therapy of epithelial ovarian cancer. Obstet Gynecol 66: 575
272. Slevin ML, Harvey VJ, Osborne RJ, et al (1986) A phase II study of tamoxifen in ovarian cancer. Eur J Cancer Clin Oncol 22: 309
273. Osborne RJ, Malik ST, Slevin ML, et al (1988) Tamoxifen in refractory ovarian cancer: the use of a loading dose schedule. Br J Cancer 57: 115
274. Beecham J, Blessing J, Creasman W, et al (1987) The role of tamoxifen as second line therapy in advanced ovarian cancers evaluated for receptor status and tumor grade. Proc First Meeting International Gynecologic Cancer Society (IGCS), Amsterdam, PS- II-5: 117
275. Jolles CJ, Freedman RS, Jones LA (1983) Estrogen and progestogen therapy in advanced ovarian cancer: preliminary report. Gynecol Oncol 16: 352

276. Freedman RS, Saul PB, Edwards CL, et al (1986) Ethinyl estradiol and medroxyprogesterone acetate in patients with epithelial ovarian carcinoma: a phase II study. Cancer Treat Rep 70: 369
277. Jakobsen A, Bertelsen K, Sell A (1987) Cyclic hormonal treatment in ovarian cancer. A phase-II trial. Eur J Cancer Clin Oncol 23: 915
278. Jäger W, Wildt L, Lang N (1987) Effects of D-TRP 6-LH-RH (decapeptyl) treatment on patients with ovarian cancer. Proc Second IST International Symposium Multimodality Treatment of Ovarian Cancer, Genoa, B 18
279. Wanebo HJ, Ochoa MJr, Gunther U, et al (1977) Randomized chemoimmunotherapy trial of CAF and intravenous C. parvum for resistant ovarian cancer-preliminary results. Proc AACR 18: 225 (abstract # 897)
280. Gusdon JP, Homesley HD, Muss HB, et al (1981) Chemotherapy of advanced ovarian epithelial carcinoma with melphalan and levamisole: a pilot study of the Gynecologic Oncology Group. Am J Obstet Gynecol 141: 65
281. Berek JS, Knapp RC, Hacker NF, et al (1985) Intraperitoneal immunotherapy of epithelial ovarian carcinoma with corynebacterium parvum. Am J Obstet Gynecol 152: 1003
282. Bruckner HW, Cohen CJ, Wallach RC, et al (1978) Treatment of advanced ovarian cancer with cis-dichlorodiammineplatinum (II): poor-risk patients with intensive prior therapy. Cancer Treat Rep 62: 555
283. Barker GH, Wiltshaw E (1981) Use of high dose cis-dichlorodiammine platinum (II) (NSC-119875) following failure on previous chemotherapy for advanced carcinoma of the ovary. Br J Obstet Gynaecol 88: 1192
284. Piver MS, Barlow JJ, Lele SB, et al (1983) Cis-diamminedichloroplatinum; chloroplatinum (II): second line induction chemotherapy in advanced ovarian adenocarcinoma. J Surg Oncol 24: 329
285. Bruckner HW, Ratner LH, Cohen CJ, et al (1978) Combination chemotherapy for ovarian carcinoma with cyclophosphamide, adriamycin, and cis-dichlorodiammineplatinum (II) after failure of initial chemotherapy. Cancer Treat Rep 62: 1021
286. Vogl SE, Pagano M, Kaplan BH, et al (1980) Combination chemotherapy of advanced ovarian cancer with hexamethylmelamine, cis-platinum, and doxorubicin after failure of prior therapy. Obstet Gynecol 56: 635
287. Wallach RC, Cohen C, Bruckner H, et al (1980) Chemotherapy of recurrent ovarian carcinoma with cis-dichlorodiammine platinum II and adriamycin. Obstet Gynecol 55: 371
288. Surwit EA, Alberts DS, Crisp W, et al (1983) Multiagent chemotherapy in relapsing ovarian cancer. Am J Obstet Gynecol 146: 613
289. Neijt JP, Ten Bokkel Huinink WW, van der Burg MEL, et al (1984) Combination chemotherapy with or without hexamethylmelamine in alkylating-agent resistant ovarian carcinoma. Cancer 53: 1467
290. Mead GH, Williams CJ, Whitehouse JM (1985) Cisplatin, adriamycin and cyclophosphamide (PACe) combination chemotherapy in patients with ovarian carcinoma resistant to chlorambucil. Cancer Chemother Pharmacol 15: 179
291. Richman CM, Podczaski E, Weiser PA, et al (1986) Hexamethylmelamine, cyclophosphamide, adriamycin, cis-platinum chemotherapy as initial and second-line treatment of advanced ovarian carcinoma. Oncology 43: 12
292. Laufman LR, Green JB, Alberts DS, et al (1986) Chemotherapy of drug-resistant ovarian cancer: a Southwest Oncology Group study. J Clin Oncol 4: 1374
293. Lawton FG, Perren TJ, Luesley DM, et al (1986) Combination of bleomycin and mitomycin after failure of cisplatin and alkylating agent therapy in epithelial ovarian cancer. Cancer Treat Rep 70: 525

294. Osborne RJ, Harvey VJ, Slevin ML, et al (1987) Phase II study of vinblastine and bleomycin in advanced ovarian cancer. Cancer Treat Rep 71: 335
295. Pater JL, Carmichael JA, Krepart GV, et al (1987) Second-line chemotherapy of stage III–IV ovarian carcinoma: a randomized comparison of melphalan to melphalan and hexamethylmelamine in patients with persistent disease after doxorubicin and cisplatin. Cancer Treat Rep 71: 277
296. Dittrich Ch, Sevelda P, Salzer H (1986) Second-line chemotherapy in advanced ovarian cancer patients with: hexamethylmelamine, vepesid and 5-fluorouracil – preliminary results. Proc 14th International Cancer Congress, Budapest, M-59: 1006 (abstract # 3870)
297. Seltzer V, Vogl S, Kaplan B (1985) Recurrent ovarian carcinoma: retreatment utilizing combination chemotherapy including cis-diamminedichloroplatinum in patients previously responding to this agent. Gynecol Oncol 21: 167
298. Mann GJ, Malden LT, Solomon HJ, et al (1985) Combined cyclophosphamide and cisplatinum in advanced ovarian cancer resistant to chlorambucil and cisplatinum. Gynecol Oncol 21: 215
299. Bauknecht T (1987) The analysis of EGF like factors (EGF-F) in ovarian carcinomas and their association with patients prognosis. Proc First Meeting International Gynecologic Cancer Society (IGCS), Amsterdam, PS-II-13: 125
300. Pfleiderer A (1981) Die Kombination von Operation und Strahlentherapie aus der Sicht des Operateurs beim Endometrium- und Ovarialkarzinom. In: Wannemacher M (Hrsg) Kombinierte chirurgische Therapie maligner Tumoren. Urban & Schwarzenberg, München, S 255
301. Young RC, Howser DM, Myers CE, et al (1981) Combination chemotherapy (CHex-UP) with intraperitoneal maintenance in advanced ovarian adenocarcinoma. Proc ASCO 22: 465 (abstract # C-518)
302. Parker LM, Griffiths CT, Yankee RA, et al (1980) Combination chemotherapy with adriamycin-cyclophosphamide for advanced ovarian carcinoma. Cancer 46: 669
303. Bruckner HW, Cohen CJ, Deppe G, et al (1977) Chemotherapy of gynecologic tumors with platinum II. J Clin Hematol Oncol 7: 619
304. Thigpen JT, Lagasse L, Homesley H, et al (1983) Cisplatinum in the treatment of advanced or recurrent adenocarcinoma of the ovary: a phase II study of the Gynecologic Oncology Group. Am J Clin Oncol 6: 431
305. Piver MS, Barlow JJ, Lele SB, et al (1978) Cis-dichlorodiammineplatinum (II) as third-line chemotherapy in advanced ovarian adenocarcinoma. Cancer Treat Rep 62: 559
306. Senn HJ, Lei D, Castano-Almendral A, et al (1980) Chemo-(Hormon)-Therapie fortgeschrittener Ovarialkarzinome der FIGO-Stadien III und IV. Schweiz Med Wochenschr 110: 1202

Christian Dittrich

Klonieren von soliden Tumoren

Therapiesimulation, Therapieoptimierung und Prognoseerstellung am Beispiel des Ovarialkarzinoms

1987. 29 Abbildungen. XII, 171 Seiten.
Geheftet DM 70,—, öS 490,—. ISBN 3-211-82002-7

Preisänderungen vorbehalten

Inhaltsübersicht: Einleitung — Charakterisierung des im HTCA getesteten Patientenkollektives — Material — Methode — Statistische Auswertung — Wachstum im HTCA — Konventionelle Prognoseparameter beim Ovarialkarzinom — Chemosensitivitätstestung — Einsatz des HTCA beim Ovarialkarzinom: Vergleich der eigenen mit den publizierten Daten — Screening — Probleme des HTCA für den Einsatz als prädiktives Testsystem — Zusammenfassung — Abkürzungen und Erklärungen — Literatur — Sachverzeichnis.

Das Buch stellt in umfassender Weise die Methodik des Klonierens von soliden Tumorzellen in vitro als eine experimentelle Methode für die Planung und Individualisierung der antitumoralen Chemotherapie und ihre Bedeutung für die Erfassung der Prognose von Patienten mit Karzinomen dar. Der aktuelle Stellenwert dieser Methode und ihre Einsetzbarkeit für die rationale Therapieplanung in der klinischen Onkologie werden anhand der Daten des Autors am Beispiel des Ovarialkarzinoms analysiert und mit reichhaltigem Datenmaterial aus der Literatur verglichen und diskutiert.

Das Buch präsentiert eine Fülle von neuen wissenschaftlichen Daten, wie sie zum Teil international noch nicht publiziert wurden. Es konnte erstmals gezeigt werden, daß: 1. das Wachstum von Tumorzellen in vitro vom relativen Tumorzellgehalt signifikant abhängt; 2. das In-vitro-System per se keine Selektion einer bestimmten prognostischen Subtype an Tumoren ausübt, sodaß die Testergebnisse für alle getesteten Materialien repräsentativ sind; 3. die Vorbehandlung sich nur dann auf die Chemosensitivität gegenüber Folgetherapien auswirkt, wenn diese Therapien identisch sind; 4. die generelle Chemosensitivität in vitro mit der Chemosensitivität in vivo übereinstimmt; 5. das Wachstum in vitro einen selbständigen prognostischen Parameter darstellt. Insbesondere wird der Wert des Testsystemes für die Arzneimittelforschung, für die Erstellung neuer Therapiekonzepte, für die Behandlung von Tumorpatienten in Phase-I-II-Studien sowie die Prognoseerstellung positiv kommentiert.

Springer-Verlag Wien New York

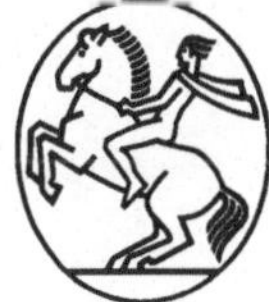

Mölkerbastei 5, Postfach 367, A-1011 Wien
Heidelberger Platz 3, D-1000 Berlin 33
175 Fifth Avenue, New York, NY 10010, USA
37-3 Hongo 3-chome, Bunkyo-ku, Tokyo 113, Japan